神经外科全媒体书系 ·第1辑 ·

丛书主编 ◎ 马廉亭

SHENJING XITONG JIBING

GONGNENG KANGFU XUNLIAN

神经系统疾病
功能康复训练

主编 ◎ 廖军锋　谢 琪

长江出版传媒

湖北科学技术出版社

图书在版编目（CIP）数据

神经系统疾病功能康复训练 / 廖军锋，谢琪主编 . — 武汉：
湖北科学技术出版社，2023.1（2024.8重印）
（神经外科全媒体书系 . 第一辑）
ISBN 978-7-5706-2241-2

Ⅰ . ①神… Ⅱ . ①廖… ②谢… Ⅲ . ①神经系统疾病—康复训练
Ⅳ . ① R741.09

中国版本图书馆 CIP 数据核字（2022）第 181669 号

策　　　划：冯友仁
责任编辑：程玉珊　李　青　　　　　　　　　　　封面设计：胡　博　张子容

出版发行：湖北科学技术出版社　　　　　　　　电话：027-87679485
地　　址：武汉市雄楚大街 268 号　　　　　　　邮编：430070
　　　　　（湖北出版文化城 B 座 13-14 层）
网　　址：http：//www.hbstp.com.cn

印　　刷：武汉旭诚彩印包装有限公司　　　　　邮编：430024

787×1092　　　　　　1/16　　　　　　18 印张　　　　　　390 千字
2023 年 1 月第 1 版　　　　　　　　　　　2024 年 8 月第 2 次印刷
　　　　　　　　　　　　　　　　　　　　　　定　价：178.00 元

《神经系统疾病功能康复训练》

编　委　会

名誉主编　龙层花（中国人民解放军南部战区总医院）

　　　　　马廉亭（中国人民解放军中部战区总医院）

主　　编　廖军锋（中国人民解放军南部战区总医院）

　　　　　谢　琪（中国人民解放军南部战区总医院）

副 主 编　丁晓虹（中国人民解放军南部战区总医院）

　　　　　孙建峰（中国人民解放军南部战区总医院）

　　　　　陈正宏（中山大学附属第一医院）

　　　　　石艺华（广东药科大学附属第一医院）

　　　　　龙桂花（中国人民解放军南部战区总医院）

编　　委（按姓氏拼音排序）

　　　　　陈丽贤　陈黎阳　陈正宏　戴　杰　丁晓虹

　　　　　杜雪晓　古小辉　黄　皓　李艳武　梁云燕

　　　　　廖东初　廖军锋　刘　宇　龙桂花　秦建岭

　　　　　石艺华　孙建峰　谭　新　王　虹　王　瑾

　　　　　肖　颖　谢　琪　许爱虹　杨　红　曾小芳

　　　　　张凤菲　周蓉蓉

《神经系统疾病功能康复训练》

主编简介

廖军锋

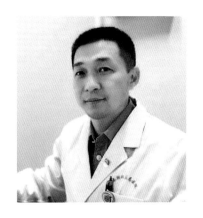

　　中国人民解放军南部战区总医院康复医学科科主任，副主任医师。广东省医学会物理与康复学专业委员会委员，广东省中西医结合学会新医微创专业委员会常务委员，广东省全维医学保健专业委员会副主任委员，广州物理治疗学会会长。主要从事脊椎病及脊柱相关疾病的临床研究。擅长龙氏正骨手法治疗颈椎病、颈源性眩晕、脊源性心律失常、腰椎间盘突出症等各种脊椎相关疾病。对运动损伤、军事训练伤、老年骨性关节病等常见病的针刀微创治疗具有丰富的临床经验。长期承担军队、地方各级领导的治疗与保健工作。

谢　琪

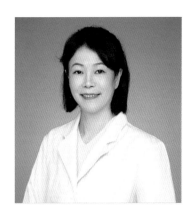

　　中国人民解放军南部战区总医院康复医学科副主任医师，医学博士，从事康复医学工作20余年，在神经科与骨科等疾患的康复诊疗方案制定、物理治疗和功能训练方面有较为丰富的临床经验。以第一作者发表国内外论文十余篇，获军队医疗成果三等奖两项，曾获军队优秀人才岗位津贴，参编专著多部。

序言

神经系统包括中枢神经系统（脑与脊髓）、周围神经系统（颅神经与脊神经）。神经系统疾病的病因复杂多样，因疾病、外伤、感染或遗传因素等累及神经系统，其后遗症状严重、恢复难度大、时间长，甚至有些不能恢复，严重影响患者生活和工作。随着社会的发展，科学技术的进步，人民生活水平的提高，对疾病治疗需求不断提出更高要求。人们渴望不患病、少患病，即使患了病也能完全康复，不留或尽量减少后遗症。因此，患病后功能康复就显得格外重要。康复医学是关系"健康中国2030"的重要专业学科，人患病后或多或少会有延迟恢复的症状或后遗症，康复医学是帮助促使伤病员从伤病后不正常的健康状态恢复到"天人合一"的人与生存环境相适应的协调状态的学科。"民以食为天""民以健为本"，让伤病员恢复健康生活状态，是社会和人民对我们康复医学的要求，我们应"以人为本"，做好医疗卫生、保健与病后功能康复工作。

中国人民解放军南部战区总医院康复医学科创建至今已有70年，在现今近百岁高龄、国内外知名康复医学专家龙层花教授的带领下，倡导"伤病术后早期康复、人人康复、全程康复"的理念。在人员配置上除编配有医护系列外，设有专职康复治疗师。在业务开展上，除设置专用康复床位外，还配合相关临床专科需求，把功能康复训练带进病房，在病床旁为伤病员进行功能康复训练。他们数十年如一日、持之以恒，代代传承并与时俱进，不断总结、发展、创新功能康复内涵。在参考并参编国内外的功能康复专著的基础上，编写了本书。本书作为"神经外科全媒体书系"之一，既学习传承龙层花教授等老前辈的学术思想技艺，又可作为借鉴参考帮助从事康复专业的医师、研究生、实习生、进修生及广大需要功能康复训练的伤病员，为服务"健康中国2030"、造福患者做贡献。我作为骨伤后功能康复训练受益的亲历者，愿将此书推荐给大家，希望能给广大伤病员带来帮助，敬请批评指正。

马廉亭

2022年10月

前　言

　　神经系统疾病往往带给患者不同程度的功能障碍，难以自我恢复。常见的功能障碍包括运动、感觉、言语、吞咽、认知、心理等方面。功能障碍常导致患者无法按正常的生理方式活动，阻碍患者回归家庭、社会和工作。功能训练作为康复医学主要治疗手段，对于神经系统疾病所致功能障碍有切实疗效，需注意尽早应用、整体性评估、个性化制定方案。

　　中国人民解放军南部战区总医院龙层花教授等专家开展"脊椎病因学"研究50余年，创立"龙氏治脊疗法"。该技术经过专家团队的持续努力，已在国内外获得广泛推广，成为国家卫生部门、中医药管理局指定的"全国适宜推广项目""十年百项重点推广项目"。近年来在军事训练伤领域应用研究中进一步深入，取得了不斐的成绩。脊柱功能与中枢神经系统、周围神经系统功能的相关性大，在临床中应用治脊技术可为神经系统疑难疾病增加新的诊疗手段。

　　在丛书总主编马廉亭教授的指导和设计下，本书针对颅脑损伤、脑卒中、颅神经损伤、周围神经损伤、脊髓损伤、帕金森病等神经系统疾病所致功能障碍的主要内容、功能评价和功能训练，以及治脊技术在颅脑损伤、周围神经损伤、训练伤等方面的新应用进行了详细介绍，并尝试对战创伤康复进行探讨。

目录

第一篇

总 论

第一章

神经系统疾病功能康复的相关解剖

第一节 脑的解剖与功能

脑位于颅腔内，成年人脑重量约为 1 400g。脑可以分为端脑、间脑、中脑、脑桥、延髓和小脑 6 个部分，其中中脑、脑桥和延髓合称为脑干，主要负责调节心跳、呼吸和血压等人体最基本的生命活动。端脑和间脑主要调节人体多种生理活动，如感觉、运动及高级生理功能。小脑则负责运动的协调、维持身体平衡等。脑的形态结构比较复杂，不同解剖部位具有不同的功能，不同部位发生病变也会引起不同的症状和体征，了解和掌握这些解剖关系及其脑的血液循环对确定病变部位、病变程度、病因病理，以及指导临床和康复治疗有很大帮助。

▶ 一、脑干

脑干是位于脊髓和间脑之间的较小部分，自下而上由延髓、脑桥和中脑组成。脑干位于颅后窝前部，其中延髓和脑桥的腹侧邻接颅后窝前部的斜坡，背面与小脑相邻。延髓、脑桥和小脑之间围成的腔隙为第四脑室，其向下续于延髓和脊髓的中央管，向上接中脑的中脑水管（图 1-1）。

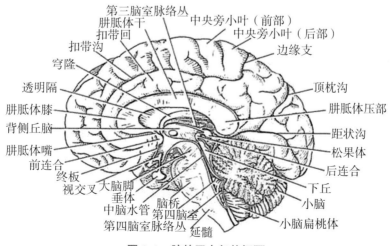

图 1-1 脑的正中矢状切面

1. 脑干的外形

1）脑干腹侧面（图 1-2）。脑干的腹侧面有多处凹陷和膨隆。各部膨隆的深面有纵行的锥体束纤维或神经核，凹陷处则有不同的颅神经穿出。

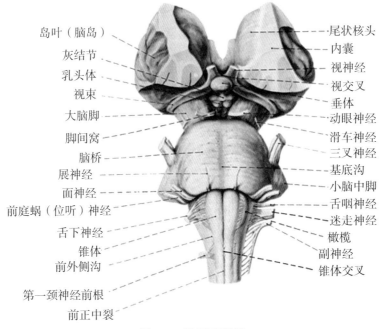

图 1-2　脑干腹侧面

（1）延髓：形似倒置的圆锥体，下端平枕骨大孔处与脊髓相接，上端借横行的延髓脑桥沟与脑桥相隔开。延髓下部与脊髓外形相似，脊髓表面的各条纵行沟、裂向上延续到达延髓。其腹侧面正中为前正中裂，其两侧的纵行隆起称锥体，由大脑皮质发出的锥体束（主要为皮质脊髓束）纤维构成。在锥体的下端，大部分皮质脊髓束纤维左右交叉，形成发辫状的锥体交叉，将前正中裂部分截断。延髓上部，锥体外侧的卵圆形隆起称橄榄，其深面藏有下橄榄核。每侧橄榄和锥体之间的纵沟称前外侧沟，舌下神经根丝由此穿出。在橄榄的背外侧，自上而下依次有舌咽神经、迷走神经和副神经根丝穿出。

（2）脑桥：腹侧面中部宽阔隆起，称脑桥基底部，其正中线上的纵行浅沟称基底沟，容纳基底动脉。基底部向两侧逐渐缩细的部分，称小脑中脚。基底部与小脑中脚交界处有三叉神经根相连。

脑桥腹侧下缘与延髓之间为深而明显的、横行的延髓脑桥沟，沟内自中线向外依次有展神经、面神经和前庭蜗神经穿出。沟的外侧端，恰是延髓、脑桥和小脑的夹角处，临床上称为脑桥小脑三角，此部位的肿瘤常可侵及面神经和前庭蜗神经而出现相应的症状。

（3）中脑：上界为间脑的视束，下界为脑桥上缘。两侧粗大的纵行柱状隆起为大脑脚，其浅部主要由大量自大脑皮质发出的下行纤维组成。两侧大脑脚之间的凹陷称脚间窝，动眼神经由此穿出。脚间窝的窝底由于有许多血管穿入的小孔，故称为后穿质。

脑干腹侧面共有 9 对颅神经相连。① 动眼神经（Ⅲ）连于中脑，由大脑脚内侧（脚间窝）穿出。② 有 4 对颅神经连于脑桥：三叉神经（Ⅴ）连于脑桥基底部和小脑中脚的交界处；在延髓脑桥沟内，由内侧向外侧依次有展神经（Ⅵ）、面神经（Ⅶ）和前庭蜗神经（Ⅷ）相连。③ 有 4 对颅神经连于延髓：在橄榄背外侧自上而下依次有舌咽神经（Ⅸ）、迷走神经（Ⅹ）和副神经（Ⅺ）根丝相连；在锥体和橄榄之间有舌下神经（Ⅻ）根丝相连。

2）脑干背侧面（图 1-3）。脑干的背侧面与小脑相连。在其中分（延髓上半部和脑桥）由于中央管的敞开而形成一菱形浅窝，即菱形窝，与小脑之间围成第四脑室。菱形窝下半部属于延髓，上半部属于脑桥，二者以横行的髓纹为界。

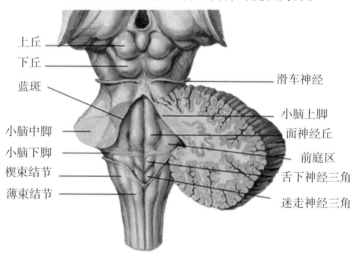

图 1-3 脑干背侧面

（1）延髓：背面的上部构成菱形窝的下半部；下部形似脊髓，正中线的纵行浅沟为脊髓后正中沟的延伸。脊髓后索内的薄束、楔束向上延伸至延髓下部时，分别扩展为膨隆的薄束结节（位于延髓后正中沟的两侧）和楔束结节（前者的外上方），二者深面分别含有薄束核及楔束核，它们是薄束或楔束的终止核。楔束结节外上方的隆起为小脑下脚（又称绳状体），由与小脑相连的白质纤维构成。

（2）脑桥：背面的中部为菱形窝上半部，其两侧为小脑上脚（又称结合臂）和小脑中脚，连于小脑。

（3）中脑：背面有上、下两对圆形的隆起，上方者称上丘，下方者称下丘。二者的深面分别有上丘核和下丘核。通常将上、下丘合称为四叠体。在上、下丘的外侧，各有一横行的隆起称上丘臂和下丘臂，分别与间脑的外侧膝状体和内侧膝状体相连。

（4）菱形窝：位于延髓上部及脑桥的背面，由延髓和脑桥内的中央管后壁开放形成。由于和小脑共同围成第四脑室，故又称第四脑室底。菱形窝的外上界为两侧的小脑上脚，外下界自内下向外上依次为薄束结节、楔束结节和小脑下脚。菱形窝的外侧角与其背侧的小脑之间为第四脑室的外侧隐窝，此隐窝逐渐向外延伸并转向腹侧。由外侧隐窝横行向内至中线可见不甚明显的浅表纤维束，称髓纹，可作为脑桥和延髓在菱形窝表面的分界线。

3）第四脑室（图1-4）。位于延髓、脑桥和小脑之间，近似四棱锥形。其底为菱形窝，尖向后上朝向小脑蚓。向上经中脑水管与第三脑室相通，向下可通延髓和脊髓的中央管。第四脑室顶的前上部由两侧小脑上脚及中央的上髓帆构成，后下部由下髓帆及第四脑室脉络组织构成。上髓帆为位于两侧小脑上脚之间的一小块薄层白质板，向后下与小脑相连，其上方被小脑蚓所遮盖。滑车神经在上髓帆内交叉后，由其上部出脑。下髓帆亦为薄片白质，在小脑扁桃体前上方，自前面向后下延伸很短距离，即移行为第四脑室脉络组织，后者向后下方连于菱形窝两外下界。第四脑室脉络组织由上皮性的室管膜及外面覆盖的软脑膜和表面的血管构成。脉络组织内的部分血管反复分支，相互缠绕成丛状，夹带着软膜和室管膜上皮突入室腔，形成第四脑室脉络丛，可产生脑脊液。第四脑室脉络丛呈U形分布，两侧横行向外延伸至第四脑室的外侧隐窝，并经第四脑室外侧孔突出于蛛网膜下隙。

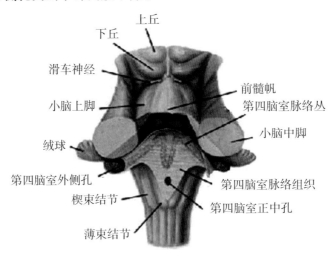

图1-4　第四脑室

2. 脑干的内部结构

和脊髓一样，脑干的内部结构也主要由灰质和白质构成，但较脊髓更为复杂，同时还出现了大面积的网状结构。和脊髓相比较，脑干的内部结构出现了如下的变化特征：

（1）延髓下部的结构类似脊髓，中央管依然保留，但逐渐移向背侧。至延髓上部及脑桥，中央管由背侧向两侧展开成菱形窝，和小脑共同围成第四脑室。因而原先围绕在中央管周围的灰质也相应向两侧展开，分布于菱形窝表面而变成第四脑室的室底灰质；同时，脊髓灰质内由前角至后角依次为躯体运动核、内脏运动核和感觉性核团，且呈背、腹排列关系，在脑干的室底灰质内则变成了由中线向两侧的内、外排列关系。脊髓内围绕在灰质周围的白质结构至脑干中部则被推挤到脑干的腹外侧部。这样，脊髓内灰质和白质的内、外排列关系在脑干的大部分区域则变成了背、腹排列关系。

（2）脑干内的灰质不再像脊髓内的灰质那样相互连续成纵贯脑干全长的灰质柱，而是聚合成彼此相互独立的各种神经核。

（3）脊髓灰质的神经核团基本上都与脊神经相联系；而脑干灰质的神经核团除包含与颅神经直接联系的颅神经核外，由于经过脑干的上行或下行的长纤维束及脑干与小脑联系的纤维，有的终止于脑干，有的则在脑干内中继，因此又出现了许多与纤维束中继有关的神经核团——中继核。

（4）在灰质与白质之间的区域出现的网状结构面积急剧扩大，结构更加复杂，其中包含了生命中枢中许多重要的神经核团（网状核），如心血管中枢和呼吸中枢等。

▶二、小脑

小脑是重要的运动调节中枢，位于颅后窝，前面隔第四脑室与脑干相邻，上方隔小脑幕与大脑半球枕叶相邻（图1-5）。

小脑由表面的皮质、深部的髓质及小脑核构成。

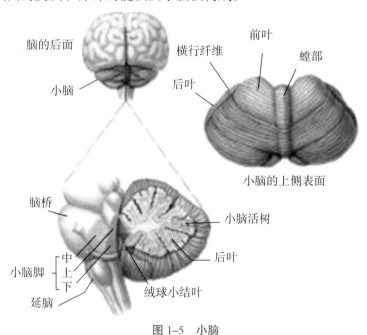

图1-5 小脑

1. 小脑皮质

位于小脑表面，并同内部深陷形成沟，将小脑表面分成许多大致平行的小脑叶片。小脑皮质由神经元的胞体和树突组成，其细胞构筑分为3层：由深至浅依次为颗粒层、梨状细胞层和分子层。

2. 小脑髓质（白质）

小脑的白质由 3 类纤维构成：①小脑皮质梨状细胞发出的轴突终止于小脑中央核和中央核投射至小脑皮质的纤维。 ②相邻小脑叶片间或小脑各叶之间的联络纤维。③联系小脑和小脑以外其他脑区的传入、传出纤维。主要组成 3 对小脑脚：小脑上脚、小脑中脚、小脑下脚。

3. 小脑核

又称小脑中央核，位于小脑内部，埋于小脑髓质内。共有 4 对，由内侧向外侧依次为顶核、球状核、栓状核和齿状核。其中球状核和栓状核合称为中间核，属于旧小脑。小脑核中最重要的是顶核和齿状核。顶核位于第四脑室顶的上方，小脑蚓的白质内，属于原小脑；齿状核位于小脑半球的白质内，最大，呈皱缩的扣袋状，袋口朝向前内方，属于新小脑。

▶三、间脑

间脑由胚胎时的前脑泡发育而成，位于脑干与端脑之间，连接大脑半球和中脑，由于大脑半球高度发展而掩盖了间脑的两侧和背面，仅部分腹侧部露于脑底。间脑中间有一窄腔即第三脑室，分隔间脑的左右部分。虽然间脑的体积不到中枢神经系统的 2%，但结构和功能十分复杂，是仅次于端脑的中枢高级部位。间脑可分为 5 个部分：背侧丘脑、后丘脑、上丘脑、底丘脑和下丘脑。

▶四、端脑

端脑是脑的最高级部位，由胚胎时的前脑泡演化而来，在演化过程中，前脑泡两侧高度发育，形成端脑（即左、右大脑半球），遮盖着间脑和中脑，并把小脑推向后方。大脑半球表面的灰质层，称大脑皮质，深部的白质又称髓质，位于白质内的灰质团块为基底核，大脑半球内的腔隙为侧脑室。

▶五、传导通路

一方面，周围感受器接受机体内、外环境的各种刺激，并将其转变成神经冲动，沿着传入神经元传递至中枢神经系统各个部位，最后至大脑皮质高级中枢，产生感觉。另一方面，大脑皮质将这些感觉信息分析整合后，发出指令，沿传出纤维，经脑干和脊髓的运动神经元到达躯体和内脏效应器，引起效应。因此，在神经系统内存在着两大类传导通路：感觉（上行）传导通路和运动（下行）传导通路。从总体上说，它们分别是反射弧组成中的传入部和传出部，不经过大脑皮质的上、下行传导通路称为反射通路。

▶六、脑血管

(一)脑的动脉

脑的动脉来源于颈内动脉和椎动脉。以顶枕沟为界，大脑半球的前 2/3 和部分间脑由颈内动脉供应，大脑半球后 1/3 及部分间脑、脑干和小脑由椎动脉供应。故可将脑的动脉归纳为颈内动脉系和椎－基底动脉系。此两系动脉在大脑的分支可分为皮质支和中央支，前者营养大脑皮质及其深面的髓质，后者供应基底核、内囊及间脑等。

1. 颈内动脉

主要分支有大脑前动脉，与对侧同名动脉借前交通动脉相连；大脑中动脉；后交通动脉，于视束下后方与大脑后动脉相吻合，是颈内动脉与椎－基底动脉系的吻合支。此外，还有眼动脉、脉络丛前动脉。

2. 椎－基底动脉

由椎动脉、基底动脉、大脑后动脉组成。此外，还有脊髓后动脉、脊髓前动脉、小脑下后动脉、小脑下前动脉、迷路动脉、脑桥动脉、小脑上动脉。

3. 大脑动脉环

由前交通动脉、两侧大脑前动脉起始段、两侧颈内动脉末端、两侧后交通动脉和两侧大脑后动脉起始段共同组成，又称脑底动脉环。

(二)脑的静脉

脑静脉不与动脉伴行，可分浅、深两组，两组间借广泛的吻合互相交通。

1. 大脑浅静脉

由皮质和浅层髓质的小静脉组成。

2. 大脑深静脉

主要由左、右大脑内静脉汇集而成。

▶七、血脑屏障与脑膜

(一)血–脑屏障

血－脑屏障位于血液与脑和脊髓的神经细胞之间，其结构基础：①脑和脊髓内的毛细血管内皮，该内皮细胞无窗孔，内皮细胞之间紧密连接，因而阻碍了大分子物质通过，但允许水和某些离子通过；②毛细血管基膜；③胶质膜，它由星形胶质细胞的终足围绕在毛细血管基膜的外面形成。在中枢神经的某些部位缺乏血－脑屏障，如正中隆起、连合下器、穹隆下器、终板血管器、脉络丛、松果体、神经垂体等，这些部位的毛细血管内皮细胞有窗孔，内皮细胞之间借桥粒相连（缝隙连接），可使蛋白和大分子物质自由通过。

(二)脑膜

脑和脊髓的表面包有 3 层被膜,外层为硬膜,厚而坚韧;中层为蛛网膜,薄而透明;内层为软膜,具有丰富的血管。它们有支持、保护脑和脊髓的作用。

1. 硬脑膜

硬脑膜坚韧而有光泽,由两层合成。硬脑膜在颅神经出颅处移行为神经外膜,在枕骨大孔的边缘与硬脊膜相延续。硬脑膜在某些部位内层折叠突出,形成若干硬脑膜隔,使脑更好地得到支持和保护。其中,突入大脑纵裂者,外形似镰,叫大脑镰;突入左、右小脑半球之间者叫小脑镰;突入大脑横裂者,叫小脑幕。小脑幕后缘附着于横窦沟和颞骨岩部的上缘,前缘游离凹陷,叫幕切迹。此外,封闭垂体窝的硬脑膜,叫鞍隔。硬脑膜在某些部位两层分开,内面衬以内皮细胞,构成硬脑膜窦。主要的硬脑膜窦:上矢状窦和下矢状窦;横窦和乙状窦;直窦;岩上窦和岩下窦;海绵窦,位于垂体窝周围。窦汇乃上矢状窦、直窦、左右横窦相汇处。

2. 脑蛛网膜

脑蛛网膜薄而透明,缺乏血管和神经,与硬脑膜之间有硬膜下隙,与软脑膜之间有蛛网膜下隙。脑蛛网膜下隙内充满脑脊液,此隙向下与脊髓蛛网膜下隙相通。

3. 软脑膜

软脑膜薄而富有血管和神经,覆盖于脑的表面并伸入沟裂内。在脑室的一定部位,软脑膜及其血管与该部的室管膜上皮共同构成脉络组织,在某些部位,脉络组织的血管反复分支成丛,连同其表面的软脑膜和室管膜上皮一起突入脑室,形成脉络丛。

第二节 脊髓的解剖与功能

▶一、脊髓的位置和外形

脊髓位于椎管内,上端平对枕骨大孔,下端平齐第 1 腰椎下缘(新生儿平对第 3 腰椎)。

脊髓呈前后略扁的上下不等粗的圆柱体。有两个膨大,即颈膨大(自第 4 颈节至第 1 胸节,相当于发出臂丛的节段,支配上肢)和腰骶膨大(自第 2 腰节至第 3 骶节,相当于发出腰骶丛的节段,支配下肢),其末端变细,称脊髓圆锥。自圆锥向下延为细长的终丝(无神经组织,在第 2 骶椎水平被覆脊膜包裹,向下止于尾骨背面)。在脊髓末端以下,腰、骶、尾神经根在椎管内围绕终丝形成马尾。脊髓的表面有 6 条纵行的沟裂(前正中裂、后正中沟及前、后外侧沟)。

脊髓节段:每对脊神经根所连的一段脊髓称为一个脊髓节段,共有 31 个脊髓节段,分别为颈节 8 个、胸节 12 个、腰节 5 个、骶节 5 个及尾节 1 个。

脊髓节段与椎骨的对应关系：由于脊髓和椎管的长度不一致，故脊髓各个节段与相应椎骨的高度并不完全对应。如脊髓上部颈节（第 1～4 颈节）= 颈椎序数；脊髓下部颈节（第 5～8 颈节）和上部胸节 = 同序数椎骨减 1；脊髓中部胸节 = 同序数椎骨减 2；脊髓下部胸节 = 同序数椎骨减 3；脊髓全部腰节平对第 11～12 胸椎；脊髓尾节平对第 1 腰椎。

二、脊髓的内部结构

(一)灰、白质在横切面上的配布及各部名称

1. 中央管
位于脊髓中央，上连延髓中央管，向下在脊髓圆锥处扩大为终室。

2. 灰质
呈 "H" 形，在中央管周围，分为前角、后角、中间带及灰质连合（在中央管前后）。

3. 白质
位于灰质的周围，分为前索（前正中裂与前外侧沟之间）、侧索（前、后外侧沟之间）、后索（后正中沟与后外侧沟之间）及白质前连合（在灰质前连合前方）。

4. 网状结构
位于前、后角之间，由灰、白质交织而成，颈髓显著。

(二)脊髓灰质的主要核团

1. 前角运动核
（1）组成：由前角运动细胞的胞体和树突构成，其轴突参与组成前根及脊神经的躯体运动纤维。

（2）分型：①大型的 α 细胞，支配骨骼肌的梭外肌纤维，传导随意冲动；②小型的 γ 细胞，支配骨骼肌的梭内肌纤维，维持肌紧张。

（3）分群：①前角内侧群，见于脊髓全长，其轴突经脊神经前根→脊神经及其分支→支配躯干肌；②前角外侧群，仅见于颈、腰骶膨大处，其轴突经脊神经前根→脊神经及其分支→支配四肢肌。

（4）前角运动神经元受损时，由于肌肉失去了来自运动神经元的支配，表现为所支配的骨骼肌瘫痪并萎缩、肌张力低下、腱反射消失，称迟缓性瘫痪，如小儿麻痹症。

2. 中间带
（1）中间带外侧核：①在脊髓第 1 胸节～第 3 腰节节段，称中间外侧柱或侧角，是交感神经的低级中枢，即交感神经节前神经元胞体所在处，其轴突（节前纤维）穿过前角→脊神经前根→脊神经→白交通支→交感干→椎旁神经节或椎前神经节→节后纤维→调节和控制内脏、心血管的活动和腺体的分泌；②在脊髓第 2～4 骶节，称骶

副交感核，是副交感神经的骶部低级中枢，即副交感神经节前神经元胞体所在处，其轴突（节前纤维）穿过前角→骶神经前根→骶神经→盆内脏神经→器官旁节或器官内节→节后纤维→调节和控制结肠左曲以下的消化管、盆腔脏器和会阴。

（2）中间带内侧核：传导内脏感觉。

3. 后角

（1）胶状质：属中间神经元，接受后根纤维，主要完成节段间联系。

（2）后角固有核：传导浅感觉。

（3）胸核：传导下半躯干和下肢的深感觉。

第三节 周围神经的解剖与功能

周围神经系统其一端连于中枢神经系统的脑或脊髓，另一端借各种末梢装置连于身体各系统、器官。其中与脑相连的部分称为颅神经，共 12 对；与脊髓相连的为脊神经，共 31 对。如果以周围神经系统在身体各系统、器官中的不同分布对象来区分，周围神经系统则又可分成躯体神经（分布于体表、骨、关节和骨骼肌）和内脏神经（分布于内脏、心血管、平滑肌和腺体）。然而，躯体神经和内脏神经都需经脑神经或脊神经与中枢神经相连，因此，在颅神经和脊神经内均含有躯体神经和内脏神经的成分。为了叙述简便，一般把周围神经系统分为颅神经、脊神经和内脏神经 3 个部分。

▶ 一、颅神经

1. 感觉性颅神经

感觉性颅神经终止于触觉以外的感觉器官。

（1）嗅神经（Ⅰ）：传输嗅觉神经冲动。

（2）视神经（Ⅱ）：传输视觉冲动。

（3）前庭蜗神经（Ⅷ）：由两种神经组成。

前庭神经传输保持身体静态和平衡相关的信息。

蜗神经传输听觉相关信息。

2. 运动性颅神经

（1）动眼神经（Ⅲ）：支配除了眼的外直肌和上斜肌外的所有眶肌。

（2）滑车神经（Ⅳ）：支配眼的上斜肌。

（3）展神经（Ⅵ）：支配眼的外直肌。

（4）副神经（Ⅺ）：支配咽肌、喉肌、胸锁乳突肌和斜方肌。

（5）舌下神经（Ⅻ）：支配所有的舌肌（除腭舌肌）。

3. 混合性颅神经

（1）三叉神经（Ⅴ）：面部皮肤的感觉神经和咀嚼肌的运动神经。

（2）面神经（Ⅶ）：支配面部肌肉（表情肌），并且负责舌和外耳道的感觉。

（3）舌咽神经（Ⅸ）：支配舌、腮腺和咽。

（4）迷走神经（Ⅹ）：支配咽、喉、呼吸器官、心脏、消化器官（除左结肠和直肠）、睾丸和卵巢。

二、脊神经构成、分部和纤维成分

脊神经共 31 对，每对脊神经连于一个脊髓节段，每对脊神经借前根连于脊髓前外侧沟，借后根连于脊髓后外侧沟。前、后根均由许多根丝构成，一般前根属运动性，后根属感觉性，两者在椎间孔处合成一条脊神经，它既含感觉纤维又含运动纤维。脊神经后根在椎间孔附近有椭圆形的膨大，称脊神经节，其中含假单极的感觉神经元，其中枢突构成了脊神经后根。

31 对脊神经分 5 个部分：8 对颈神经，12 对胸神经，5 对腰神经，5 对骶神经，1 对尾神经。

第 1 颈神经干经寰椎与枕骨之间穿出椎管，第 2～7 颈神经干均经同序数颈椎上方的椎间孔穿出，而第 8 颈神经干经第 7 颈椎下方的椎间孔穿出。12 对胸神经干和 5 对腰神经干经同序数椎骨下方的椎间孔穿出，第 1～4 骶神经由同序数的骶前孔、骶后孔穿出，第 5 骶神经和尾神经则经骶管裂孔穿出。由于椎管比脊髓长，各部椎体高度和椎间盘厚度不同，因此，脊神经前、后根在椎管内走行的方向和长度也各异。颈神经根最短，行程近于水平位；胸神经根则较长，斜行向下；而腰、骶神经根较长，近似垂直下行，构成了马尾。在椎间孔处，脊神经有如下重要毗邻：其前方为椎体及椎间盘，后方为关节突关节和黄韧带。上方为上位椎弓的椎下切迹，下方为下位椎弓的椎上切迹。因此脊柱的病变如椎间盘脱出、椎骨骨折、骨质或韧带增生都会累及脊神经，出现感觉和运动障碍。另外，伴脊神经穿经椎间孔的还有脊髓的动脉、静脉和脊神经的脊膜支。

三、脊神经的典型分支

脊神经干很短，出椎间孔后立即分为 4 支，即前支、后支、脊膜支和交通支。

(一)前支

粗大，为混合性，分布于躯干前外侧和四肢的肌肉和皮肤。人类胸神经前支保持原有的节段性走行和分布，其余各部脊神经前支分别交织成丛，形成 4 个脊神经丛，即颈丛、臂丛、腰丛和骶丛。由各丛再发出分支分布。

1. 颈丛

1）颈丛的组成和位置：颈丛由第 1～4 颈神经前支交织构成位于胸锁乳突肌上部深面，中斜角肌和肩胛提肌起端的前方。

2）颈丛的分支：颈丛分支包括行向表浅的皮支、分布于深层肌内的肌支和与其他神经的交通支。

（1）浅皮支较集中于胸锁乳突肌后缘中点附近浅出后，再散开行向各方，其浅出位置，是颈部浅层结构浸润麻醉的一个阻滞点。主要分支如下：

A. 枕小神经（C2）。沿胸锁乳突肌后缘上行，分布于枕部及耳郭背面上部的皮肤。

B. 耳大神经（C2、C3）。沿胸锁乳突肌表面向耳垂方向上行，分布于耳郭及附近皮肤。耳大神经干长度达 5.5～7.4cm，横径在 2～4mm，受枕、耳后动脉分支供应，是可供移植的神经干之一。

C. 颈根神经（C2、C3）。也称颈皮神经，发出后横过胸锁乳突肌表面向前行，分布于颈部皮肤。常与面神经有交通支。

D. 锁骨上神经（C3、C4）。有 2～4 支辐射状行向下、外方，分布于颈侧区、胸壁上部和肩部的皮肤。

（2）颈丛肌支主要支配颈部深层肌、肩胛提肌、舌骨下肌群和膈。

膈神经（C3～C5）是颈丛中最重要的分支，先位于前斜角肌上端外侧，继而沿该肌前面下降至肌内侧，在锁骨下动、静脉之间经胸廓上口进入胸腔，此后，有心包膈血管伴行经肺根前方，在纵隔胸膜与心包之间下行达膈，于中心腱附近穿入膈肌。膈神经中的运动纤维支配膈肌，感觉纤维分布于胸膜和心包及膈下面的部分腹膜。一般认为右膈神经的感觉纤维尚分布于肝、胆囊和肝外胆道的浆膜。

膈神经损伤的主要表现是同侧半膈肌瘫痪，腹式呼吸减弱或消失，严重者可有窒息感。膈神经受刺激时可产生呃逆。

在我国，副膈神经出现率约为 48%，常见于一侧，可发自第 4、5 或第 6 颈神经，多先位于膈神经外侧下行，于锁骨下静脉上、下方加入膈神经内。

（3）颈丛与其他神经之间还存在一些交通支，包括颈丛与副神经、迷走神经和交感神经之间的交通支等。其中最重要的是颈丛与舌下神经之间的交通联系。由第 1 颈神经部分纤维加入舌下神经内并随舌下神经下行，分出颏舌骨肌支和甲状舌骨肌支后，余部纤维继续下行构成了舌下神经降支（实为第 1 颈神经纤维），与第 2、3 颈神经部分纤维组成的颈神经降支在环状软骨水平结合成颈襻（也称舌下神经襻），由襻发出分支支配舌骨下肌群。

2. 臂丛

1）臂丛的组成和位置：臂丛由第 5～8 颈神经前支和第 1 胸神经前支大部分纤维组成，先经斜角肌间隙穿出，位于锁骨下动脉的后上方，继而经锁骨后方进入腋窝。臂丛的 5 个来源反复分支、组合后，最后形成 3 个束。在腋窝内，3 个束分别从内侧、后方、外侧包围腋动脉中段，因而分别称为臂丛内侧束、后束和外侧束。

2）臂丛的分支：臂丛可依据其发出的局部位置分为锁骨上部分支和锁骨下部分支。

（1）锁骨上部分支多为短肌支，分布于颈深肌、背浅肌（斜方肌除外）、部分胸上肢肌及上肢带肌。其主要长分支：

A.胸长神经（C5～C7）。起自神经根，经臂丛后方进入腋窝，沿胸侧壁前锯肌表面伴随胸外侧动脉下行，分布于前锯肌和乳房。损伤此神经可引起前锯肌瘫痪，肩胛骨脊柱缘翘起，出现"翼状肩"体征。

B.肩胛背神经（C4、C5）。起自神经根，穿中斜角肌向后越过肩胛提肌，在肩胛骨与脊柱间伴肩胛背动脉下行，分布于菱形肌和肩胛提肌。

C.肩胛上神经（C5、C6）。起自臂丛的上干，向后经肩胛上切迹进入冈上窝，再伴肩胛上动脉一起绕肩胛冈外侧缘转入冈下窝，分布于冈上肌、冈下肌和肩关节。肩胛上切迹处神经最易受损伤，表现为冈上肌、冈下肌无力，肩关节疼痛等症状。

（2）锁骨下部臂丛分支多为长支，分布于肩部、胸部、臂部、前臂部及手部的肌肉、关节和皮肤。

A.肩胛下神经（C5～C7）。发自臂丛后束，常分为上、下两支，在上、下两处进入肩胛下肌及大圆肌。

B.胸内侧神经（C8、T1）。发自臂丛内侧束，在腋动、静脉之间弯曲向前，在腋动脉前方与胸外侧神经一支联合，自深面进入并支配胸小肌，部分纤维穿出该肌或在其下缘分布于胸大肌。

C.胸外侧神经（C5～C7）。发自臂丛外侧束，跨过腋血管前面，穿过锁胸筋膜行于胸大肌深面并分布于该肌，同时发支与胸内侧神经分支联合，分布于胸小肌。

D.胸背神经（C6～C8）。起自后束，沿肩胛骨外侧缘伴肩胛下血管下行，分布于背阔肌。乳腺癌根治术清除淋巴结时，注意勿伤此神经。

E.腋神经（C5、C6）。发自臂丛后束，与旋肱后血管伴行向后外，穿过腋窝后壁的四边孔，绕肱骨外科颈至三角肌深面，发支分布于三角肌、小圆肌。余部纤维称为臂外侧上皮神经，自三角肌后缘穿出，分布于肩部、臂外侧区上部的皮肤。腋神经损伤而导致三角肌瘫痪，臂不能外展，肩部、臂外上部感觉障碍。由于三角肌萎缩，肩部失去圆隆的外形。

F.肌皮神经（C5～C7）。自臂丛外侧束发出后，向外侧斜穿喙肱肌，经肱二头肌与肱肌间下行，发支分布于这3块肌。其余纤维在肘关节稍下方，经肱二头肌下端外侧穿出深筋膜，称为前臂外侧皮神经，分布于前臂外侧皮肤。单纯肌皮神经损伤少见，多伴随肩关节损伤、肱骨骨折时一并受累，此时屈肘无力及前臂外侧感觉减弱。

G.正中神经（C6～T1）。有分别发自臂丛内、外侧束的内、外侧两根，两根夹持腋动脉向下呈锐角汇合成正中神经干。如果正中神经外侧根很小时，在臂部常有部分肌皮神经纤维加入正中神经干。在臂部，正中神经沿肱二头肌内侧沟下行，并由外侧向内侧跨过肱动脉与血管一起行至肘窝。从肘窝向下穿旋前圆肌及指浅屈肌腱弓，继续在前臂正中下行，于指浅、深屈肌间达腕部。继而在桡侧腕屈肌腱和掌长肌腱之间进入屈肌支持带深面的腕管，在掌腱膜深面到达手掌。

正中神经在臂部一般无分支，在肘部及前臂发许多肌支和沿前臂骨间膜前面下行的骨间前神经，分布于除肱桡肌、尺侧腕屈肌和指深屈肌尺侧半以外的所有前臂屈肌和旋前肌及附近关节。在手区屈肌支持带下方由正中神经外侧缘发出一粗短的返支，行于桡动脉掌浅支外侧，并向外侧进入鱼际，分布于拇收肌以外的鱼际肌。在手掌区，正中神经发出数支指掌侧总神经，每一指掌侧总神经下行至掌骨头附近又分成两支指掌侧固有神经沿手指的相对缘行至指尖。手区正中神经分布于第1、2蚓状肌及鱼际肌（拇收肌除外），掌心、桡侧三个半手指掌面及其中节和远节指背的皮肤。

正中神经的体表投影：可用从肱二头肌内侧沟上端肱动脉搏动点开始，向下至肱骨内、外上髁间线中点稍内侧，继而循前臂正中向下，达腕部桡侧腕屈肌腱和掌长肌位之间的连线来表示。

正中神经损伤易发生于前臂和腕部。在前臂，神经穿旋前圆肌及指浅屈肌起点腱弓处易受压迫，形成正中神经支配肌全部无力，手掌感觉受损，即所谓旋前圆肌综合征。在腕管内正中神经也易因周围结构炎症、肿胀或关节变化而受压迫，即形成腕管综合征，表现为鱼际肌萎缩，手掌平坦，也称"猿掌"，拇指、食指、中指掌面感觉障碍。

H.尺神经（C8、T1）。发自臂丛内侧束，在腋动、静脉之间出腋窝后，沿肱动脉内侧、肱二头肌内侧沟下行至臂中份，穿内侧肌间隔至臂后区内侧，下行至肱骨内上髁后方的尺神经沟，继而向下穿过尺侧腕屈肌起端又转至前臂前内侧，继续在尺侧腕屈肌和指深屈肌间、尺动脉内侧下行，至桡腕关节上方发出手背支后，本干在豌豆骨桡侧，经屈肌支持带浅面分浅、深两支，经掌腱膜深面腕管浅面进入手掌。

尺神经在臂部未发分支，在前臂上部发支支配尺侧腕屈肌和指深屈肌尺侧半。桡腕关节上方发出的手背支转向手背侧，分布于手背尺侧半和小指、无名指及中指尺侧半背面皮肤。浅支分布于小鱼际、小指和无名指尺侧半掌面皮肤。深支分布于小鱼际肌、拇收肌、骨间掌侧肌、骨间背侧肌及第3、4蚓状肌。

尺神经的表面投影：自胸大肌下缘肱动脉始端搏动点开始，向下内侧到肱骨内上髁与鹰嘴之间，继续经前臂尺侧达豌豆骨外侧的连线为尺神经投影线。肱骨内上髁后方尺神经位置表浅，是常用检查尺神经的部位。

尺神经常易受损伤部位在肘部肱骨内上髁后方、尺侧腕屈肌两起点之间或豌豆骨外侧。前两部位尺神经干受损时，运动障碍表现为屈腕力减弱，无名指和小指远节指关节不能屈曲，小鱼际萎缩，拇指不能内收，骨间肌萎缩，各指不能互相靠拢，各掌指关节过伸，出现"爪形手"。手掌、手背内侧缘皮肤感觉丧失。若豌豆骨处受压，手的感觉支早已发出，所以手的皮肤感觉不受影响，主要表现为骨间肌运动障碍。

　　I.桡神经（C5～T1）。是臂丛后束发出的粗大神经。在腋窝内位于腋动脉后方，并伴肱深动脉向下外行。先经肱三头肌长头与内侧头之间，继而沿桡神经沟绕肱骨中段后面，旋向下外行，在肱骨外上髁上方穿过外侧肌间隔至肱桡肌与肱肌之间，继续下行于肱肌与桡侧腕长伸肌之间。桡神经在肱骨外上髁前方分为浅、深两终支。

　　桡神经在臂部发出的分支：①皮支有三，在腋窝处发出臂后皮神经，较小，分布于臂后区皮肤；臂外侧下皮神经，在三角肌止点远侧浅出，分布于臂下外侧部皮肤；前臂后皮神经，也自臂中份外侧浅出下行，继而在前臂后面下行至腕部，沿途分支分布于前臂后面皮肤。②肌支分布于肱三头肌、肘肌、肱桡肌和桡侧腕长伸肌。③肘关节支，分布于关节。终支之一桡神经浅支为皮支，自肱骨外上髁前外侧向下沿桡动脉外侧下行，在前臂中、下1/3交界处转向背侧，并下行至手背区，分成4～5支指背神经，分布于手背桡侧半和桡侧三个半手指近节背面的皮肤及关节。另一终支桡神经深支较粗大，主要为肌支，经桡骨颈外侧穿过旋后肌至前臂后面，在前臂浅、深伸肌之间下行，在拇短伸肌远侧逐渐变细，并沿前臂骨间膜后面下行达腕关节背面，因此深支也称骨间后神经，掌骨间沿途分支，分布于前臂伸肌、尺桡远侧关节、腕关节和关节。

　　桡神经表面投影：自腋后襞下缘外端与臂交点处，斜过肱骨后方，至肱骨外上髁的连线为桡神经干投影。

　　桡神经最易损伤的部位有以下两处，即在臂中段后部，贴肱骨桡神经沟处及穿旋后肌行于桡骨附近。肱骨中段或中、下1/3交界处骨折时容易合并桡神经损伤，主要是前臂伸肌瘫痪，表现为抬前臂时呈"垂腕"状，第1、2掌骨间背面皮肤感觉障碍明显。桡骨颈骨折时，可损伤桡神经深支，主要表现为伸腕力弱、不能伸指。

　　J.臂内侧皮神经（C8、T1）。发自臂丛内侧束，于腋静脉内侧下行，继而沿肱动脉和贵要静脉内侧下行至臂中份附近浅出，分布于臂内侧、臂前面的皮肤。在腋窝臂内侧，皮神经常与肋间臂神经之间有纤维交通。

　　K.前臂内侧皮神经（C8、T1）。也发自臂丛内侧束，初行于腋动、静脉之间，继而沿肱动脉内侧下行，在臂中份浅出，与贵要静脉伴行，然后分前、后两支分布于前臂内侧区前、后面的皮肤，最远至腕部。

　　3.胸神经前支

　　胸神经前支共12对，第1～11对各自位于相应肋间隙中，称肋间神经，第12对胸神经前支位于第12肋下方，故名肋下神经。肋间神经在肋间内、外肌之间，肋血管的下方，沿肋沟前行至腋前线附近离开肋骨下缘，完全行于肋间内、外肌之间，第1肋间神经分出一大支加入臂丛，一小支分布于第1肋间。第2～6肋间神经行于相应肋间隙的肋间内、外肌之间，自肋角前方发出一侧支下前行于肋间隙的下缘。上6对肋间神经的肌支分布于肋间肌、上后锯肌和胸横肌。皮支有二，其一为外侧皮支，在肋角前分出，斜穿前锯肌后，分成前、后两支分别向前、后走行，分布于胸侧壁和肩胛区皮肤；其二为前皮支，在近胸骨侧缘处穿出，分布于胸前壁皮肤，皮支还向内分布于胸膜壁层。其中第4～6肋间神经的外侧皮支和第2～4肋间神经的前皮支都分布于乳房。第2肋间神经的外侧皮支也称肋间臂神经，可横过腋窝到达臂内侧，与臂内侧皮神经间交通，分布于臂上部内侧皮肤。

第7～11肋间神经及肋下神经沿相应肋间隙逐渐向前下行于腹横肌与腹内斜肌之间，继续前下行，在腹直肌外缘进入腹直肌鞘，分布于腹直肌。下5对肋间神经发出的肌支分布于肋间肌及腹肌前外侧群。皮支中的外侧皮支几乎沿一斜线分别自肋间肌、腹外斜肌穿出，而前皮支则在白线附近穿出。皮支除分布于胸腹部皮肤外，还分布于胸、腹膜的壁层。

胸神经前支在胸、腹壁皮肤的节段性分布最为明显，由上向下按顺序依次排列。如T2分布区相当于胸骨角平面，T4相当于乳头平面，T6相当于剑突平面，T8相当于肋弓平面，T10相当于脐平面，T12则分布于脐与耻骨联合连线中点平面。临床常以节段性分布区的感觉障碍来推断损伤平面位置。

4. 腰丛

1）腰丛的组成和位置：是由第12胸神经前支一部分、第1～3腰神经前支及第4腰神经前支的一部分组成，腰丛位于腰大肌深面腰椎横突前方，除发出支配髂腰肌和腰方肌的肌支外，还发出许多分支分布于腹股沟区、大腿前部和内侧部。

2）腰丛的分支：

A. 髂腹下神经（T12、L1）。自腰大肌外侧缘穿出后，经肾后面和腰方肌前面向外下行，经髂嵴上方进入腹横肌与腹内斜肌之间，继续向前行于腹内斜肌与腹外斜肌之间，最后约在腹股沟管浅环上方3cm处穿腹外斜肌腱膜达皮下。沿途发支分布于腹壁诸肌，并发出皮支分布于臀外侧区、腹股沟区及下腹部的皮肤。

B. 髂腹股沟神经（L1）。自髂腹下神经下方出腰大肌外缘，比较细小，斜行跨过腰方肌和髂肌上部，在髂嵴前端附近穿过腹横肌，在腹横肌与腹内斜肌之间前行，继而穿经腹股沟管，伴精索（子宫圆韧带）下行，自腹股沟管浅环穿出。其肌支分布于腹壁肌；皮支分布于腹股沟部、阴囊或大阴唇皮肤。

C. 股外侧皮神经（L2～L3）。自腰大肌外侧缘穿出后，向前外侧走行，越过髂肌表面达髂前上棘内侧，经腹股沟韧带深面达股部，在髂前上棘下方5～6cm处穿出深筋膜，分布于大腿前外侧部的皮肤。

D. 股神经（L2～L4）。是腰丛最大的分支，初自腰大肌外缘穿出，继而在腰大肌与髂肌之间下行，在腹股沟韧带中点稍外侧经韧带深面、股动脉外侧进入股三角区，随即分为数支。①肌支：分布于髂肌、耻骨肌、股四头肌和缝匠肌。②皮支：有数条较短的皮支，即股中间、股内侧皮神经，分布于大腿及膝关节前面的皮肤。最长的皮支，为隐神经，伴随股动脉入内收肌管下行，穿出此管后至膝关节内侧下行，于缝匠肌下段后方浅出至皮下后，伴随大隐静脉沿小腿内侧面下行至足内侧缘，沿途分布于髌下、小腿内侧面及足内侧缘皮肤。另外，股神经也发支分布于膝关节和股动脉及其分支。

股神经损伤后表现为：屈髋无力，坐位时不能伸膝，行走困难，膝跳反射消失，大腿前面和小腿内侧面皮肤感觉障碍。

E.闭孔神经（L2～L4）。从腰丛发出后自腰大肌内侧缘穿出，贴小骨盆内侧壁前行，与闭孔血管伴行穿闭膜管出小骨盆，分前、后两支，分别经短收肌前、后面进入大腿区，分布于内收肌群。闭孔神经发肌支支配闭孔外肌，长、短、大收肌和股薄肌，也常发支分布于耻骨肌，皮支分布于大腿内侧面皮肤。闭孔神经也发细支分布于髋、膝关节。也可出现副闭孔神经沿腰大肌内侧缘下行，在耻骨肌后面跨过耻骨上支后分支分布于耻骨肌、髋关节，并与闭孔神经间有交通。

闭孔神经前支约在股中部先穿行长收肌分支后，再进入股薄肌。临床用股薄肌替代肛门外括约肌手术时，应注意保留此支。

F.生殖股神经（L1、L2）。自腰大肌前面穿出后，在该肌前面下行，斜过输尿管后方前行，在腹股沟韧带上方分成生殖支和股支。生殖支于腹股沟管深环处进入该管，分布于提睾肌和阴囊（或随子宫圆韧带分布于大阴唇）。股支穿过股鞘和阔筋膜分布于股三角部的皮肤。

在腹股沟疝修补术或盲肠后位的阑尾手术时，常易伤及髂腹下神经、髂腹股沟神经和生殖股神经，应注意。

5.骶丛

1）骶丛的组成和位置：骶丛由第4腰神经前支余部和第5腰神经前支合成的腰骶干及全部骶神经和尾神经前支组成，是全身最大的脊神经丛。骶丛位于盆腔内，骶骨和梨状肌的前面，髂血管后方，左侧骶丛前方有乙状结肠，右侧者前方有回肠袢。骶丛的损伤较多见，常由于盆腔器官如子宫、直肠的恶性肿瘤浸润或扩散造成，出现疼痛及多个神经很明显受累及的现象。

2）骶丛的分支：骶丛发出分支分布于盆壁、臀部、会阴、股后部、小腿和足部的肌肉及皮肤。骶丛直接发出短支分布于梨状肌、闭孔内肌、股方肌等，其他分支如下：

A.臀上神经（L4、L5、S1）。由骶丛发出后，伴臀上血管经梨状肌上孔出盆，行于臀中、小肌之间，分上、下两支，分布于臀中、小肌和阔筋膜张肌。

B.臀下神经（L5、S1、S2）。伴臀下血管经梨状肌下孔出盆腔，行于臀大肌深面，分布于臀大肌。

C.股后皮神经（S1～S3）。发出后也穿梨状肌下孔出骨盆，在臀大肌深面行至其下缘浅出下行，沿途发出分支分布于臀区、股后区和腘窝的皮肤。

D.阴部神经（S2～S4）。发出后伴阴部内血管出梨状肌下孔，绕坐骨棘经坐骨小孔进入坐骨直肠窝，贴于此窝外侧壁表面前行，分布于会阴部和外生殖器肛门的肌肉和皮肤。主要分支：①肛（直肠下）神经，分布于肛门外括约肌和肛门部的皮肤。②会阴神经，沿阴部内血管下方前行，分布于会阴诸肌和阴囊或大阴唇的皮肤。③阴茎（阴蒂）背神经，行于阴茎（阴蒂）背侧，分布于阴茎（阴蒂）的海绵体及皮肤。

E. 坐骨神经。坐骨神经是全身最粗大、最长的神经，起始段最宽可达 2cm，经梨状肌下孔出盆腔后，位于臀大肌深面，在坐骨结节与大转子之间下行至股后区，在股二头肌长头深面继续下行，一般在腘窝上方分为胫神经和腓总神经两大终支。坐骨神经干在股后区发肌支分布于股二头肌、半腱肌和半膜肌，同时发支分布于髋关节。

坐骨神经干的表面投影：是自坐骨结节和大转子之间的中点，向下画至股骨内、外侧髁之间中点连线的上 2/3 段，为其投影。坐骨神经痛时，常在此连线上出现压痛。

坐骨神经的变异较常见，主要表现：①出盆腔状况多变，据国人统计资料，坐骨神经以单干出梨状肌下孔者占 66.3%。而以单干穿梨状肌；以一支穿梨状肌，另一支出梨状肌下孔；以一支出梨状肌上孔，另一支出梨状肌下孔呈两支夹持梨状肌者，共占 33.7%。特别有一干穿出梨状肌者，使神经干受梨状肌收缩时的压迫，神经干血供受损影响其功能，出现所谓"梨状肌综合征"。②坐骨神经干分成两大终支，平面变异较大，有的分支平面很高，甚至在盆腔内就分成两支。

F. 胫神经（L4，L5，S1 ～ S3）。为坐骨神经本干的直接延续，于股后区下部沿中线下行入腘窝，与其深面的腘血管伴随下行，继而在小腿后区、比目鱼肌深面伴胫后血管下行，经内踝后方屈肌支持带深面的踝管处分成两终支，即足底内侧神经和足底外侧神经，进入足底区。胫神经分布范围包括小腿后群和足底肌，小腿后面和足底的皮肤。

胫神经在腘窝及小腿后区发出分支：①肌支，分布于小腿后群诸肌；②皮支，主要有腓肠内侧皮神经伴小隐静脉下行，沿途分支分布于皮肤，并在小腿下部与腓总神经分出的腓肠外侧皮神经吻合成腓肠神经，经外踝后方沿足外侧前行，分布于足背及小趾外侧缘皮肤；③关节支，分布于膝关节和踝关节。胫神经两终支：足底内侧神经在展肌深面、趾短屈肌内侧前行，发支分布于足底内侧群肌、足底内侧半及内侧三个半趾跖面皮肤；足底外侧神经在展肌、趾短屈肌深面至足底外侧行，发支分布于足底中间群和外侧群肌，以及足底外侧半和外侧一个半趾跖侧的皮肤。

可于股骨内、外侧髁之间中点向下至内踝后方连线画出胫神经的体表投影。

（二）后支

为混合性，较细，经相邻椎骨横突之间或骶后孔向后走行，除骶神经外，一般脊神经后支绕上关节突外侧向后行至相邻横突之间再分为内侧支和外侧支，它们又都分成肌支（分布于项、背、腰骶部深层肌）和皮支（分布于枕、项、背、腰、骶、臀部的皮肤）。其中第 1 颈神经后支较粗大，称枕下神经，穿寰椎后弓上方和椎动脉下方，分布于椎枕肌。第 2 颈神经后支的皮支粗大，称枕大神经，穿斜方肌腱达皮下，分布于枕项部皮肤。第 3 颈神经后支的内侧支也穿过斜方肌，称为第 3 枕神经，分布于枕下区皮肤。腰神经后支及其分出的内侧支和外侧支在各自行程中，都分别经过横突、关节突及韧带构成的骨纤维孔，以及腰椎乳突与副突间的骨纤维管，或穿胸腰筋膜裂隙。在正常情况下这些孔、管或裂隙对通行其内的血管、神经有保护作用，但若孔、管周围骨质增生或韧带硬化则造成对腰神经后支的压迫，这常是造成腰腿痛的重要原因，可通过压迫缓解术治疗。第 1～3 腰神经后支的外侧支较粗大，分布于臀上部皮肤，称为臀上皮神经。第 1～3 骶神经后支的皮支分布于臀中区皮肤，称为臀中皮神经。

(三) 脊膜支

也称窦椎神经。每条脊膜支都接受来自邻近灰交通支或来自胸交感神经节的分支，然后再经椎间孔返入椎管，分成横支、升支和降支，分布于脊髓被膜、血管壁、骨膜、韧带、椎间盘等处。上 3 对颈神经脊膜支的升支较大，还分布于颅后窝的硬脑膜。

(四) 交通支

为连于脊神经与交感干之间的细支。其中发自脊神经连于交感干的为白交通支，由有髓纤维构成而得名。而发自交感干连于脊神经的称为灰交通支，由无髓纤维构成故得名。

（王　虹　孙建峰）

第二章

神经系统疾病后遗的功能障碍

第一节 运动功能障碍

运动功能有随意运动（自主运动）和不随意运动两种。运动神经系统指锥体系统、锥体外系（纹状体－苍白球系统）和皮质－脑桥－小脑系统。神经系统疾病不仅包括运动障碍性疾病，而且后遗症中也会存在运动功能障碍。本节重点讲述神经系统疾病后遗的运动功能障碍。

一、瘫痪

瘫痪是指个体随意运动功能的减低或丧失，可有以下5种分类：①按瘫痪的病因可分为神经源性、神经肌肉接头性、肌源性3种；②根据瘫痪的程度可分为完全性和不完全性瘫痪；③根据瘫痪的肌张力状态可分为痉挛性和弛缓性瘫痪；④根据瘫痪的部位可分为单瘫、截瘫、偏瘫、交叉瘫、四肢瘫；⑤根据运动传导的不同部位可分为上运动神经元性瘫痪和下运动神经元性瘫痪。

从大脑皮质运动区到骨骼肌整个上、下运动神经元任何部位的损害均可引起瘫痪。肌力完全消失者为完全性瘫痪。肌力减退者，即保留一定程度的运动功能者，为不完全瘫痪。按照瘫痪的部位来讲，单瘫是一侧面部、单个肢体的运动障碍。单瘫可由周围性运动神经元损害引起，也可由大脑皮质和运动中枢损害所引起，可见于外伤、神经根或神经丛的压迫。偏瘫是指左半身或右半身的运动障碍，呈中枢性瘫痪，是最有代表性的运动障碍，常由脑出血或脑梗死引起。交叉性偏瘫，即出现一侧的颅神经损害，如动眼神经麻痹（大脑角的损害）、面神经麻痹（脑桥的损害）或舌下神经损害（延髓的损害）和对侧上下肢的偏瘫。交叉性偏瘫损害的部位是脑干，多由脑干肿瘤或脑寄生虫引起。截瘫是指下半身或双下肢的瘫痪，而两侧上下肢的瘫痪为四肢瘫。截瘫是脊髓两侧锥体束同时损害的结果，常见于脊髓外伤或脊髓炎等。脑损害（如大脑性瘫痪）时或对称性周围神经损害时也可有截瘫或四肢瘫。脊髓损害所致的截瘫，常有特殊的痉挛步态，深反射亢进，出现各种病理反射。可见于脊髓外伤、脊髓肿瘤、肌萎缩侧索硬化、遗传性痉挛性截瘫、脊髓空洞症等疾病。

中枢性瘫痪，即为上运动神经元（从大脑皮质、锥体束至脊髓前角运动细胞）损害所致的瘫痪，表现为痉挛性瘫痪、肌张力增高呈折刀样、肌腱反射亢进、锥体束征阳性、瘫痪侧的浅反射减低或消失。临床上常见的类型有皮质型、内囊型、脑干型、脊髓型4种。急性发病的中枢性瘫痪，初起时为弛缓性瘫痪，是锥体束休克的表现，2～3周后表现为痉挛性瘫痪。中枢性瘫痪见于脑血管疾病、脑肿瘤、颅内占位性病变等。

周围性瘫痪由下运动神经元（前角细胞或颅神经运动核）、外周神经、神经肌肉连接点等部位损害引起，为弛缓性瘫痪，出现肌张力降低，深反射减低或消失，可伴有肌肉萎缩及肌肉颤动。肌肉本身疾病引起的肌肉萎缩与肌无力或瘫痪的程度相平行。由前角细胞损害引起的弛缓性瘫痪，多见于脊髓灰质炎、某些脊髓炎、外伤等。由末梢神经损害引起的瘫痪见于外伤压迫、感染、中毒性神经炎等。

▶二、脑瘫

1. 脑瘫概述

脑瘫全称为脑性瘫痪，是指婴儿出生前到出生后1个月内脑发育的早期，多种原因导致的非进行性脑损伤综合征，包含了多种临床症状。是由发育不成熟的大脑（产前、产时或产后）先天性发育缺陷（畸形、宫内感染）或获得性疾病（早产、低出生体重、窒息、缺血性脑病、核黄疸、外伤、感染等）引起非进行性脑损伤所致。这些症状是因未发育成熟的脑组织受到损伤而导致的非进展性的行动和姿势障碍。患儿在生长发育过程中由于语言和行动功能的障碍会导致其步态改变和日常生活能力下降，造成功能丧失甚至发育障碍。

脑性瘫痪的运动障碍常伴有感觉、知觉、认知、交流和行为障碍，以及癫痫和继发性肌肉、骨骼问题。脑瘫的核心问题是发育异常和姿势异常，在临床康复治疗过程中应该重视运动障碍，重点解决这个问题。

脑瘫的危险因素包括母体先兆子痫、感染、妊娠晚期出血、多胎妊娠、宫内生长发育迟缓、胎盘出血和新生儿窒息等。

脑瘫的病因复杂，是脑在成熟过程中受到多种致病因素作用的结果，其病理变化包括脑白质损伤、脑发育障碍、梗死、颅内出血、感染、化学损伤和缺氧。发病原因可见于各个时期，如妊娠期的卒中、寄生虫、风疹病毒等的感染，围生期的缺氧，新生儿期的B族溶血性链球菌性脑膜炎和脑室内出血，以及幼儿期的外伤性脑损伤、感染所致的脑膜炎，甚至癫痫持续状态所致的缺血缺氧性损伤。

2. 脑性瘫痪的诊断

脑性瘫痪的诊断需要依靠以下4条必备条件和2条参考条件。

必备条件：

（1）中枢性运动障碍持续存在。婴幼儿脑发育早期发生抬头、翻身、坐、爬、站和走等大运动功能和精细运动功能障碍，或显著发育落后。其特点是持久性的、非进行性的，但并非一成不变，轻症可逐渐缓解，重症可逐渐加重，最后出现肌肉、关节的继发性损伤。

（2）运动和姿势发育异常。包括动态、静态及俯卧位、仰卧位、坐位和立位时的姿态异常，运动时出现运动模式的异常。

（3）反射发育异常。主要表现为原始反射延缓消失和直立反射（如保护性伸展反射），以及平衡反应的延迟出现或不出现，可有病理反射阳性。

（4）肌张力及肌力。大多数是降低的，痉挛性脑瘫患者肌张力增高，不随意运动型脑瘫患者肌张力是变化的（在兴奋或运动时增高，安静时减低）。可以通过检查腱反射、静止性肌张力、姿势性肌张力和运动性肌张力来判断。主要根据肌肉硬度、手掌屈角、双下肢股角、腘窝角、肢体运动幅度、关节伸展度、足背屈角、围巾征和跟耳试验等确定。

参考条件：①有引起脑瘫的病因学依据；②可有头颅影像学佐证。

脑性瘫痪的诊断应当根据以上必备条件和参考条件帮助寻找病因。脑瘫是根据临床症状所做的排除性诊断，在鉴别诊断中要重视脑瘫的症状是非进行性的，而其他的运动障碍性疾病则出现逐渐恶化的趋势。在鉴别诊断中要包括影响肌力、肌张力、活动和生长发育的疾病。

3. 脑瘫的并发症

脑瘫患者存在行动、姿势和肌张力的异常，会出现多种并发症。主要涉及呼吸系统、消化系统、泌尿系统、神经系统、骨骼肌肉系统，以及生长发育和社会交往等方面。消化系统方面，主要是上运动神经元损害导致胃肠功能紊乱，出现便秘或大便失禁，进而导致皮肤破溃、肠梗阻、巨结肠等。呼吸系统并发症是导致患儿死亡的重要原因，新生儿呼吸窘迫综合征能够导致限制性呼吸功能障碍。神经系统方面，痉挛性脑瘫的患儿易合并癫痫，影响预后。视力方面，容易合并内斜视；泌尿系统方面，表现为尿失禁。主要原因是神经源性膀胱，与患儿的感觉、认知、交流和行动能力障碍有关，下运动神经元损伤则出现张力性尿失禁；骨骼肌肉系统主要表现为骨质疏松、肌筋膜痛综合征、关节挛缩和异位及脊柱侧凸。

4. 治疗

脑瘫治疗的目的不是治愈而是更好地获得功能。患者能够独立积极地进行交流、自理、行动和减少对护理者的依赖是治疗的首要目的。患者的生活质量应被高度重视，首先需要解决的就是有效的交流功能和日常最基本的生活自理问题，其次就是移动和行走的问题。治疗计划的制定应该针对患者整体的需要，而不是只关注身体局部出现的异常。完整的治疗计划应该包括功能性恢复计划、短期治疗、长期治疗和所要达到的治疗目的等多种内容。

第二节　认知功能障碍

认知，是指人在对客观事物的认知过程中对感觉输入信息的获取、编码、操作、提取和使用的过程。认知过程包括注意、记忆、学习能力、执行功能性活动的能力、视空间能力、语言、行为和情感控制能力等。广义的认知可以包括与脑功能有关的任何过程。

认知的结构基础：①额叶皮质——自主运动；②顶叶皮质——感觉信息的加工和整合；③颞叶皮质——接受听觉刺激；④枕叶皮质——视觉信息。

认知功能大致分为以下4个方面。①接收功能：即通过各种感觉接收外界信息。②记忆和学习功能：包括识记新信息进入脑内，形成即刻记忆；保存信息被编码而形成长久记忆；信息能够被复呈，如再现和再认。③思维功能：对即刻信息和长久信息复呈，再进行组合找到两者的关系。④表达功能：通过语言、躯体和情感等行为表达。

当某些伤病因素，如颅脑外伤、脑卒中等，损伤脑组织后常可造成患者的认知功能障碍，如视觉、听觉、触觉及自身躯体（体象）方面的障碍，进而导致对外界环境感知和适应困难，出现生活和社会适应性方面的障碍。

认知功能障碍泛指由各种原因（从生理老化到意识障碍）导致的不同程度的认知功能障碍的临床综合征，亦称认知功能衰退、认知功能缺陷或认知残疾。常见的认知功能障碍是痴呆，指认知功能中的一项或多项受损，并影响个体的日常或社会能力。

痴呆是获得性持续性智能障碍，智能缺陷至少包括以下5项中的3项：记忆、语言、视觉空间技能、人格、其他工具性认知能力（概括、运算、判断等）。痴呆是获得性的又是持续性的，需要与终生智力障碍和精神发育迟缓、谵妄和急性精神错乱状态相鉴别。

以脑卒中为代表的脑血管性疾病，除引起运动、感觉、视觉和吞咽障碍外，还会导致焦虑、抑郁、情感失禁、淡漠、失眠、疲劳、意志力缺乏等人格行为改变，以及注意下降、反应迟钝、记忆下降、失语、执行功能减退等血管性认知障碍。

血管性认知障碍可发生于任何年龄、任何类型脑血管疾病，但是老年人更加易感，且病因以脑卒中更加常见。血管性痴呆在脑卒中后1年内的发病率约为33%，5年内的综合发病率仍有31%。血管性痴呆是痴呆的第二大病因，仅次于阿尔兹海默症，要重视脑卒中后痴呆的康复治疗。

血管性认知障碍可在严重脑血管病后急性起病，也可在数次轻微卒中后缓慢出现。依据认知损害严重程度及其是否影响日常生活活动的独立性，血管性认知障碍又可分为血管性痴呆、血管性轻度认知障碍和局灶性高级皮质功能障碍。人格行为异常既可独立出现，也会与血管性认知障碍伴随出现。

1. 局灶性高级皮质功能障碍

当脑血管病累及大脑皮质特殊功能区时，临床表现为经典的皮质综合征。常见以下类型。①运动性失语：优势半球额下回盖部和三角部的 Broca 区皮质或皮质下损害，发音肌肉运动正常而不能协调地说出话。②感觉性失语：优势半球颞上回后 1/3 的 Wernicke 中枢受损，听力正常而听不懂语言。③失读症：优势半球角回及其附近受损，视力正常但看不懂文字。④失写症：优势半球额中回后部损害，手运动正常而不能协调地写出字。⑤命名性失语：优势半球顶叶下部和颞叶后方损害，知道物品的功能，说不出物品的名称。⑥失用症：顶叶缘上回、顶下小叶、顶上小叶损害，运动、共济、感觉正常，但不能执行有目的的动作，不会或不能正确地使用物品，或不能模仿别人的动作。⑦ Gerstmann 综合征：多见于优势半球顶叶后下部与颞顶交界处损害，表现为手指失认、左右失定向、失写、失算。⑧地理关系障碍：顶枕区病变，对熟悉的环境感到陌生，对熟悉的地方不能进行视像的重现或重构。

2. 卒中后血管性认知障碍的临床特征

①有卒中病史及卒中导致的一侧肢体无力、麻木、假性延髓性麻痹、腱反射亢进、病理征阳性等定位性症状体征。②认知损害发病突然，呈急性或亚急性起病，在多次卒中（包括短暂性脑缺血发作）或一次大面积脑梗死或脑出血后很快出现痴呆，或在经历数次小的脑梗死后痴呆逐渐发生（6 个月内）。因神经可塑性与卒中后康复的作用，认知功能可出现部分好转而呈波动性病程。多次卒中者，随卒中发作则认知功能呈阶梯样下降的病程。③高级认知功能损害与病变部位有关，可呈斑片状，记忆损害可能很轻，而失语或执行功能损害较重。基底节区多发性脑梗死者，认知损害与脑小血管病性血管性认知障碍类似。④可伴有强哭强笑、焦虑、抑郁、情绪不稳、冲动、淡漠等情感行为症状。⑤影像学可见与临床特征一致的多发性脑梗死或单个关键部位梗死、脑实质出血、大脑凸面蛛网膜下腔出血等征象。

3. 脑小血管病性血管性认知障碍的临床特征

①多无卒中病史，或出现短暂卒中表现但很快康复。认知损害逐渐起病，缓慢进展。②临床表现为反应迟钝、言语缓慢、思考启动迟缓，计划、组织、抽象思维等执行功能减退，注意力下降。③早期出现步态变化，如步态不稳、拖曳步态或碎步，查体可见运动迟缓、肌张力轻度增高等血管性帕金森病表现，或者早期出现尿频、尿急、其他不能用泌尿系统或其他神经系统疾病解释的尿路症状等。④可伴有抑郁、情感淡漠、缺乏主动性、社会活动退缩、性格特征变化、情绪不稳等情感行为症状。⑤影像学可见与临床特征一致的脑室周围和深部白质弥漫性改变和 / 或多发性腔隙性脑梗死、多发性皮质 / 皮质下微出血、皮质表面含铁血黄素沉积等征象。

4. 脑血管病相关的人格行为异常

脑血管病患者人格行为异常表现多样，包括情绪低落、缺乏愉快感、兴趣减退、不安、情绪不稳、易激惹等抑郁焦虑表现，淡漠、无主动性、犹豫不决等意志活动缺失表现，或者激越强哭强笑、重复、冲动等人格改变。老年患者更容易出现社会退缩、活动少、反应迟钝、易动感情、对康复训练缺乏兴趣、对疾病消极观念多、治疗依从性差甚至拒绝治疗，导致疾病反复发作或经久不愈。

对脑血管病相关的焦虑抑郁认识比较多的是卒中后抑郁。卒中后抑郁可发生在从脑血管病发病到康复全过程中的任何时期。除了卒中直接的病理生理作用以外，卒中相关的社会心理因素也是卒中后抑郁发作的重要原因，如对疾病复发、功能残疾的担心，患病后家庭和社会角色的改变等。疾病的严重程度、支持系统、经济状况往往与抑郁的慢性化及预后相关。

第三节 言语功能障碍

语言是人类通过符号进行沟通的独特能力，包括语言的说和写、盲文、乐符及手语等。言语功能障碍一般包括失语和构音障碍，本节将重点讲述这两个部分。语言障碍是指口语和非口语的过程中词语的应用出现障碍，表现在形成语言的各个环节中，如听、说、读、写，单独或多个部分受损所导致的交流障碍，代表性的语言障碍为脑卒中和脑外伤所致的失语症。言语障碍是指口语形成障碍，包括发音困难或不清，嗓音产生困难、气流中断或言语韵律异常所导致的交流障碍，代表性的言语障碍为构音障碍，临床上多见的是脑卒中、脑外伤、脑瘫等疾病所致的运动性构音障碍。

一、失语症

失语症是由于脑损伤所引起的语言功能丧失或受损。由于神经中枢病损导致抽象信号思维障碍，而丧失口语、文字的表达和领悟能力的临床综合征，实际上是由于脑损伤使原来已经获得的语言能力受损的语言障碍综合征。常见病因主要有脑血管病、脑外伤、脑肿瘤、感染等。其中，脑血管疾病是失语症最常见的病因，在我国 1/3 以上的脑卒中患者可出现各种语言障碍。失语是神经系统疾病常见的症状，严重影响社交和工作能力。

(一)失语症症状

失语症表现主要涉及言语生成和言语理解两方面，常常出现听、说、读、写、计算等方面的障碍，成人和儿童均可发生。但是失语症不包括由于意识障碍和普通的智力减退造成的语言症状，也不包括听觉、视觉、书写、发音等感觉和运动器官损害引起的语言、阅读和书写障碍。因先天或幼年疾病所致学习困难，造成的语言功能缺陷也不属失语症范畴。失语症的语言症状见下述：

（1）听觉理解障碍。听觉理解障碍是失语症患者常见的症状，是指患者对口语的理解能力降低或丧失。根据失语症的类型和程度不同而表现出在字词、短句和文章不同水平的理解障碍。包括语义理解障碍（患者能正确辨认语音，但不明词义，是由于音－意联系中断造成，往往造成词义混淆或不能理解）和语音辨识障碍（患者能像常人一样听到声音，但听对方讲话时，对所听到的声音不能辨认，给人一种似乎听不见的感觉）。

（2）口语表达障碍。一般根据患者谈话的特点将失语的口语分为流畅性和非流畅性。

（3）阅读障碍。因大脑病变致阅读能力受损称失读症。阅读包括朗读和文字的理解，这两种可以出现分离现象，即患者不能朗读，但可理解文字的意思，或能够正确朗读，但不能理解文字的意思，或者两者都不能。

（4）书写障碍。常见于以下几种表现。①书写不能：表现为完全性书写障碍，构不成字形。②书写障碍：表现为笔画增添或减少，或者写出字的笔画全错。③镜像书写（mirror writing）：即书写的字左右倾倒，像照在镜子里一样。④书写过多：类似口语表达中的言语过多，书写中混杂些无关字、词或句。⑤惰性书写：写出一字词后，让患者写其他词时，仍不停地写前面的字词，与口语的语音持续现象相似。⑥错误语法：书写句子出现语法错误，常与口语中的语法障碍相同。

脑语言区的任何病损都能引起失语，约95%的人主要语言区都在Sylvius裂附近，前Sylvius区中的Broca区与语言的产生有关，后Sylvius区中的Wernicke区则与语言的理解有关。大脑不同部位损伤表现也有所不同。语言功能相关的脑区损害后出现的病理语言特征如下所示：

（1）优势半球额下回后部（Broca区）。自发语言呈非流畅性，言语复述困难（尤其是长句子复述困难），口语理解相对较好，但复杂言语或命令理解较困难。

（2）优势半球颞上回后部（Wernicke区）。自发语言呈非流畅性，言语复述困难，对语言理解和语义理解受损。

（3）优势半球缘上回或深部白质内的弓状纤维。自发语言呈流畅性，找词困难时突出表现，复述不成比例受损，口语理解有轻度障碍。

（4）优势半球Broca区的前、上部。自发语言呈非流畅性，复述功能保持良好，口语理解能力方面保持很好。

（5）优势半球颞、顶叶分水岭区。自发语言呈流畅性，但错词较多，命名能力严重障碍，复述能力较好，口语理解能力障碍。

（6）优势半球分水岭区较大面积。自发语言呈非流畅性，难以表达自己的意思，复述能力很好保留下来，但是口语理解能力明显障碍。

（7）优势半球颞中回后部或颞枕交界区。自发语言呈流畅性，但命名能力严重障碍，有迂回现象，复述能力较好，口语理解能力保留。

（8）基底节（特别是尾状核和壳核）。自发语言呈非流畅性，言语扩展能力差，呼名障碍，复述能力相对保留，口语理解能力可能障碍。

(二)失语症的经典分类

失语症主要分为以下几种类型：Broca 失语、Wernicke 失语、完全性失语、传导性失语、经皮质失语、命名性失语、其他语言障碍。

1.Broca 失语

特征是非流畅性语言表达。患者的自动语言少，说话费力，构音困难，声韵障碍，短语用字少并有语法错乱。它是在理解力相对存在的情况下发生的流畅性减低、复述和指名失常、阅读障碍、书写障碍等。大多数 Broca 失语者都有右侧肢体无力现象，从轻瘫到完全性瘫痪不等，有时还有感觉丧失。病理改变主要涉及包含 Broca 区的左半岛额部岛盖。Broca 失语常与运动性失语相鉴别，运动性失语只有语言表达障碍，但文字表达能力仍保存。

2.Wernicke 失语

特征是听觉理解力失常，程度不一，可部分理解或完全不能理解说出的话。患者语言流畅，用词量和短语长度正常，无异常费力，语言清晰，没有韵律问题，复述和遣词都不困难，但是语言空洞无物，语法错乱，用词不当，甚至还有自己杜撰的怪词。杂乱性失语是该种类型失语中极端混乱、艰涩难懂的一种。患者常常没有出现其他神经缺陷，但可能存在上象限盲。神经病理学改变常涉及左半球颞叶后上部。Wernicke 失语临床上常常需要与精神分裂症的词语杂拌、谵妄时的语言错乱及纯辨语聋（听觉辨词困难，书写能力仍存在）相鉴别。

3. 完全性失语

是一种严重的语言障碍，语言的所有特征包括流畅、理解、复述、指名、阅读、书写等，都存在障碍。多数患者存在右侧轻偏瘫或者偏瘫，右侧感觉缺陷，以及右侧同名偏盲。完全性失语一般是大脑中动脉完全梗死所致，但也有例外，如左半球多处脑梗死所致无轻偏瘫的完全失语。

4. 传导性失语

特征是复述障碍尤其突出。患者说话流畅、理解力保存，但仍有语法错误，特别是音素取代，并常因插入错语而指名受限。诵读紊乱，但是阅读理解仍正常。传导性失语的神经病理学常累及弓状束和 Wernicke 区与 Broca 区间的其他连接。

5. 经皮质失语

特征是患者存在语言障碍，但是复述能力仍相对保存。经皮质失语分为皮质性运动性失语、皮质性感觉性失语和混合性经皮质（分离性）失语。皮质性运动性失语病变区域在左半球辅助运动区或该区与额区岛盖之间；而皮质性感觉性失语则累及左顶区。皮质性运动性失语常表现为语言流畅性减低，但复述能力正常或接近正常，需与 Broca 失语相鉴别；皮质性感觉性失语常表现为语言流畅但言语错乱、理解力障碍，需与 Wernicke 失语相鉴别，但其复述能力仍有保留，检查者说什么，患者都会回声样复述。混合性经皮质失语是非流畅性失语，理解力障碍，复述功能仍保存。

6. 命名性失语

以命名障碍为主要表现，病灶主要位于优势半球颞中回后部、颞枕交界区。言语表达和交流找词困难，缺实质词，多以迂回语言和描述物品功能的方式代偿表达。

7. 其他语言障碍

包括皮质下失语、基底神经节失语、丘脑性失语、命名性失语、失读症、音韵缺乏（语调缺失）、缄默症、失用症等。

治疗上，重视语言训练，以及原发病的治疗。药物治疗对语言障碍康复有一定促进作用。语言训练包括实践、排练和特异性语言疗法，以及交流辅助训练技术等。在治疗上还需注意与失语症可能相伴出现的精神障碍的治疗，如 Broca 失语时可能出现抑郁症、Wernicke 失语时出现偏执等。

▶二、构音障碍

构音障碍是由于构音器官先天性和（或）后天性的结构异常，神经、肌肉功能障碍所致的发音障碍，以及虽不存在任何结构、神经、肌肉、听力障碍所致的言语障碍。构音障碍以言语不清作为主要症状，主要表现有完全不能说话、发音异常、结构异常、音调异常、音量异常或吐字不清。构音障碍病变部位主要涉及上运动神经元损害、基底核病变、小脑病变、下运动神经元损害，与发音和构音相关的肌肉病变。有研究显示，与脑损伤相关的交流障碍中，构音障碍发病率高达 54%。构音障碍在不同程度地影响着脑损伤患者的日常生活交流。

构音障碍分类分为运动性构音障碍、器官结构异常所致的构音障碍、功能性构音障碍三大类。神经系统疾病后遗的功能障碍中常见的构音障碍为运动性构音障碍，临床上需与另外两类相鉴别，同时也需与失语症、缄默症相鉴别。

(一)运动性构音障碍

概念：是指由于神经或肌肉病变出现与言语有关肌肉麻痹、收缩力减弱或运动不协调所产生的言语障碍。

运动性构音障碍根据神经解剖和言语声学特点大致分为以下六种：

（1）痉挛型构音障碍。为中枢性运动障碍；病因以脑血管病、延髓麻痹、脑瘫、脑外伤、脑肿瘤、多发性硬化为主；临床表现为说话费力，音拖长，不自然中断，音调、音量急剧变化，粗糙音、费力音、元音和辅音歪曲，鼻音过重。

（2）迟缓型构音障碍。为周围性构音障碍；病因多见于颅神经麻痹、肌肉本身障碍、进行性肌营养不良、外伤、感染、循环障碍、变性等疾病。临床多表现为不适宜的停顿，气息音，辅音错误，鼻音减弱。

（3）失调型构音障碍。为小脑系统障碍；病因多见于肿瘤、多发性硬化、酒精中毒和外伤。临床表现为元音、辅音歪曲较轻，主要以音律失常为主，声音的高低强弱呆板震颤，初始发音困难，声音大，重音和语调异常，发音中断明显。

（4）运动过强型构音障碍。为锥体外系障碍；病因多为舞蹈病、肌震挛、手足徐动等。临床表现为构音器官的不随意运动破坏了有目的的运动而造成元音和辅音的歪曲，失重音，不适宜停顿，费力音，发音强弱急剧变化，鼻音过重。

（5）运动过弱型构音障碍。为锥体外系障碍；多见于帕金森病。临床上由于运动范围和速度受限，发音为单一音量、单一音调，重音减少，有呼吸音或失声现象。

（6）混合型构音障碍。为上述各种症状的混合，运动系统多重障碍，病因为肝豆状核变性、多发性硬化、肌萎缩侧索硬化。

（二）鉴别

1.器官结构异常所致的构音障碍

（1）唇腭裂所致的构音障碍。①共鸣异常，如开放性鼻音、闭塞性鼻音、鼻漏气；②腭化构音；③侧化构音；④鼻咽构音等。

（2）舌系带短缩所致的构音障碍。常见舌尖后音发音障碍，又可见舌尖前音、舌尖中音、舌根音的发音障碍。

2.功能性构音障碍

功能性构音障碍是指发音错误，表现为固定状态，但找不到明显原因的构音障碍，临床多见于儿童，特别是学龄前儿童。多表现为吐字不清，某些字发音错误；可以是固定的某些音的错误，也可以是非固定音错误。

构音障碍的治疗主要是针对原发病治疗及相应的康复训练，通常没有特效的药物治疗。

第四节　吞咽功能障碍

吞咽为食物经口摄入并经咽腔和食管传送入胃的全过程。狭义的吞咽障碍指多种原因所致口咽部及食管结构与功能异常而造成者，不包括认知及精神心理因素所致行为异常引起的摄食吞咽障碍。是发生于不同部位的吞咽时咽下困难，使食物从口腔运送到胃部的过程出现障碍的表现。

吞咽障碍的常见病因有口咽食管疾病、颅神经病变、延髓病变、假性延髓性麻痹、锥体外系疾病、肌病等。吞咽障碍在神经系统疾病患者中，尤其是在晚期患者中发病率最高，如卒中患者中为29%～64%，痴呆患者中约为80%。吞咽障碍是卒中后最常见的临床并发症之一，是卒中后肺炎的主要危险因素，不仅可以导致患者误吸、肺炎、脱水、电解质紊乱、营养障碍的发生，而且大大增加患者死亡和不良预后的风险，给患者、家庭、社会带来沉重负担。

神经性吞咽障碍是由神经损伤导致的吞咽肌异常所引起的吞咽困难。常见症状有吞咽梗阻感、反流、流涎、牙周病、吸入性肺炎、进食或饮水后咳嗽、胸疼等。另外，由于吞咽障碍，患者可能还会出现食欲改变、味觉变化、体重减轻、饮食习惯改变、言语和嗓音异常等症状。康复训练是改善神经性吞咽障碍的必要措施。

▶ 一、吞咽的生理病理

(一)吞咽活动的生理过程

吞咽反射的神经控制通常包括3个部分。①传入神经：包括第Ⅴ、Ⅸ和Ⅹ对颅神经感觉传入纤维，提供吞咽的感觉传入。②吞咽中枢：脑干吞咽中枢位于双侧延髓背侧，能反射性地协调吞咽；大脑皮质，包括额叶皮质在内的更高级中枢启动和调节自主吞咽活动。③传出神经：包括第Ⅴ、Ⅸ、Ⅹ和Ⅻ对颅神经的运动传出纤维，支配吞咽肌群，进行吞咽活动。

吞咽的正常的生理状态下有制备阶段、口阶段、咽阶段、食管阶段四个阶段，不同阶段产生的动作不同，涉及的肌肉和神经支配也不同。

制备阶段是指食物由唇、齿、颌、舌、颊肌、硬腭、软腭分别嚼碎和操控。口阶段是指舌推食物向后触发吞咽反射。咽阶段是指反射引起咽喉活动使食物通过咽部。食管阶段是指食物蠕动使食物通过颈胸食管到胃的过程。

在口阶段主要产生唇闭合、颊控制、垂直咀嚼、水平咀嚼、舌混合这5个动作。其中唇闭合涉及的肌肉是口轮匝肌，由第Ⅶ对颅神经支配；颊控制涉及颊肌，由第Ⅶ对颅神经支配；垂直咀嚼涉及颞肌、咬肌、内翼状肌，而水平咀嚼由外翼状肌控制，均由神经支配第Ⅴ对颅神经支配；舌混合由舌内附肌、颊舌肌、茎突舌肌控制，由Ⅻ颅神经控制。

咽阶段主要产生的动作有舌腭闭合、帆闭合、咽压迫、会厌倾斜、喉向上移位、喉向前移位、声门闭合、气流停止、咽食道松弛等动作。舌腭闭合由茎突舌肌控制，由第Ⅻ对颅神经支配；帆闭合由腭帆张肌控制，由第Ⅴ对颅神经支配；帆闭合由腭帆提肌控制，由第Ⅸ、Ⅹ对颅神经支配；咽压迫涉及茎突舌肌、舌骨舌肌、茎突咽肌、上缩窄肌、中缩窄肌、下缩窄肌，前两者由第Ⅻ对颅神经支配，其余由第Ⅸ、Ⅹ对颅神经支配；会厌倾斜由构会厌肌控制，也是第Ⅸ、Ⅹ对颅神经支配；喉向上移位涉及的甲状舌骨肌、舌骨舌肌由第Ⅻ对颅神经支配，茎突舌骨肌、后二腹肌由第Ⅶ对颅神经支配；喉向前移位由颏舌骨肌由C1～C3支配、颏肌由第Ⅻ对颅神经支配；声门闭合由环构肌控制，由第Ⅸ、Ⅹ对颅神经支配；气流停止涉及肋间肌（抑制）、膈肌抑制，分别由T1～T12、C3、C4节段损伤引起；咽食道由环咽肌抑制，由第Ⅸ、Ⅹ对颅神经支配。

食管阶段主要动作是食管收缩，涉及的肌肉有横纹肌纤维、平滑肌纤维，均由第X对颅神经支配。

(二)吞咽活动的病理

1. 吞咽皮质损伤后的表现

吞咽皮质异常通常导致吞咽启动不能，启动咽吞咽时的犹豫表现，电视透视检查发现皮质损伤引起的吞咽问题可以表现为吞咽反射启动的延迟。

2. 皮质延髓束损伤后的表现

皮质延髓束损伤之后会导致吞咽的咽阶段延长，如果进一步损伤会导致主动吞咽不能。另外皮质延髓束损伤会影响抑制性神经元环路，使延髓中枢失去高位中枢对其的抑制作用，如环咽肌出现高反应性，表现为环咽肌放松不能。

3. 延髓吞咽中枢损伤后的表现

双侧延髓吞咽中枢损伤将导致吞咽反射消失，则不能完成吞咽动作。单侧延髓吞咽中枢损伤，应该仅损伤一侧的咽喉肌，但是急性单侧延髓中枢损伤，导致其与对侧的中枢联系中断时，作为一个整体的中枢模式发生器就丧失了功能，双侧咽肌瘫痪，咽阶段延长。随着时间的推移，同侧未受损的中枢神经元与对侧的吞咽中枢开始逐渐发挥作用，使吞咽功能有所改善。

▶二、临床表现及并发症

吞咽困难在临床上分为口咽性、食管性两大类，在康复医学中按照残疾分为病损、失能、残障3类。病损是指由结构改变、力量、运动、传入活动、传出活动、不随意运动的中枢整合紊乱（如脑卒中）或随意控制变化（如失用症）等异常所产生的结果。失能是指病损对个人产生的影响。残障是指由于病损和失能，不能满足正常工作和社会的需要。在康复方面，最主要的是改善失能和残障。

吞咽功能障碍常见的临床表现：口水或食物从口中流出、长时间将食物停留在口腔内不吞咽、食物或水从鼻腔流出（鼻腔反流）、食物粘在口腔或喉部、进食或喝水时出现呛咳；进食习惯改变、不能进食某些食物、需要额外液体将食物湿化或帮助吞咽；声音暗哑变嘶、频繁清理口腔；咀嚼困难或疼痛；反复发作的肺炎、不明原因的发热、体重下降。

卒中后吞咽障碍的常见临床表现如下。①口期：分次吞咽，仰头吞咽，流涎，进食时食物从口角漏出，口腔控制食物、液体和唾液的能力降低。②咽期：饮水呛咳、进食呛咳、吞咽后喘息或憋喘、吞咽后的清嗓动作、唾液在口咽部聚集、低头吞咽、无效吞咽、重复吞咽、发声困难、自主咳嗽异常、咽下困难、吞咽后声音改变等。③口期及咽期障碍均可出现的表现：进餐时间延长、一口量减小、吞咽延迟、构音障碍、吞咽启动不能等。

吞咽障碍的常见并发症：误吸和肺炎、营养障碍和脱水、心理和社会交往障碍。误吸是吞咽障碍最常见且最需要处理的并发症。食物或水、口腔内分泌物等误吸入气管、肺部，可以引起窒息、肺炎等。卒中吞咽障碍引发的误吸和肺炎在合并喂养依赖、龋齿、管饲、吸烟等因素时更易发生。因进食困难、进食量减少等原因摄入不足，出现消瘦、体重下降、水电解质紊乱等，婴儿可引起发育停滞，甚至因营养不良导致死亡。脱水可导致患者意识障碍程度加深、发热、电解质紊乱等。在心理与社会交往方面，因为不能经口进食及需要管饲等原因，患者不能参与正常社交活动，容易产生抑郁、社交隔离等心理障碍。儿童可能出现语言、交流技巧发育迟滞或障碍。

三、吞咽障碍的筛查与评估

筛查与评估不只是筛查有无吞咽障碍，更重要的是评估吞咽安全性和有效性方面存在的风险及其程度。对于疑似有吞咽问题的患者或老年人，应进行吞咽障碍的筛查。在临床上，筛查并非用于量化吞咽障碍的风险程度或指导吞咽障碍的管理，筛查不能取代临床功能评估和仪器检查。

评估目的包括：①明确吞咽障碍是否存在；②评估吞咽障碍严重程度及病理生理改变，尤其是确定患者有无误吸的危险；③是否需要进一步仪器评估；④根据评估结果制订治疗策略和计划。临床上吞咽筛查一旦确定患者存在吞咽障碍或误吸，需要尽快进行临床评价以确定吞咽的病理生理过程，以及为进一步吞咽障碍管理提供依据。

临床床旁评估应该包括：①吞咽障碍的相关主诉；②全面口咽检查，如吞咽器官的感觉、运动、反射等的相关体格检查；③试验性吞咽评估，令患者吞咽不同量及黏度的食物，通常包括水、糊状食物、固体这3种黏度的食物，从而观察吞咽过程，评价吞咽障碍的特征。目前常用的临床评估量表有容积-黏度吞咽测试（volume-viscosity swallowing test，V-VST）、Gugging 吞咽筛查（Gugging swallowing screen，GUSS）、L-ogemann 改良的临床床旁评估（clinical bedside assessment，CBA）操作等。由于临床床旁评估存在局限性，必要时采用仪器评估进一步明确诊断。

仪器评估：吞咽造影检查（video fluoroscopic swallowing examination，VFSE）和纤维内镜吞咽功能检查（fibrioptic endoscopic evaluation of swallowing，FEES）是确定吞咽功能障碍的金标准，可以直观准确地观察吞咽器官的结构、试验性吞咽过程中病理生理改变来明确吞咽功能的改变、为制订治疗策略提供依据，并监测治疗的效果。

四、治疗

康复治疗可分为间接训练（基础训练）和使用食物同时并用体位、食物形态等补偿手段的直接训练（摄食训练）。

物理治疗可选择电针、体表低频电刺激，必要时行外科手术。重在为机体提供足够的营养。

第五节　括约肌功能障碍

括约肌指分布在人和动物某些管腔壁的一种环形肌肉，人体的括约肌见于消化道和泌尿系统。括约肌收缩时管腔关闭，舒张时管腔开放，平时多处于收缩状态，一般受自主神经支配或激素调节。

尿道与膀胱交界处有尿道内括约肌，收缩时能关闭尿道内口，防止尿液漏出，尿道的膜部（尿生殖膈）有尿道括约肌，由横纹肌组成，受意识控制。肛管处，有强大的肛环称为肛直肠环，由肛门内括约肌、肛门外括约肌（浅、深部）、肛提肌、直肠纵肌组成。此环对肛管起着极其重要的作用，损伤将导致大便失禁。肛门内括约肌无括约肌功能，仅有协助排便的作用。肛门外括约肌由横纹肌组成，受意识支配，排便时松弛。

神经系统疾病导致的括约肌功能障碍主要表现在泌尿系统，骶神经纤维受累时，膀胱和大便功能失常为重要并发症。

▶一、神经源性膀胱

控制膀胱的中枢或周围神经发生病变后引起的排尿功能障碍，称为神经源性膀胱尿道功能障碍。神经源性膀胱所导致的排尿功能障碍尿失禁和（或）排尿困难，常并发泌尿系反复感染、尿路结石、肾积水以致肾功能衰竭，同时也会影响患者的心理和情绪。

1. 常见病因

神经源性膀胱的病因可分为三大类。①大脑疾病：脑血管疾病、帕金森病、脑肿瘤、痴呆、多发性硬化、脑炎或头部外伤后遗症。②脊髓疾病：脊髓血管疾病、脊髓肿瘤、脊髓损伤、脊髓蛛网膜炎、脊髓痨、多发性硬化、椎管狭窄、椎管闭合不全。③周围神经病变：带状疱疹、骶椎发育不全、马尾神经损伤、糖尿病、盆腔广泛性手术后、自主神经病变、脊髓栓系综合征。脊髓损伤后可出现不同类型的下尿路功能障碍，脊髓不同节段的损伤均可对膀胱和尿道括约肌功能产生相应的影响。对下尿路功能障碍处理不当也会造成上尿路损毁。

2. 排尿的生理过程

膀胱基本功能是贮尿及排尿，依靠一系列反射来完成，受高级中枢控制，有 4 个影响排尿的神经环路。环路 1：由大脑皮质与脑干网状结构间的通路构成。受到损伤时，排尿反射部分或完全失去随意性控制，出现膀胱无抑制性收缩。环路 2：由脑桥排尿中枢与骶髓排尿中枢之间的神经通路构成。这一长程环路受损时，最初表现为逼尿肌无反射，随后可形成脊髓节段性反射，骶髓排尿中枢的兴奋阈降低，出现逼尿肌反射亢进。环路3：由骶髓逼尿肌核与阴部神经核之间的神经联系构成，作用是协调逼尿肌与括约肌之间的活动，损伤后可致逼尿肌－括约肌协同失调。环路4：由额叶皮质运动区到阴部神经核之间的感觉和运动束构成，作用是随意性控制尿道外括约肌收缩与松弛，损伤时尿道外括约肌将失去随意性控制能力。

正常排尿的过程：膀胱在贮尿期，由于膀胱壁平滑肌和结缔组织的顺应性，尽管容量不断增加，但膀胱内压却并不随之增高，始终保持在1.47kPa（15cmH$_2$O），但当容量到达400ml以上，膀胱内压急剧增高，产生膨胀感，经传入纤维（盆神经）以及传出纤维（腹下神经），使膀胱收缩，同时膀胱颈、后尿道松弛，形成漏斗状，骨盆底横纹肌及尿道外括约肌松弛，产生排尿动作，整个排尿活动在各级中枢神经协调下完成，并受到意识的控制。

随着神经组织生化和药理学的进展，对膀胱尿道的神经分布及受体分布已有较多认识，副交感神经（胆碱能）在膀胱逼尿肌中十分丰富，交感神经（肾上腺素能）则主要分布在膀胱三角区、膀胱颈及后尿道。胆碱能受体主要分布于膀胱体及底部，兴奋后引起平滑肌收缩；β肾上腺素能受体主要分布于膀胱体部、三角区，兴奋后引起平滑肌松弛；α肾上腺素能受体则主要分布于膀胱颈和后尿道，兴奋后引起平滑肌收缩。

3. 神经源性膀胱的分类

目前，神经源性膀胱尚无统一的分类方法。国际尿控协会将排尿功能障碍分为储尿期和排尿期两部分进行描述，并基于尿动力学结果，针对患者储尿期和排尿期的功能障碍提出一个分类系统。该分类可以较好地反映膀胱、尿道等下尿路的功能和临床症状，但没有反映上尿路功能状态。廖利民提出了一种能够全面反映神经源性膀胱患者上尿路和下尿路功能障碍的分类方法，将尿路功能障碍分为上、下尿路功能障碍，下尿路功能又分为储尿期和排尿期两部分，储尿期重点观察膀胱功能逼尿肌活动性、膀胱感觉、膀胱容量、顺应性、尿路功能，排尿期主要观察膀胱功能逼尿肌收缩性、尿道功能是否正常、有无梗阻及机械性梗阻；上尿路功能主要对膀胱输尿管反流、肾盂输尿管积水扩张、膀胱壁段输尿管梗阻、肾功能进行分类。

膀胱输尿管反流的分级参照国际反流分级标准如下。Ⅰ级：反流至不扩张的输尿管。Ⅱ级：反流至不扩张的肾盂肾盏。Ⅲ级：输尿管、肾盂肾盏轻中度扩张，杯口变钝。Ⅳ级：中度输尿管迂曲和肾盂肾盏扩张。Ⅴ级：输尿管、肾盂肾盏重度扩张，乳头消失，输尿管迂曲。

肾盂输尿管积水扩张分度标准如下。1度：肾盂肾盏轻度扩张、输尿管无扩张。2度：肾盂肾盏中度扩张、杯口变钝，输尿管轻度扩张。3度：肾盂肾盏中度扩张和输尿管中度扩张迂曲。4度：肾盂肾盏重度扩张、乳头消失，输尿管重度扩张迂曲。

神经源性膀胱要重视尿流动力学检查。尿流动力学检查是排尿障碍的诊断、治疗方案的选择、疗效评定的客观依据。在治疗上，要最大限度地保护肾功能，重视泌尿系统感染和梗阻的防治，避免引起肾功能衰竭、康复上要注重恢复膀胱尿道的平衡功能，提高患者的生活质量。

二、神经源性肠道

神经源性肠道是指与排便有关的神经损伤后，由于排便中枢与高级中枢的联系中断，缺乏胃结肠反射，肠蠕动减慢，肠内容物水分吸收过多，最终导致排便障碍，表现为便秘、大便失禁等肠道并发症。在康复医学中，一般多是外源性神经通路的病变导致的排便障碍，如脊髓损伤、肌萎缩性脊髓侧索硬化症、脊柱裂、多发性硬化和糖尿病患者中肠道功能异常较普遍，其他神经性疾病如脑卒中、脑外伤和脑肿瘤也可能继发肠道功能障碍，多表现为独立排便障碍、大便失禁、腹胀、便秘。相关研究表明不可控制的肠道排泄是脊髓损伤患者最大的社会问题，对于大多数肠道功能障碍的患者，对定期肠道护理的需求和对意外排便的担心限制了其重返社会生活。改善肠道功能处在脊髓损伤患者中最优先的地位。

多种原因可以引起排便障碍，此处所述是指中枢神经损伤后引起的排便障碍，现以发生率最多的脊髓损伤为例加以叙述。

脊髓损伤后很多患者立即表现为麻痹性肠梗阻，它的特点是肠道蠕动消失并处于弛缓状态，这通常出现于伤后24h，持续约1周。完全性脊髓损伤后，排便过程可与脊髓损伤后膀胱功能相比较，影响的因素是低反射弧是否完整，而不是损伤平面。

神经源性肠道功能障碍主要分为反射亢进型、无反射型、混合型神经源性肠道3种。不同脊髓损伤平面的神经源性肠道功能障碍表现如下。①反射亢进型：脊髓损伤平面在（C1～C7）/（T1～T12），表现为四肢瘫，肠道功能障碍表现为肠道胀满感觉，不能自主排便，出现大便失禁或便秘。②无反射型：脊髓损伤平面在L1～S5，表现为截瘫，肠道因为结肠传输时间延长，出现大便干结。③混合型神经源性肠道：主要是不完整的脊髓损伤，表现为不完全四肢瘫，肠道功能障碍方面出现某种程度的感觉和控制，但不可靠。

上运动神经元性损伤多发生于S2～S4节段以上的脊髓损伤，脊髓上传至大脑皮质的通路中断，不产生便意，但脊髓的排便反射存在，当直肠充盈时会发生反射性排便，肛门结肠反射消失，适应性的调节反应也消失。下运动神经元性损伤多发生于S2节段以下的脊髓损伤，由于传导通路中断，冲动不能传达到脊髓，既没有便意，也无排便反射，肛门结肠反射消失，适应性调节反应也消失。

下神经元损伤后肠道功能特点：如果下运动神经元仅损伤阴部神经，并不会延长结肠的转运时间，而直肠和乙状结肠部分因为缺乏从圆锥发出的神经支配，其运动减慢。远端结肠由于失去副交感神经的支配可能出现运动滞缓现象。直肠扩张可导致内括约肌舒张，但外括约肌的保护性收缩缺乏或减弱，使得日常活动中腹压增加时就出现"漏粪"现象。如果病变在L2段，则大肠失去抑制性调节，表现为结肠张力增加，由肌间神经丛介导的结肠运动将产生排便，即表现为失禁。

脊髓损伤后排便功能障碍的临床表现如下。①反射性直肠：如果骶髓第 2～4 节段相应的周围神经仍完好，则直肠功能是属于反射性的，其肛门内括约肌维持正常的张力，而当直肠充盈时即引起反射性松弛。由于内在及副交感神经性排便仍有功能，当直肠充盈时即会发生反射性排便。尽管失去中枢传入的调控，但骶反射弧完好，因此当直肠充盈时仍可产生反射性的排便。②无反射性直肠（areflexive bowel）或弛缓性直肠：由于脊髓或周围神经损伤，致使骶反射弧受损，副交感神经对内括约肌的正常抑制作用消失，内括约肌因而收缩，加上副交感性排便反射亦因该神经损伤而消失，结果引起大便潴留。另由于体壁神经受损，外括约肌和盆底肌松弛，若由于某种原因使大便通过失去抑制的直肠时，由于不能控制而表现为大便失禁。

神经源性肠道的治疗应根据大便失禁、便秘及功能性活动等特定的问题采用不同的方法，并且要全面考虑患者的身体状况，以及他们的文化、社会背景、性别和职业。肠道的治疗方案要适合患者长期的日常生活，目标是能有效地控制结肠排泄而不出现大便失禁、便秘和并发症。管理的目标是保证足够的饮水、食物的体积和纤维素的摄入量、帮助患者规律如厕，当患者规律如厕与既往的排便习惯一致时，肠道功能训练更加有效。

（廖军锋　周蓉蓉　杨　红）

第三章

神经系统疾病的康复医学功能评定

第一节 运动功能评定

一、关节活动度评定

关节活动度，又称关节活动范围，指一个关节运动的弧度，可分为主动关节活动度和被动关节活动度。

二、肌力评定

肌力指在肌肉骨骼系统负荷的情况下，肌肉为维持姿势、启动或控制运动而产生一定张力的能力。肌肉力量的临床评定，一般指相关肌肉或肌群的最大收缩力量，适用于肌力明显减弱或肌肉功能活动受累时的检查。

常分为徒手肌力评定和应用仪器的肌力评定。

1. 徒手肌力评定

徒手肌力评定（MMT）是通过被检查者自身重力和检查者用手施加阻力而产生的主动运动来评定肌肉或肌群的力量和功能的方法。虽然随着科学技术日新月异的发展，不少测量肌力的电子仪器设备问世，但徒手肌力评定法仍因其简单、科学、实用而成为临床工作中无可替代的评定方法。

肌力评级的依据：徒手肌力检查法的评级均以下列三项因素为依据。①外加阻力的大小；②重力作用肢体，重力是一种自然阻力形式；③有无肌肉或肌腱的收缩。

肌力的评级标准：徒手肌力检查法由 Robert Lovett 于 1912 年创立。Lovett 肌力评级，见表 3-1，将肌肉力量分为正常、良好、尚可、差、微弱、无收缩 6 个等级，以此评定肌肉力量是否正常及无力程度。在以上基本分级的基础上，以往临床上还通过附加"+"或"−"对肌力进行更加细致的评定。

表 3-1　Lovett 肌力分级标准

分级	名称	评级标准
0	无收缩	未触及肌肉的收缩
1	微弱	可触及肌肉的收缩，但不能引起关节活动
2	差	解除重力的影响，能完成全关节活动范围的运动
3	尚可	能抗重力完成全关节活动范围的运动，但不能抗阻力
4	良好	能抗重力及轻度阻力，完成全关节活动范围的运动
5	正常	能抗重力及最大阻力，完成全关节活动范围的运动

2. 应用仪器的肌力评定

在徒手肌力超过 3 级时，为了进一步做较细致的定量评定，可使用应用仪器的肌力评定。主要包括等长肌力测试、等张肌力测试、等速肌力测试等。

▶三、肌张力评定

肌张力是指肌肉组织在静息状态下的一种不随意的、持续的、微小的收缩，是被动活动肢体或按压肌肉时所感受到的阻力；是维持身体各种姿势和正常活动的基础。正常的肌张力有赖于完整的外周神经和中枢神经系统的支配情况，以及肌肉本身的特性（如收缩能力、弹性、延伸性等）。因此，肌张力异常是中枢神经系统损伤或外周神经损伤的重要特征。

肌张力评定是检查肌肉功能的重要内容之一，是中枢神经系统损伤后运动控制障碍评定的重要组成部分，对指导临床康复具有重要意义。肌张力可从病史、视诊、触诊、临床分级、反射检查、被动运动与主动运动、功能评定等多个方面评定。

肌张力异常可分为肌张力降低、肌张力增高和肌张力障碍。

痉挛的评价标准：手法检查是按被动运动某一关节时所感受的阻力来分级评定的。常用的分级方法有神经科分级和改良 Ashworth 分级，具体见表 3-2。

表 3-2　改良 Ashworth 痉挛评定标准（MAS）

分级	评定标准
0	无肌张力增高
I	肌张力略微增加：受累部分被动屈伸时，在关节活动范围内的末时呈现最小的阻力，或出现突然的卡住和释放
I +	肌张力轻度增加：在关节活动范围后 50% 范围内出现突然卡住，然后在关节活动范围后 50% 出现最小阻力

分级	评定标准
II	肌张力较明显增加：通过关节活动范围的大部分时，肌张力均较明显地增加，但受累部分仍较容易地被动运动
III	肌张力严重增加：被动活动困难
IV	僵直：受累部分被动屈伸时呈现僵直状态，不能完成被动运动

四、感觉功能评估

感觉分为特殊感觉（视、听、味、嗅）和躯体感觉，后者又分为浅感觉（痛觉、轻触觉、温度觉）、深感觉（肌肉、肌腱和关节觉）和复合感觉（也称皮质觉，包括定位觉、两点辨别觉和实体觉）。

感觉检查要求患者清醒、合作，并力求客观。先让患者了解检查的方法和要求，然后闭目，嘱受到感觉刺激后立即回答。可取与神经径路垂直的方向（四肢环行，躯干纵行），自内向外或自上向下依次检查；各关节上下和四肢内外侧面及远近端均要查到，并两侧对比。

1. 浅感觉

（1）痛觉：用大头针轻刺皮肤，嘱答"痛"与"不痛"，"痛轻"或"痛重"。

（2）触觉：用棉絮轻划皮肤，嘱答"有""无"，也可以用"1，2，3"数字表示。

2. 深感觉

（1）关节运动觉：轻握足趾或手指加以活动，嘱说出运动方向，检查活动幅度应由小到大，以了解减退程度。

（2）震颤觉：用振动的音叉（C128或256）柄置骨突出处，嘱回答有无震动感。

皮质复合感觉在疑有皮质病变且深浅感觉正常的基础上，开始进行此项检查。以查实体觉为主，即嘱患者指出置于其中物品的形状、质地、材料、轻重，并说出其名称，先试患侧，再试健侧。

五、平衡功能评估

平衡是指在不同环境和情况下维持身体直立姿势的能力。支撑面是指人体在各种体位（或姿势）下所依靠的接触面。人体站立时的支撑面为两足及两足之间的面积。当身体的重心落在支撑面内，人体就能维持平衡；当身体的重心落在支撑面以外时，人体就失去平衡。支撑面的大小与人体平衡维持能力密切相关，支撑面越大，体位稳定性就越好，越容易维持平衡。反之，则越不稳。包括静态、动态反应性平衡三大类。

（一）临床常用平衡评定方法

1. Berg 平衡量表（BBS）

Berg 平衡量表（表 3-3）由 Katherine Berg 于 1989 年首先报道，包括站起、坐下、独立站立、闭眼站立、上臂前伸、转身 1 周、双足交替踏台阶、单腿站立等 14 个项目，测试一般可在 20min 内完成。

1）测评说明。测评者按照以下说明示范每个项目和（或）给予受试者以指导。如果某个项目测试双侧或测试 1 次不成功需要再次测试，则记分时记录此项目的最低得分。

在大多数项目中，受试者在要求的位置上需保持一定时间。如果不能达到所要求的时间或距离，或受试者的活动需要监护，或受试者需要外界支持或测评者的帮助，则按照评定标准给予相应的分数。受试者要意识到完成每项任务时必须保持平衡，至于用哪条腿站立或前伸多远则取决于受试者。如果测评者对评定标准不明确则影响评定结果。

2）测评工具。秒表或带有秒针的手表 1 块，直尺或带有 5cm、12cm、25cm 刻度的测量尺 1 把。测试所需的椅子要高度适中。在进行第 12 项任务时要用到 1 个台阶或 1 把高度与台阶相当的小凳子。

表 3-3　Berg 平衡量表测评记录表

项目	指令	评分标准	得分
1. 从坐到站	请站起来，尝试不用你的手支撑	不需要帮助，独立稳定地站立（4分） 需要手的帮助，独立地由坐到站（3分） 需要手的帮助并且需要尝试几次才能站立（2分） 需要别人最小的帮助来站立或保持稳定（1分） 需要中度或最大帮助来站立（0分）	
2. 无支撑的站立	请在无支撑的情况下站好 2min	能安全站立 2min（4分） 在监护下站立 2min（3分） 无支撑站立 30s（2分） 需要尝试几次才能无支撑站立 30s（1分） 不能独立站立 30s（0分）	
3. 无支撑情况下坐，双脚放在地板或凳子上	请合拢双上肢坐 2min	能安全地坐 2min（4分） 无靠背支持地坐 2min，但需要监护（3分） 能坐 30s（2分） 能坐 10s（1分） 无支撑的情况下不能坐 10s（0分）	

续表

项目	指令	评分标准	得分
4. 从站到坐	请坐下	轻松用手即可安全地坐下（4分） 需用手的帮助来控制下降（3分） 需用腿后部靠在椅子上来控制下降（2分） 能独立坐下，但不能控制下降速度（1分） 需帮助才能坐下（0分）	
5. 转移	请从床上起来坐到椅子上	需用手的少量帮助即可安全转移（4分） 需要手的帮助才能安全转移（3分） 需要语言提示或监护下才能转移（2分） 需一人帮助（1分） 需两人帮助或监护才能安全转移（0分）	
6. 闭目站立	请闭上眼睛站立10s	能安全地站立10s（4分） 在监护情况下站立10s（3分） 能站立3s（2分） 站立很稳，但闭目不能超过3s（1分） 需帮助防止跌倒（0分）	
7. 双脚并拢站立	请在无帮助情况下双脚并拢站立	双脚并拢时能独立安全地站立1min（4分） 在监护情况下站立1min（3分） 能独立将双脚并拢站立但不能维持30s（2分） 需帮助两脚才能并拢，但能站立15s（1分） 需帮助两脚并拢，不能站立15s（0分）	
8. 站立情况下双上肢前伸距离	请将上肢抬高90°，将手指伸直并最大可能前伸	能够前伸超过25cm（4分） 能够安全前伸超过12cm（3分） 能够前伸超过5cm（2分） 在有监护情况下能够前伸（1分） 在试图前伸时失去平衡或需要外界帮助（0分）	

项目	指令	评分标准	得分
9. 站立位下从地面捡物	请捡起地上的拖鞋	能安全容易地捡起拖鞋（4分） 在监护下能捡起拖鞋（3分） 不能捡起拖鞋但是能达到离鞋 2～5cm 处而可独立保持平衡（2分） 不能捡起，而且捡的过程需要监护（1分） 不能进行或进行时需要帮助他保持平衡预防跌倒（0分）	
10. 站立位下从左肩及右肩上向后看	从左肩上向后看，再从右肩上向后看	可从两边向后看（4分） 可从一边看，从另一边看时重心转移少（3分） 仅能向侧方转身但能保持平衡（2分） 转身时需要监护（1分） 需要帮助来预防失去平衡或跌倒（0分）	
11. 原地旋转360°	旋转360°，暂停，然后从另一方向旋转360°	两个方向均可在 4s 内完成 360° 旋转（4分） 只能在一个方向 4s 内完成 360° 旋转（3分） 能安全旋转 360° 但速度慢（2分） 需要严密的监护或语言提示（1分） 在旋转时需要帮助（0分）	
12. 无支撑站立情况下用双脚交替踏台	请交替用脚踏在台阶/踏板上，连续做直到每只脚接触台阶/踏板4次	能独立、安全地在 20s 内踏 8 次（4分） 能独立、安全踏 8 次，但时间超过 20s（3分） 能在监护下完成 4 次，但不需要帮助（2分） 在轻微帮助下完成 2 次（1分） 需要帮助预防跌倒/不能进行（0分）	
13. 无支撑情况下两脚前后站立	将一只脚放在另一只脚正前方	脚尖对足跟站立没有距离，持续 30s（4分） 脚尖对足跟站立有距离，持续 30s（3分） 脚向前迈一小步但不在一条直线上，持续 30s（2分） 帮助下脚向前迈一步，但可维持 15s（1分） 迈步或站立时失去平衡（0分）	

续表

项目	指令	评分标准	得分
14. 单腿站立	请尽最大努力单腿站立	能用单腿站立并能维持 10s 以上（4分）	
		能用单腿站立并能维持 5～10s（3分）	
		能用单腿站立并能维持 ≥3s（2分）	
		能够抬腿，不能维持 3s，但能独立站立（1分）	
		不能进行或需要帮助预防跌倒（0分）	

根据所代表的活动状态，将评分结果分为 3 组。

0～20 分：平衡能力差，只能坐轮椅。

21～40 分：平衡能力可，能辅助步行。

41～56 分：平衡能力好，能独立行走。

＜40 分：预示有跌倒的危险。

2. Fugl-Meyer 平衡反应测试

Fugl-Meyer 平衡反应测试（表 3-4）由瑞典医生 Fugl-Meyer 等人在 Brunnstrom 评定基础上发展而来，常用于测试上运动神经元损伤的偏瘫患者。

表 3-4　Fugl-Meyer 平衡反应测试

评定内容		评定标准
支撑坐位	0分	不能保持平衡
	1分	能保持平衡，但时间短，不超过 5min
	2分	能保持平衡，超过 5min
健侧展翅反应	0分	被推动时，无肩外展及伸肘
	1分	健肢有不完全反应
	2分	健肢有正常反应
患侧展翅反应	0分	被推动时，患肢无外展及伸肘
	1分	患肢有不完全反应
	2分	患肢有正常反应
支撑站位	0分	不能站立
	1分	完全在他人帮助下站立
	2分	1人帮助站立 1min
无支撑站立	0分	不能站立

续表

评定内容	评定标准	
无支撑站立	1分	站立少于1min或身体摇摆
	2分	站立平衡多于1min
健侧站立	0分	维持平衡少于1～2s
	1分	维持平衡4～9s
	2分	维持平衡多于9s
患侧站立	0分	维持平衡少于1～2s
	1分	维持平衡4～9s
	2分	维持多于9s

3. Lindmark 平衡反应测试

Lindmark 平衡反应测试（表3-5）由瑞典学者 Birgitta Lindmark 在 Fugl-Meyer 方法上修订而成。

表 3-5　Lindmark 平衡反应测试

评定内容	评定标准
自己坐	0分：不能坐
	1分：稍许帮助（如一只手）即可坐
	2分：独自坐超过10s
	3分：独自坐超过5min
保护性反应——患者闭上眼睛，从左侧向右侧推；再从右侧向左侧推	0分：无反应
	1分：反应很小
	2分：反应缓慢，动作笨拙
	3分：正常反应
在帮助下站立	0分：不能站立
	1分：在2个人中度帮助下才能站立
	2分：在1个人中度帮助下能够站立
	3分：稍许帮助（如一只手）即可站立
独立站立	0分：不能站立
	1分：能站立10s，或重心明显偏向一侧下肢
	2分：能站立1min，或站立时稍不对称
	3分：能站立1min以上，上肢能在肩水平

续表

评定内容	评定标准
单腿站立（左腿、右腿）	0分：不能站立 1分：能站立，不超过5s 2分：能站立，超过5s 3分：能站立，超过10s

4. 运动功能评测（表 3-6）

运动功能评测法（motor assessment scale，MAS）是由澳大利亚学者 Carr 和 Shepherd 提出的运动功能检测方法，总评分 48 分。其中有关平衡功能测定 12 分，具体方法介绍如表 3-6 所示。

表 3-6　运动功能评测法

坐位平衡（6分）			坐→站立位（6分）		
内容		评分标准	内容		评分标准
在治疗人员帮助下保持坐位平衡		1分	在治疗人员帮助下站起来		1分
无支撑下保持坐位平衡	达到10s	2分	独立站起来体重分布均匀情况	借助辅助器站起来	2分
	身体前倾，体重均匀分布	3分		不需要手支撑	3分
	向后转动头部和躯干	4分		能保持髋、膝伸直5s	4分
	手摸离足前10cm的地面并复位	5分		髋、膝完全伸直，然后再坐下	5分
	侧方弯腰，手摸地面并复位	6分		10s内，坐、站3次	6分

◉ 六、步态分析

（一）中枢神经受损所致的异常步态

1. 偏瘫步态

这是由于中枢神经系统损伤引起肌张力和运动控制的变化从而导致的步态异常。脑卒中、脑外伤后偏瘫患者的肢体运动常常表现为屈曲或伸展协同运动或联带运动的整体刻板模式。因此，患者不能将各种运动随意结合，如不能在髋关节屈曲时伸展膝关节。典型的偏瘫步态表现为偏瘫侧上肢摆动时肩、肘、腕及手指关节屈曲、内收；偏瘫下肢伸肌协同运动，即髋关节伸展、内收并内旋，膝关节伸展，踝关节跖屈、内翻。

偏瘫患者步行速度减慢，健侧步幅缩短。由于踝关节跖屈，首次着地时足跟着地方式消失、膝反张。患侧站立相时间较健侧缩短，摆动相时由于股四头肌痉挛而使膝关节屈曲角度显著减小甚至消失。为了使瘫痪侧下肢向前迈步，迈步相时患侧肩关节下降，骨盆代偿性抬高，髋关节外展、外旋，偏瘫下肢经外侧画一个半圆弧以代替正常的足趾廓清动作，故又称画圈步态。

2. 脑瘫步态

1）剪刀步态。常见于痉挛型脑瘫患儿，患者小腿肌肉痉挛导致足下垂和足外翻或内翻，股内收肌痉挛导致摆动时内收肌肌张力过高，足尖往往落在另一侧足的前面或外侧，交叉进行，呈剪刀样。

2）蹲位步态。由于腘绳肌痉挛，或髋屈肌痉挛、跖屈肌无力、跟腱痉挛等，患者支撑相髋内收、内旋，膝关节过度屈曲，同时足呈马蹄形，足趾外展，在摆动相中期屈膝减少，末期缺乏伸膝。

3）舞蹈步态。为双下肢大关节的快速、无目的、不对称的运动，多见于四肢肌张力均增高的脑瘫患者，支撑相足内翻，踝关节无法背屈，足尖着地，身体不能保持平衡。摆动相双侧髋关节、膝关节屈曲困难。行走时，双上肢屈曲，不协调抖动，双下肢跳跃，呈舞蹈状。行走时能量消耗大，稳定性差。

3. 截瘫步态

脊髓损伤的患者，因损伤节段不同、治疗及时与否、方法是否得当，其步行能力有很大差异，截瘫患者早期借助下肢支具在平行杠内步行，能力进一步提高后用臂杖、腋杖或手杖以摆至步、摆过步或四点步的模式完成行走过程。

1）四点行走步态：左手出前方，腹内、外斜肌和腰大肌收缩提起右腰部，右下肢摆出着地，然后右手、左下肢分别着地，如此反复。在行走过程中，除下肢有支撑相、摆动相活动外，还有双上肢的支撑和摆动，因此，稳定性好，但速度缓慢。下肢在摆动相无膝、踝关节的运动，重心在水平面和垂直面上移位均明显增加，能量消耗大。

2）二点行走步态：用左手、右足承重、躯干向右前方倾斜，右手与左足同时出向前方。在摆动相并非一侧下肢的单独运动，而是与对侧上肢和躯干一起上抬、旋转，整个过程缺乏膝、踝关节的运动，重心在水平面和垂直面上移位均明显增加，能量消耗大。

3）拖地行走步态：经常保持骨盆后倾，髋关节伸展，身体前倾，双手移向前方，然后双下肢在地面上拖动向前方移动。行走过程中无单支撑相，即双下肢同时摆动，整个过程需要上肢的支撑。重心在垂直方向移位加大，能量消耗大。

4）摆至步行走步态：体重加在前方的双手上，抬起身体，双下肢离开地面向前摆，在双手位置附近落地。行走过程中无单支撑相，动力主要来自腹肌和肱三头肌的收缩，重心在垂直方向移位加大，能量消耗大。

5）摆过步行走步态：体重加在前方的双手上，努力抬起身体，双下肢离地，摆至手稍前方的位置，髋关节与躯干伸展而落地。行走过程中无单支撑相，动力主要来自腹肌和肱三头肌的收缩，重心在垂直方向移位加大，能量消耗大。这种步态对 T3～T8 损伤的患者不如摆至步安全，只有 T9～T12 损伤的患者才可试用这种步法。

4. 其他神经疾病步态

1）共济失调步态。小脑或其传导通路受损可导致运动的协调性和精确性受到破坏。患者行走时步态不稳，动作夸张且不协调。步态多变化，因而重复性差。典型特征为行走时两上肢外展以保持身体平衡，两足间距加宽，高抬腿，足落地沉重；不能走直线，而呈曲线或呈"Z"形前进；因重心不易控制，故步行摇晃不稳，状如醉汉，故又称酩酊步态或醉汉步态。共济失调步态亦见于下肢感觉缺损患者，表现为步宽加大、步调急促（跌跌撞撞）。此外，由于缺乏本体感觉反馈，患者行走时常常需要低头看着自己的脚，因此在晚间或黑暗中行走将感到特别困难。

2）帕金森步态。帕金森病患者由于基底节病变而表现为双侧性运动控制障碍和功能障碍，以面部、躯干、上下肢肌肉运动缺乏、僵硬为特征。步态表现为步行启动困难、双支撑期时间延长、行走时躯干前倾、髋膝关节轻度屈曲、关节活动范围减小，踝关节于迈步相时无跖屈，双下肢交替迈步动作消失呈足擦地而行，步长、跨步长缩短表现为步伐细小。由于躯干前倾，致使身体重心前移。为了保持平衡，患者以小步幅快速向前行走，患者虽启动行走困难，而一旦启动却又难于止步，不能随意骤停或转向，呈现出前冲或慌张步态。行走时上肢摆动几乎消失，常见患者跌倒。

（二）周围神经受损所致的异常步态

1. 臀大肌步态

臀大肌为主要的髋关节伸肌和躯干稳定肌（在足跟着地、身体重心前移时防止躯干前倾摔倒）。臀大肌肌力减弱者，患侧足跟着地后，腹肌和脊柱旁肌群立即收缩将髋关节向后拽。为了使身体的重力线落在髋关节轴的后方而将髋关节锁定于伸展位，躯干在整个站立相始终保持后倾，同时肩关节后倾，从而形成挺胸凸腹的臀大肌步态。单纯性的臀大肌肌力弱可由腘绳肌收缩代偿而使步态接近正常。但在临床中，腘绳肌常与臀大肌同时受累（如骶 1 神经根病）。

2. 臀中肌步态

臀中肌在迈步相过程中起到稳定、支持骨盆的作用。臀中肌受损或肌力下降时，行走步态异常，表现为 Trendelenburg 征，即下肢离地侧（处于摆动相）骨盆下降，躯干向支撑腿（处于站立相）侧弯，故臀中肌步态又称 Trendelenburg 步态。臀中肌步态通常从患者背面或正面进行观察。臀中肌肌力弱时，处于站立相的一侧骨盆的稳定性受到影响。一侧臀中肌肌力减弱者在患侧足跟着地到健侧足跟着地期间，其健侧（即下肢于摆动相）的骨盆下降 > 5°，患侧骨盆侧方突出。一侧臀中肌完全瘫痪者行走时，为代偿下肢处于摆动相的健侧骨盆下降，躯干向患侧（支撑腿侧）弯曲，同时患侧肩关节下掣，因而使健侧骨盆下降减少。臀中肌瘫痪的患者通过这种方式使重心维持在髋关节上方，从而减少对稳定骨盆所需肌力的要求。无论是臀中肌肌力减弱还是完全瘫痪，由于骨盆下降使处于迈步相的下肢相对变长，进而影响足趾廓清动作完成。为此，髋、膝关节屈曲角度及踝关节背屈角度相应增加，通过夸张运动以代偿迈步相的足趾廓清动作。两侧臀中肌受损时，其步态特殊，步行时上身左右交替摇摆，状如鸭子，故又称鸭步。任何累及臀中肌本身或其支配神经的疾病或损伤均可出现Trendelenburg步态，如脊髓灰质炎。此外，髋关节骨性关节炎引起髋关节疼痛亦可表现出Trendelenburg步态。

3. 髋关节屈肌步态

髋屈肌是步行周期迈步相过程中主要的加速肌群。髋关节屈肌向心性收缩减弱时将阻碍下肢向前摆动。一侧髋屈肌无力的患者行走时可表现为跛行，蹬离期至迈步相中期，患者躯干向后、向健侧倾斜，其结果导致髋关节锁定，躯干进一步伸展，利用躯干和髋关节所产生的惯性将下肢带入屈曲状态，步长明显缩短。

4. 股四头肌步态

股四头肌为跨双关节肌。正常时，股四头肌活动始于迈步相末期以伸展小腿，站立相负重期达到高峰。此时作为膝关节伸肌产生离心性收缩以控制膝关节屈曲度 $<15°\sim20°$。保证膝关节于站立中期不因过度屈曲而跌倒，因而起到维持膝关节稳定性的作用。股四头肌另一个收缩活动见于趾离地后。此时作为双关节肌具有双重作用。作为髋关节屈肌，拉起将要摆动的下肢向前；作为膝关节伸肌，控制小腿在站立相初期向后的摆动量，从而启动下肢向前迈步。股神经损伤时股四头肌麻痹，主要表现为对足跟着地期的影响。为保证膝关节不出现过度屈曲的情况，患侧足跟着地时，臀大肌和小腿三头肌代偿性收缩，使髋关节伸展并将受累膝关节锁定在过伸展位。同时伴有髋关节伸肌无力时，有些患者常常在足跟首次着地期和站立相时俯身用手按压大腿以助膝关节伸展。快速行走时，由于患肢于迈步相动作滞后，因而可见足跟过度抬高。膝关节反复过伸展将使韧带和关节囊受到牵拉并导致站立相时膝关节呈反张状态。

5. 胫前肌步态

胫前肌为踝关节背屈肌。胫前肌轻度无力时，患者在疲劳或快速行走时可出现足前部拍击地面的情况。胫前肌中度无力时，足跟着地时踝关节跖屈控制减弱，足跟着地到足放平动作迅速出现，胫前肌的离心性控制减少使足前部在足跟着地时就可能出现拍击地面的情况。踝关节背屈肌麻痹时，踝关节于整个迈步相过程中呈跖屈，即表现为足下垂；首次着地方式异常，即足跟着地消失而代之以足尖着地或全足底同时着地。为了使足尖离地，保证足廓清动作的完成，患者需要通过抬高患肢（过度屈曲髋、膝关节）进行代偿，其动作犹如跨越门槛，故称为跨阈步态，常见于腓总神经麻痹患者。如果同时合并髋关节屈肌无力或下肢伸肌痉挛则不能出现跨阈步态，患者可表现为足趾拖地行走，同时下肢外展、外旋。这种步态可在脑卒中和其他跖屈肌痉挛的患者中见到。

6. 腓肠肌步态

腓肠肌是站立相末期足产生蹬离动作，促使腿向前摆动的主要肌群。作为踝关节部位的跖屈肌，腓肠肌在蹬离期中通过强大的向心性收缩而使踝关节产生一爆发性跖屈，强而有力的蹬离动作将身体的重心推向上、前方。腓肠肌肌力减弱或麻痹时将使蹬离动作的爆发力减弱，身体前移力量减小、运动减慢，阻碍了下肢向前迈进，进而导致步幅缩短，步行速度下降。小腿三头肌肌力减弱也使单支撑期胫骨的稳定性受到严重威胁，在站立中期和末期时可由于踝关节过度背屈而跪倒。

第二节　认知和心理功能评定

一、注意

(一)基本概念

注意是一切意识活动的基础，当脑部发生损伤时，注意会在稳定性、广度、分配、转移等方面出现障碍，即注意障碍。

(二)临床常见的注意障碍

1. 注意减弱

注意的兴奋减弱，容易疲劳，注意不容易集中，从而记忆力下降，多见于神经衰弱综合征、脑器质性精神障碍和意识障碍。

2. 注意狭窄

注意范围显著缩小，主动注意减弱，当注意集中某一事物时，不能再注意与之有关的其他事物，见于意识障碍和智能障碍疾病患者。

(三)常用评定方法

1. 舒尔特方格测验

在一张方形卡片上画25个1cm×1cm的方格,格子内任意填写阿拉伯数字1～25,评估时，让受试者用手指指出数字的位置，同时读出声，测试者记录所用时间。耗时越短，注意力水平越高。5～7岁组，30s以下为优秀，31～46s为中等，55s以上为注意力有障碍；7～12岁组，20s以下为优秀，21～36s为中等，45s以上为注意障碍；12～14岁组，16s以下为优秀，17～26s为中等，36s以上为注意障碍；18岁以上成年人，12s以下为优秀，13～19s为中等，20s以上为注意障碍。

2. Stroop 字色干扰测验

1935 年 J.R.Stroop 首先提出字义对字体、颜色的干扰效应，如用蓝色写"红"字，让受试者说出这个字是用什么颜色写的，结果发现受试者反应时间大大延长了，这说明字的颜色受到了字的意义的干扰，心理学将这个现象称为 Stroop 效应，利用 Stroop 效应设计出的 Stroop 字色测验，可评估患者注意力。

测验一：受试者以最快的速度读出卡片上以黑色字印刷的颜色名称（红、蓝、绿），测验时间为 45s，计算每次测验的正确数。

测验二：受试者以最快速度读出卡片上字的颜色背景（红、蓝、绿），测验时间为 45s，计算每次测验的正确数。

测验三：又称"干扰测试"，受试者以最快速度读出卡片上不同颜色的名称（红、蓝、绿）的颜色，测试时间 45s，计算每次测验的正确数。

3. 视跟踪和辨识测试

①视跟踪：要求受试者目光跟随光源做左、右、上、下移动，每一个方向为 1 分，4 分正常。②形态辨认：要求受试者临摹画出垂线、圆形、正方形和字形各一图，每项 1 分，4 分正常。③划消字母测试：要求受试者用铅笔划去字母列中的 E，100s 内划错一个为注意有缺陷。

4. 数或词的辨别注意测试

①听字母测试：在 60s 内以每秒 1 个字的速度念无规则排列的字母给受试者听，其中有 10 个为指定的同一字母，要求听到此字母时举手，举手 10 次为正常。②背诵数字：以每秒 1 个的速度念一列数字给受试者听，要求立即背诵，从两位数开始至不能背诵为止，背诵少于 5 位数为不正常。③词辨认：向受试者播放一段短文录音，其中有 10 个为指定的同一词，要求听到此词是举手，举手 10 次为正常。

5. 听跟踪测试

在闭目的受试者的左、右、前、后及头的上方摇铃，要求指出摇铃的位置，每个位置为 1 分，5 分为正常。

6. 声辨认

向受试者播放一段有嘻嘻声、电话铃声、钟表声和号角声的录音，要听到号角声时举手，号角声为 5 次，少于 5 次为不正常。

▶ 二、记忆

(一)基本概念

记忆是人脑对过去经历过的事物的一种反映，包括编码、储存、提取 3 个组成部分，根据提取内容的时间长短，记忆分为瞬时记忆、近期记忆、长期记忆。

(二)常用评定方法

1. 简易记忆力自测表

如表 3-7 所示。

表 3-7 简易记忆力自测表

自测题目	得分（分）			
	1	2	3	4
1. 忘记把东西放在哪里				
2. 在以前经常去的地方走错或迷路				
3. 出门忘记带东西				
4. 昨天和前天告诉的事，需要别人提醒才能想起				
5. 遇到熟悉的人，常想不起对方的名字				
6. 忘记向别人转告重要的事情或交代不清				
7. 忘记自己重要的事情（如生日、结婚纪念日、居住地点等）				
8. 重复日常所做的事情（如刚梳过头又梳一遍）				
9. 重复告诉别人刚讲过的事情，或重复问同一个问题				

2. 临床记忆测验

包括 5 个分测验。

（1）指向记忆。包括两组内容，每组 24 词，其中 12 词属于同类要求识记，另 12 个词内容接近前者而非同类，将 24 个词混在一起播放后，要求被试者说出识记的词，5s 后测试第二组词，按正确识记的数量记分。

（2）联想学习。包括 12 对词，容易联想与不容易联想的各 6 对。按不同顺序播放陆排列的 12 对词 3 遍，每遍后主试者按另一顺序念每对词的前一词，要求说出后一词。按正确回答词对的数量记分。

（3）图像自由记忆。包括每两组常见和容易辨认的图片各 15 张。将第一组图片随机列，每张看 4s、停 2s，15 张看完后要求立即说出图片内容。5s 后测第二组，按正确回忆图片数量记分。

（4）无意义图形再认。先让受试者看 20 张直线或曲线图形，每张看 3s，看完后再看 40 张图片，其中 20 张是已经看过的需再认。得分 = 正确再认数 - 错误再认数。

（5）人像特点回忆。看 6 张黑白人头像，同时告知其姓名、职业、爱好 3 遍，每张看 9s，停 5s，6 张看完后，以另一顺序呈现，要求说出各头像的 3 个特点。按正确回答数记分。

3. 韦氏记忆量表

包括 7 个分试验。

（1）个人的和日常的知识。如"你是哪年生的？""你们国家的总理是谁？"

（2）定向力。时间和地点的定向能力，如"这是几月份？""这是什么地方？"

（3）计数。如从 20 倒数到 1，从 1 连续加 3 到 40。

（4）逻辑记忆。立即回忆主试者朗读的两段故事。

（5）数字广度。顺背和倒背数字。

（6）视觉记忆。用纸笔立即回忆所呈现的简单图案。

（7）成对联想学习。包括有意义关联强的词对，如婴儿—啼哭，以及无意义关联的词对如服从—英寸。要求被试者先学习，随后做即时回忆，根据正确回忆次数评分。

根据上述 7 个项目的计分，得出记忆商（MQ），即记忆的总水平。

▶ 三、执行功能

(一)基本概念

执行功能指人独立完成有目的、自我控制的行为所必需的一组技能，包括判断、决策、不适当反应（行为）的抑制、启动与控制有目的的行为、反应转移、动作行为的序列分析、问题解决等心智操作。有些学者认为注意和工作记忆也属于执行功能范畴。执行功能是前额叶皮质的重要功能，前额叶损伤将产生长期、毁坏性的功能缺陷，见于额叶萎缩引起的额叶型痴呆（Pick's 病）、双侧大脑前动脉梗塞、蛛网膜下腔出血（前交通动脉瘤）、重度闭合性脑外伤、肿瘤等。

(二)评定

1. 言语流畅性检查

言语流畅性检查用于检查前额叶皮质的启动功能。要求患者在 1min 内尽可能多地列举出以"G"开头的单词。人名、地点和衍生词（如高兴的衍生词，如高兴的、高兴地、不高兴的等）不允许使用。高中毕业文化水平以上的正常人 1min 内至少可以说出 8～9 个单词。对于失语症患者，可以设计卡片供其挑选。

语义分类流畅性检查（按种类命名，如在 1min 内尽可能多地列举出属于动物类的单词或属于水果类的单词）不是纯粹的生成性作业或任务，语义分类作业的完成有赖于与语言有关的大脑皮质的完整性和统一性。因此，该类检查不适于检查额叶功能障碍。

2. 反应 - 抑制和变换能力检查

做 - 不做测验：当检查者举起两个手指时，要求患者举起一个手指；当检查者举起一个手指时，要求患者举起两个手指。另外一种检查方法是，检查者敲击一下桌底面（以避免视觉提示），患者举起一个手指；敲击两下，患者不动，亦可以共做 10 遍。

检查时要确认患者理解检查要求。完全模仿检查者的动作或反复持续一个动作均提示患者缺乏适当的反应抑制，不能按不同的刺激来变换应答是额叶损伤的特征性表现。

3. 交替变换测验

要求患者复制由方波和三角波交替并连续组成的图形。额叶损伤患者不能根据刺激改变而改换应答，表现出持续状态，即一直重复一个形状而不是交替变化。

4. 序列运动（动作）检查

Luria 三步连续动作：Luria 的三步动作要求患者连续做 3 个动作，即依次握拳、手的尺侧缘放在桌面上和手掌朝下平放在桌面上（握拳—切—拍）。

手的交替运动：检查者示范动作要求，首先同时完成一手（如左手）握拳、另一只手（如右手）五指伸展的动作，然后将动作颠倒（即左手伸展、右手握拳）。要求患者交替连续完成这组动作。ADL 检查要求患者实际演示刷牙、梳头、吃饭等动作。观察患者是否存在反复进行片段动作的现象。持续状态和不能完成序列运动均为异常反应。肢体运动障碍患者在进行该类检查时也可以表现异常。因此，确定反应异常之前应首先排除运动障碍对测验的干扰。

（三）问题解决能力的检查

1. 谚语解释

谚语解释测验是为了检查患者抽象概括能力，考查患者理解口头隐喻的能力。谚语是在民间流传的固定语句，是用简单通俗的话来反映出深刻的道理。额叶损伤患者由于不能抑制无关的联系与选择，或过分强调事物的某一面，因此对谚语常常做具体的解释，而不是运用抽象思维。检查者提出谚语，如"过河拆桥""三个臭皮匠赛过诸葛亮"等，仅直接简单解释为"过了河就把桥拆了""三个皮匠比诸葛亮强"，表明患者在认识和选择事物的主要和共同特征方面存在缺陷。谚语解释及评分标准如表3-8所示，用评分的方法判断患者解释谚语的情况，具体解释为 0 分；半抽象的解释为 1 分；抽象的解释为 2 分。具体的回答或简单重复谚语的意思均提示存在障碍。患者的回答不仅与认知力完整程度有关，而且和受教育水平、文化背景及过去对谚语的熟悉程度有关，在检查时应了解这方面的情况。谚语解释必须与其他检查所见一致。

表 3-8　谚语解释及评分标准

谚语	谚语解释	评分标准
罗马非一天之内建成	要花很长时间才能建成罗马 不可能在一个晚上建成一座城市	0分，具体
	做事必须要有耐心 不可能在一天之内学会所有的东西	1分，半抽象

续表

谚语	谚语解释	评分标准
罗马非一天之内建成	伟业非一夜之功 坚持必成	2分，抽象
溺水人捞救命稻草	落水时要紧紧抓住手中的稻草 这个人要抓住所有的东西	0分，具体
	自我保护是重要的 没人想死	1分，半抽象
	一个极度绝望之人会做各种努力 依靠完全靠不住的东西	2分，抽象

2. 相似性测验

通过检查患者识别一对事物或物品在概念上的相同之处的表现，考察其对比和分类、抽象与概括的心智操作能力。

给患者出示成对词组，如西红柿—白菜、手表—皮尺、诗—小说、马—苹果。要求患者通过比较上述两种事物或物品指出其在概念上的相似之处。

正确的回答必须是抽象的概括或总体分类；额叶损伤或痴呆患者仅指出它们的非主要特征，只回答出一对词组中一个词的性质，或所做的概括与其不相关或不恰当。例如，对西红柿和白菜，正确的回答应该是它们都是蔬菜；如果回答它们都是食品，长在地里或都是可以吃的，它们都可以在超市里买到并且都有营养，说明患者在概念的形成上存在缺陷。亦可以采用韦氏成人智力量表中的相似性检查项目。

3. 差异性测验

检查方法与相似性检查相同。给患者出示成对词组：狼—狗；床—椅子；河—运河；谎言—错误；歌曲—雕像。要求患者在比较之后，指出两者的区别。

4. 推理测验

在解决某些问题时，要在所提供的条件中，通过推理去寻找规律并验证这种规律。因此，推理测验是评定问题解决能力的一个重要部分。一般又分为言语推理、非言语推理和图形推理等。非言语推理常采用数字推理，如1、4、7、10⋯⋯。图形推理较少受文化背景知识的影响，可测验知觉辨别能力、类同比较能力、比较推理能力、抽象推理能力及综合运用能力。

5. 判断力测验

要求患者根据自己的估计回答问题。例如，你认为报酬最好的工作有哪些？中国男人平均身高是多少？所提问题不能从一般性知识中直接提取，而应该经过推理、与自身知识库中的信息进行比较后得出。额叶损伤患者回答常常呈现异常。

6. 实际问题解决能力

测验问题解决能力或行为是思维的一种形式，是抽象概念形成能力的具体表现。问题解决的操作过程分为对实际情况（问题）的分析、选择解决方案并实施方案及评估所用方法 3 个阶段。判断患者在实际情境中的表现也应当围绕这 3 个阶段进行。

7. 功能性检查

可以向患者提出各种突发事件应如何处理的问题。还可以结合日常生活给患者出计算题。

▶四、知觉

（一）基本概念

知觉是人脑对客观事物各种属性的较完整反映，各种原因所致的局灶性或弥漫性脑损伤时，大脑对感觉刺激的解释和整合发生障碍，称知觉障碍，如躯体构图障碍、空间知觉障碍、失认症等。

（二）知觉障碍的分类及其特点

常见的知觉障碍有躯体构图障碍、视空间关系障碍、失认症和失用症四种。

1. 躯体构图障碍

与人体知觉有关的障碍，包括单侧忽略、疾病失认、手指失认、躯体失认及左右分辨困难。

（1）单侧忽略（unilateral neglect）：指患者对大脑损伤对侧身体或空间物品不能注意，或不能对其变化做出相应反应或反应迟钝。

（2）左右分辨困难：不能分辨自身或他人的左侧和右侧，不能执行含有"左"和"右"的指令。

（3）躯体失认（body agnosia）：患者不能识别自己和他人身体各个部位及各个部位之间的关系，常见于优势半球顶叶和颞叶后部的损伤。

（4）手指失认（finger agnosia）：不能识别和命名自己或他人的手指，甚至不能指出触及的手指，轻者不影响手的实用性，但严重者会影响手指的功能活动，多见于左侧大脑半球顶叶的角回损伤。

（5）疾病失认（anosognosia）：患者否认或忽视瘫痪肢体的存在，见大脑非优势半球顶叶缘上回的损伤，是脑卒中后的短暂性表现，康复期较少见。

2. 视空间关系障碍

视空间关系障碍与日常生活活动能力的关系密切，因此，视空间关系障碍的分类主要根据其特征进行。

（1）图形背景分辨障碍（difficulty in figure-ground identification）：图形背景知觉

是指从背景中分辨物体不同的形状，选择必要的对象及忽略无关的视觉刺激的能力。图形背景分辨困难者，主要表现不能从视野范围内发现自己所需要的对象、注意广度缩短、注意力分散等。

（2）空间定位障碍（difficulty in space identification）：空间定位知觉又称方位觉，指物体的方位，如上下、前后、左右、内外、东南西北等。

（3）空间关系障碍（difficulty in spatial relation）：患者不能认识两个或两个以上的物体之间，以及物体与人体之间的位置、距离及角度等关系，主要表现为穿衣、梳妆、转移障碍，不能计算，结构性失用等日常生活活动异常。

（4）地形定向障碍（topographical disorientation）：地形定向觉是指判断两地之间关系的能力。当地形定向存在障碍时，患者表现为不能描述以往熟悉环境或线路的特征，不能记住新的线路，不能识别路标，在熟悉的环境中迷路等。

（5）形态恒常性识别障碍（form constancy identification disorder）：形态恒常性指识别两个相似，但大小和位置不同的物体性质的能力。形态恒常性识别障碍者不能观察或注意到物体的结构和形状上的细微差别，如患者不能区别"b"和"d"、"田"和"由"等外观或结构略有差别的字或物体。形态恒常性识别障碍与失认证不同，前者是不能区别相似的物品，而后者是不能识别单一的物品。

（6）距离知觉障碍（distance perception disorder）：不能准确判断物体之间的距离，如不能准确够到眼前的物品、上下楼梯感觉不安全、往杯子倒水时，水倒在杯子外边，或水满后不知道停止、不能准确地将饭菜送到口中等。

3. 失认症（agnosia）

根据其表现特点分为视觉失认、触觉失认和听觉失认3种。

1）视觉失认（visual agnosia）：患者在没有视觉障碍的前提下，不知道视觉范围内客观实体的名称、形状、作用等，但通过视觉以外的感觉系统（听觉、味觉、嗅觉）可以理解实体的特征。视觉失认又分为物体失认、面容失认、颜色失认和同时失认。

（1）物体失认（object agnosia）：是失认证中最常见的一种类型，表现为患者视力和视野正常，却不能识别常用物品，但通过其他感觉可以识别，如拿一双筷子，问患者是什么？患者不认识，但用手触摸后知道是筷子。

（2）面容失认（prosopagnosia）：不能识别以往熟悉的面孔，即便是自己最亲近的人，但可以通过说话、脚步声、发型、服装等识别。

（3）同时性失认（simultaneous agnosia）：不能同时完整地识别一个图像，患者只能识别一幅画中微小的细节，即只能理解或识别画中的一个方面或一部分，却不能获得整体感，因而不能说出一幅画的主题。

（4）颜色失认（color agnosia）：又称色彩失认，患者不能说出和命名熟悉物品的颜色，当医生说出某种物品的颜色，让患者在图片上找出相对应的物品时，不能完成匹配任务，但当两种不同颜色的物品放在一起时，患者知道两种物品颜色不同，色盲表检查表现正常。

2）触觉失认（tactile agnosia）：指不能通过触觉来识别物品。患者的触觉、温度觉、本体感觉和注意力正常，但不能通过触摸识别熟悉的物品。

3）听觉失认（acoustic agnosia）：患者听觉正常，但不能识别所听到声音的意义。主要分非言语性声音失认和言语性声音失认，前者指患者不能将一种物体和它所发出的声音联系在一起，如患者能听到汽车鸣笛声、钟表声、门铃声等，但却不能将声音与汽车、钟表、门铃等联系到一起；后者仅仅表现为不能识别言语声音的意义，而言语声音以外的所有听觉认识正常保留，如听理解破坏，但阅读理解、书写及自发言语均正常。

4. 失用症（apraxia）

传统的失用症包括意念性失用、意念运动性失用和肢体运动性失用，根据失用症的表现特征又增加了结构性失用、穿衣失用、口颜面失用等类型。

（1）意念性失用（ideational apraxia）：动作意念的形成包括对物品功能、动作及动作顺序的理解，意念性失用患者表现为工具的选择和使用障碍，患者不能自动或根据指令完成有目的的动作，尤其是多步骤的动作，患者能正确完成复杂动作中的每一个分解动作，但不能按顺序完成，也不能正确地选择和使用工具。如用餐时，餐桌上摆有碗、筷子、勺子、米饭、菜、热汤，患者可能用筷子去喝汤，并且不能合理进食饭菜。

（2）意念运动性失用（ideomotor apraxia）：患者不能执行运动的口头指令，也不能模仿他人的动作，但对过去学会的运动仍有记忆，可无意识地、自动地进行过去学会的动作，当发出指令要求其完成某种动作时，却表现出障碍。如让患者徒手完成刷牙的动作，患者表示茫然，但递给牙刷时，会完成用牙刷刷牙的动作。

（3）肢体运动性失用：在排除肢体运动功能障碍疾病的情况下，患者肢体精细动作笨拙，如患者不能完成系纽扣、系鞋带、穿针引线等。

（4）口腔口面部失用：患者不能按照指令完成面部唇、舌、咽、喉、下颌等部位的复杂动作，如舔嘴唇、漱嘴、吹口哨、皱眉、鼓腮、咳嗽、眨眼等动作，或表现为动作不协调、不正确或持续动作。

（5）结构性失用（constructional apraxia）：指组合或构成活动障碍。正常情况下，人们在进行组合性的活动中，能清楚地观察每一个细节，理解各个部分之间的关系，并能将各个部分组合起来，构成完整的组合性活动，如复制、根据指令画图、组装二维或三维的模型或结构等。结构性失用的患者，在结构性活动中表现出困难，如不能根据指令完成画图、积木组装等，严重者不能完成穿衣、摆放餐具、组装家具等，常见于大脑半球顶叶后部病变导致运用技巧障碍的患者。

（6）穿衣失用（dressing apraxia）：表现为不能辨认衣服的上下、前后、里外，自己不能穿衣服，找不到袖口及扣眼，常常错位系扣，两条腿穿入一条腿中，常见于大脑右侧半球顶叶的损伤。

（三）知觉障碍的评定方法

1. 单侧忽略评定方法

（1）Schenkenberg 二等分线段测验法：在一张 26cm×20cm 的白纸上画 3 组平行线段，每组 6 条，其长度分别为 10cm、12cm、14cm、16cm、18cm，在最上边及下边各画一条 15cm 长的线段作为示范。嘱咐患者用笔在每条线段的中点做一标记（每条线段只能画一个标记），其中最上端和最下端各一条线段用来做示范，不统计在内。

测量和计算方法：测量一条线段的全长，算出其中点位置，测量被检者所画"中点"距离线段一侧的距离，较真正中点偏左 Xcm 记为 –Xcm，偏右 Xcm 记为 +Xcm。对所有线段进行测量后，计算总和的偏离百分数。计算方法如下所示：各线段标记"中点"与真正中点间的距离之和所有线段全长之和，切分点偏移距离超出全长的 10% 或与正常组对照而偏移大于 3 个标准差者为异常。

（2）Albert 线段划消测验：在一张 26cm×20cm 的白纸上画有 40 条线段，每条线段长 2.5cm，分为 7 个纵行，中间一行为 4 条线段，其他 6 行有 6 条线段，要求患者划消每一个线段，最后分析遗漏的线段数及偏向。也可以划消字母、数字、相同的汉字或符号等。

（3）画图测验：检查者将画好的表盘或房子等大致左右对称的画出示给患者，让患者临摹，也可以要求受检者在画好的圆圈内填写表盘上的数字和指针，要求指向固定的时间。如果患者只画一半，或明显偏向一侧，提示存在单侧忽略。

2. 左右分辨障碍

（1）指令完成能力检查：检查者发出指令，被检者完成。如"伸出你的右手，去摸你的左耳"。

（2）动作模仿能力检查：检查者做一个动作，要求患者模仿。如检查者将左手放在右侧大腿前面，观察患者是否存在镜像模仿。

3. 躯体失认（body agnosia）

（1）观察：观察患者如何摆放偏瘫的肢体，是否认识到自己偏瘫肢体的功能丧失。

（2）指令完成情况：要求在合理的时间内准确说出身体部位的名称，如"指出你的鼻子"，不要用"左"或"右"这样的字，以区别左右分辨障碍。需要指出的是躯体失认的患者可以表现为左右分辨障碍，而左右分辨障碍的患者可以辨别身体部位。

（3）模仿动作：能够模仿他人的动作，如果为镜像动作，也属于正常。

（4）回答问题：在合理的时间内能够回答与身体部位有关的一些问题，如"你的眼睛在鼻子上面吗？"见表 3-9。

表 3-9　与身体部位有关的问题

序号	问题
1	你的眼睛在鼻子上面吗？
2	你的腿在胃下面吗？
3	嘴和心脏，哪一个离你的鼻子近？
4	头顶上长的是头发还是眼睛？
5	你的手指在肘和腕之间吗？
6	舌头在嘴的外边还是里边？
7	腰背部是在前面还是后面？

（5）画人体部位图：准备好纸和笔，让患者画一张人体结构图，包括 10 个部位，头、躯干、双臂、双手、双腿和双脚，每个部位 1 分，共 10 分。10 分为正常，6 ～ 9 分为轻度障碍，不足 5 分为重度障碍。

4. 手指失认（finger agnosia）

（1）手指图辨认：向被检者出示一张手指图，嘱被检者手掌向下放在桌子上，检查者触及其某一手指，让被检者在图中指出被触及的手指，睁眼和闭眼情况下分别指 5 次。

（2）命名手指：检查者说出手指的名称，要求被检者从自己、检查者及手指图上分别指认，共 10 次。

（3）动作模仿：检查者做指关节弯曲和对指动作，要求被检者模仿。

（4）绘图：令被检者画一张手指图，观察各手指排列及分布。

5. 视觉失认的评定

1）物体失认的评定。

（1）视物辨认：将生活中常见的物品实物或照片放在被检查者面前，如电视、牙膏、牙刷、鸡蛋、碗、筷子等，要求被检者说出物品的名称，或检查者说出某种物品的名称，被检者指出相应的物品。

（2）触物辨认：被检者闭上眼睛，触摸常用的生活物品，并说出它的名字。

（3）描述实物特征：要求被检者根据实物或照片上物体的特征进行描述，如物体的形状、颜色、用途等。

（4）模仿画图：出示常用生活物品的简单线条画，要求被检者模仿绘制。被检者不能说出所看物体的名称，或不能指出检查者说出的物品，或通过触觉不能说出该物品的名称，或不能按图画完整画出，均可判定存在物体失认。

2）面容失认。出示被检者本人、亲人、朋友或著名人物的照片，要求被检者说出人物的名字和面部特征；也可以将相同的照片混杂在诸多照片中，要求其挑选出相同的；还可以根据声音、步态和服装等特征辨认，不能完成者判定存在面容失认。

3）色彩失认：将不同颜色的物品或卡片放在被检者面前，检查者说出某种颜色，要求被检者指出来；或出示常见的水果或植物线条画，让被检者用彩笔涂上相应的颜色，如西红柿、香蕉、苹果、橘子等，不能完成者可判定存在色彩失认。

4）同时性失认：出示一张整版印有印刷符号的作业纸，如星号，要求被检者查数星号数，观察其是否只注意作业纸中的某一部分；或出示一幅画，令被检者描述其主要内容；或要求被检者照图画画，看是否能完整画出，不能完成者可判定为存在同时失认。

6. 触觉失认的评定

确认患者不存在深浅感觉、复合感觉功能障碍及命名性失语后，在桌子上摆放生活中常用的物品，如碗、勺子、盘子、球、玻璃杯、书、铅笔等，被检者闭上眼睛触摸其中一件物品，识别后放回原处，然后睁开眼睛，挑出该物品。

7. 听觉失认的评定

（1）听力检查：判断被检者听力是否正常。

（2）非言语性听觉测试：检查者在被检者背后发出不同声音，如咳嗽、拍手、敲桌子等，询问被检者是什么声音。

（3）言语性听觉测试：检查者说一段话，或放录音，让被检查者复述，或写下听到的内容，如不能复述和完成听写功能，可判定存在言语听觉障碍，或言语性声音失认。

8. 意念性失用的评定

通过完成事物目的性及规划性进行测试。准备系列日常生活常用物品，要求被检者完成系列的日常生活活动。意念性失用的患者由于对完成某种事情的目的性和规划性缺乏正确的认识和理解，而不能正确完成系列活动过程，如将牙杯、牙刷、牙膏准备好，让患者完成刷牙的过程，患者不知道刷牙的程序，但患者可以按指令完成每一个分解动作，如刷牙的正常程序是先将牙杯接水—漱口—将牙膏挤在牙刷上—刷牙—漱口，但患者不能按照正常的程序刷牙，可能会先用牙刷刷牙，而不知道将牙膏挤在牙刷上，也不知道先漱口。

9. 意念运动性失用的评定

通过执行动作口令能力进行测试。令患者表演使用某种工具的动作，或检查者做出使用某种工具的动作，要求被检者模仿。意念运动性失用的患者不能执行运动口令，也不能准确模仿他人的动作或手势，但将某种工具交给患者时，患者可自动完成使用工具的动作。如让患者演示擦脸的动作，患者会表情茫然，但将其脸上滴上水滴，再将毛巾交给他时，患者会自动完成擦脸的动作。

10. 肢体运动性失用的评定

可采用精细运动进行测试。患者在没有运动功能障碍的条件下，对其上肢精细运动功能进行测试，如表现动作笨拙、缓慢等为存在肢体运动性失用，可以通过以下测试验证：

（1）手指或足尖敲击试验。令被检者用一只手的手指快速连续敲击桌面，或用一只脚的脚尖快速连续敲击地面。

（2）手指模仿试验。检查者用手演示日常生活常用的动作，如拧瓶盖、洗手等，要求被检者模仿。

（3）手指轮替试验。被检者快速地进行前臂的旋前旋后动作。

（4）手指屈曲试验。被检者快速进行食指屈曲动作。

（5）集团屈伸速度测试。被检者快速进行手指的屈曲和伸展抓握运动。

11. 结构性失用的评定

复制几何图形：要求受试者复制二维的平面几何图形，如相互交叉的五边形，或三维几何图形，如立方体等。

▶五、抑郁和焦虑

大脑中枢神经系统疾病常常出现各种情绪、情感障碍，如焦虑、抑郁及疲劳倦怠等心理症状，其长期存在将严重影响患者的康复效果，而且双侧大脑半球对情绪的控制和调节存在一定的差异。因此，掌握常见心理症状抑郁和焦虑的评定方法，对于指导临床康复具有重要的意义。

（一）基本概念

焦虑（anxiety）是因受到不能达到目的或不能克服障碍的威胁，使个体的自尊心与自信心受挫，或失败感和内疚感增加，预感到不详和担心而形成的一种紧张不安及带有恐惧和不愉快的情绪。

抑郁（depression）是指显著而持久的情绪低落，包括忧郁、悲观、缺少主动语言、自责、食欲减退，甚至有自杀念头或行为等。

（二）基本评定

焦虑和抑郁既是一种客观存在的心理问题，又是个人对自身状态的主观感受，因此，评定方法可采用量表法进行评定，常用的量表有汉密尔顿抑郁量表、汉密尔顿焦虑量表、抑郁自评量表及焦虑自评量表法。

1. 焦虑自评量表法（SAS）

SAS 自评量表由 Zung 于 1971 年编制，用于评定焦虑者的主观感受。

评分标准 SAS 包括 20 个项目，评定主要根据所定义症状出现的频率、轻重程度分 4 级，包括正向评分和负向评分。

1）评分标准。

1 分：没有或很少时间。

2 分：少部分时间。

3 分：相当多时间。

4 分：绝大部分或全部时间。

正向评分题（15 项）依次评为 1、2、3、4 分；反向评分题（5 项）则为 4、3、2、1 分。评定结束后，将 20 个项目中的各项分数相加，得到总分（X）乘以 1.25 后取整数部分，得到标准分（Y）。

2）焦虑程度分级。按照中国常模结果，SAS 标准分的分界值为 50 分，其中 50～59 分为轻度焦虑，60～69 分为中度焦虑，69 分以上为重度焦虑。

3）评定注意事项。

（1）表格由评定对象自行填写，要求自评者在评定前，清楚量表的填写方法及每条问题的含义。

（2）对于文化程度低、不能理解或看不懂 SAS 的内容者，工作人员逐条宣读解释，让评定者独自做出评定。

（3）评定的时间范围为过去的一周。

（4）评定者在一个项目中只能打一个钩，不可以漏项。

2. 汉密尔顿焦虑量表（HAMA）

汉密尔顿焦虑量表由 Hamilton 于 1959 年编制。最早是精神科临床中常用的量表之一，包括 14 个项目。《CCMD-3 中国精神障碍分类与诊断标准》将其列为焦虑症的重要诊断工具，临床上常将其用于焦虑症的诊断及程度划分的依据。

1）评分标准。HAMA 所有项目采用 0～4 分的 5 级评分法，各级的标准如下。0 分：无症状。1 分：轻。2 分：中等。3 分：重。4 分：极重。

2）焦虑程度分级。HAMA 总分能较好地反映焦虑症状的严重程度。总分可以用来评价焦虑和抑郁障碍患者焦虑症状的严重程度和对各种药物、心理干预效果的评估。

3. Zung 抑郁自评量表（SDS）

评分标准与评分方法同焦虑的评分，但其按照中国常模结果，SDS 标准分的分界值为 53 分，其中 53～62 分为轻度抑郁，63～72 分为中度抑郁，72 分以上为重度抑郁。

第三节　言语与吞咽功能评定

一、失语症

失语症（aphasia）是言语获得后的障碍，是指已经习得某种语言后，因遭受脑损伤而导致语言功能受损或丧失，表现出语言符号的理解、组织和表达等一个或多个方面的功能障碍。失语症不是智力障碍（与成年人的痴呆和小儿的智障鉴别），也不是听力障碍（与听障鉴别）或人格障碍（与精神分裂症鉴别）。由于是习得语言后再丧失语言功能，失语症有别于语言发育迟缓。另外，失语症患者还会共患一些其他功能障碍，包括言语失用、口颜面失用和构音障碍等。

1. 国际上常用检查方法

（1）Halstead–Wepman 失语症筛选测验：是一种判断有无失语障碍的快速筛选测验方法。项目的设计除包括对言语理解接收表述过程中各功能环节（如呼名、听指、拼读、书写）的评价外，同时包括对失认症、口吃和言语错乱的检查，可用于各种智力水平、多种不同文化程度和经济状况的受试者。

（2）标记测验（Token Test）：用于检查言语理解能力，主要对失语障碍表现轻微或完全没有的患者，能敏感地反映出语言功能的损害。Token 测验也设计言语次序的短时记忆广度和句法能力，它还能鉴别那些由于其他的能力低下而掩盖了伴随着的语言功能障碍的脑损伤患者，或那些在符号处理过程中仅存在轻微的不易被察觉出问题的脑损伤患者。

（3）波士顿诊断性失语检查：1972 年编制发表的标准失语症检查方法。该检查包括了语言和非语言功能的检查，语言交流及特征的定量与定性分析，确定语言障碍程度及失语症分类。缺点是检查所需时间长，评分较为困难。

（4）西方失语成套测验（the Western Aphasia Battery，WAB）：WAB 是较短的波士顿失语症检查版本，克服了其冗长的缺点。该测验提供一个总分，称失语商，可以分辨出是否为正常语言。WAB 还可以测出操作商（PQ）和皮质商（CQ），前者可了解大脑的阅读、书写、运用、结构、计算和推理等功能；后者可了解大脑认知功能。

2. 国内常用的检查方法

（1）汉语标准失语症检查（China rehabilitation research center aphasia examination，CRRCAE）：由中国康复研究中心 1990 年编制，此检查法是以日本的标准失语检查（SLTA）为基础，同时借鉴了国外有影响的失语症量表的优点，按照汉语的语言特点和中国人的文化习惯编制的。该测验包括了两部分内容：第一部分是通过患者回答 12 个问题了解其语言的一般情况；第二部分由 30 个分测验组成分为 9 个大项目，包括听理解、复述、说、出声读、阅读理解、抄写、描写、听写、计算。此检查不包括身体部位辨别、空间结构等高级皮质功能检查，适用于成人失语症患者。

（2）汉语失语成套测验（Aphasia Battery of Chinese，ABC）：由北京医科大学附属一院神经心理研究室于 1988 年编制，主要参考西方失语成套测验、结合中国国情及临床经验修订的。该检查可区别语言正常和失语症，对脑血管病语言正常者，也可检测出某些语言功能的轻度缺陷。

表 3-10　标准化失语测验的一般内容

项目	内容
听觉理解	单词辨认
	是非或个人问题问答
	执行口头指令（不同长度和复杂度）
	句子的保持（听语记忆广度）和理解
阅读理解	字母（笔画）匹配的能力
	单词辨认
	句子的保持（视语记忆广度）和理解
	语篇的阅读理解
	朗读
口语表达	自发言语
	复述（单词/句子）
	命名
	口语流利度
	形式和内容的分析
书写	文字结构组合能力
	抄写/听写（字母、数字）
	抄写/听写（单词/句子水平）
	自发书写（填写、描述等）

二、构音障碍

构音障碍（dysarthria）是指由于神经系统损害导致与言语有关肌肉的麻痹或运动不协调而引起的言语障碍。患者通常听觉理解正常并能正确选择词汇，而表现为发音和言语不清，重者甚至不能闭合嘴唇、完全不能讲话或丧失发声能力。

常用 Frenchay 评定法评定。改良后的 Frenchay 评定法每项按损伤严重程度分级为 a～e 五级，a 为正常，e 为严重损伤，包括 8 个方面的内容。（表 3-11）

表 3-11　Frenchay 评定表

功能		损 伤 严 重 程 度				
		a 正常←		→严重损伤 e		
		a	b	c	d	e
反射	咳嗽					
	吞咽					
	流涎					
呼吸	静止状态					
	言语时					
唇	静止状态					
	唇角外展					
	闭唇鼓腮					
	交替发音					
	言语时					
颌	静止状态					
	言语时					
软腭	进流质食物					
	软腭抬高					
	言语时					
喉	发音时间					
	音调					
	音量					
	言语时					
舌	静止状态					
	伸舌					
	上下运动					
	两侧运动					
	交替发音					
	言语时					
言语	读字					
	读句子					
	会话					
	速度					

▶ 三、言语失用

言语失用是不能执行自主运动进行发音和言语的活动，而且这种异常不能用言语肌肉的麻痹、减弱或不协调来解释的一种运动性言语障碍。

观察患者的自发语是否具有言语失用的症状特征。

（1）音的错误缺乏一贯性，重复同样的词时会出现不同的错误音。

（2）在错音种类中，辅音的置换最多，其次是辅音省略、添加、反复等。

（3）随着构音器官运动调节的复杂性增加，发音错误也相应增加，其中摩擦音和塞擦音最容易出现错误。

（4）辅音在词头的位置比在其他位置的发音时错误多。

（5）在置换错误中，与目标音的构音点和构音模式相近的音被置换的最多。

（6）自发性言语和又应性言语（1～10、星期、问候语等）的错误少，有目的性、主动的言语错误多。

（7）发音错误随词句的长度和难度增加而增多。

（8）有构音器官的探索行为。

（9）有韵律的障碍、反复自我修正、速度降低、单音调、口吃样的停顿等特点也会呈现出来。

（10）在多数情况下，患者对自己的错误很在意。如果发现患者的言语符合以上的特征，则可以初步判断其有言语失用的障碍。

▶ 四、吞咽障碍

吞咽功能障碍（dysphagia）是指将食物经口转移到胃的生理功能发生障碍。

吞咽功能评定：

1. 吞咽造影检查

是目前最可信的吞咽功能评价方法。调制不同黏度的造影剂，让患者于不同体位下吞服，在荧光屏幕下摄录整个吞咽过程，然后进行反复和全面的观察，分析舌、咽、软腭、喉等部位的活动状况，评价吞咽反射有无减弱、喉是否关闭不全、环状咽肌扩张情况，食物有无误吸入气管、口腔、咽后壁、梨状隐窝和会厌处有无食物滞留等异常情况（视频 3-1）。

视频 3-1

通过吞咽造影检查，临床上可以明确患者是否存在吞咽障碍；可以发现吞咽障碍的结构性或功能性异常的病因及其部位、程度和代偿情况；吞咽障碍发生在哪个期；有无误吸，尤其是并发肺炎、高度危险的隐性误吸，严重程度如何；评价代偿的影响，如能否通过一些吞咽方法或调整食物的黏稠度来减轻吞咽障碍的程度；为选择有效治疗措施（进食姿态治疗和姿势治疗）和观察治疗效果提供依据。所以，吞咽造影检查对指导临床吞咽治疗工作具有重要的意义。

2. 反复唾液吞咽测试

吞咽功能的要素包括吞咽反射的引发和吞咽运动的协调，其中吞咽反射的引发可根据喉部上抬来推断。反复唾液吞咽测试（repetitive saliva swallowing test, RSST）是测定随意引发吞咽反射的方法。

被检者取坐位或卧位，检查者将食指放在患者的喉结及甲状软骨上缘处，让其尽量快速反复吞咽唾液，若口腔干燥无法吞咽时，可先在舌面上滴少许水以利吞咽，观察喉结和舌骨随吞咽运动越过手指再下降的次数，30s 内完成 3 次为正常。吞咽困难者即使能完成第一次吞咽动作，但随后的吞咽会变得困难，喉头尚未充分上举就已下降。

3. 饮水试验

饮水试验（water swallowing test，WST）为一种较方便、常用的鉴别有无吞咽障碍的方法。以吸入性肺炎为参照，诊断吞咽困难的敏感性为 77.8%，特异性为 68.1%。但 Glasgow 昏迷量表小于 13 分或在帮助下不能维持坐位的患者不能用此种方法评估。具体操作：患者取坐位，让患者饮水 30ml，观察饮水经过并记录时间，结果评分见表 3-12。

表 3-12　饮水试验评分标准

吞咽困难程度	评分（分）
一饮而尽无呛咳为正常，若 5s 以上喝完为可疑	1
两次以上喝完无呛咳为可疑	2
一次喝完有呛咳为异常	3
两次以上喝完有呛咳为异常	4
呛咳多次发生、不能将水喝完为异常	5

4. 简易吞咽激发试验

简易吞咽激发试验是指（simple swallowing provocation test, S-SPT）将 0.4ml 蒸馏水注射到患者咽部上部，观察患者的吞咽反射和从注射后到发生反射的时间差。如果注射后 3s 内能够诱发吞咽反射，则判定为吞咽正常。如果超过 3s，则为不正常。由于该试验无须患者任何主动配合和主观努力，因而尤其适用于卧床不起者。可用于筛查吸入性肺炎。

5. 量表评定法

量表主要有两大用途：①筛查吞咽障碍和评估吞咽能力；②指导吞咽训练目标的制定和效果的评估。

（1）多伦多床边吞咽筛查测试（Toronto besides swallowing screening test, TOR-BSST）：该测试是具有一级循证医学证据的吞咽障碍筛查量表，该量表仅占一页双面纸。检查者可以在 10min 内完成此筛查测试。但由于量表使用前需要经过 4h 的培训，从而限制其临床推广。

（2）Frenchy 构音障碍评定量表：由于吞咽器官与发音器官的关系密切，因此在评定构音障碍的量表往往会包括对吞咽功能的评定部分。

6. 其他评定方法

（1）肌电图检查：在吞咽的同时进行有关肌肉的肌电图检查。因检查难度大且不能直接反映误咽情况。康复专业中应用很少。

（2）咽下内压测定：是为了解咽、食管咽交界处、上部食管内的静止压及咽下运动时的蠕动波的收缩力及内压变化而进行的一种检查。因检查手法困难，可行性及可重复性尚有些问题，临床上应用不多。

（3）声门电图检查：是用表面电极检测发声时声带活动所伴随的组织抵抗变化的一种方法。近来已应用于评价吞咽功能障碍。

第四节 膀胱直肠功能评价

一、膀胱功能评定

1. 病史

全面了解患者一般情况和排尿情况，如尿频、尿急、日/夜排尿次数、排尿中断、尿失禁和尿潴留等；还要了解既往史，如肾脏疾病、泌尿系感染、神经系统疾病、代谢性疾病遗传性及先天性疾病史；外伤史和排便情况、性生活史等；既往治疗史：特别是用药史、相关手术史等；还包括生活方式及生活质量的调查：了解吸烟、饮酒、药物成瘾等情况，评估下尿路功能障碍对生活质量的干扰程度等。

2. 体格检查

高度推荐进行全面而有重点的体格检查，体格检查中应重视神经系统检查，尤其是会阴部/鞍区感觉及肛诊检查。

（1）一般体格检查：注意患者精神状态、意识、认知、步态、生命体征等。

（2）泌尿及生殖系统检查：注意腰腹部情况，男性应常规进行肛门直肠指诊，女性要注意是否合并盆腔器官脱垂等。

（3）神经系统检查：①脊髓损伤患者应检查躯体感觉平面、运动平面、脊髓损伤平面，以及上下肢感觉运动功能和上下肢关键肌的肌力、肌张力。②神经反射检查，包括膝腱反射、跟腱反射、提睾肌反射、肛门反射、球海绵体肌反射、各种病理反射（Hoffmann 征和 Babinski 征）等；会阴部/鞍区及肛诊检查高度推荐，以明确双侧 S2～S5 节段神经支配的完整性。

3. 实验室和影像学检查

高度推荐的辅助检查有尿常规、肾功能、尿细菌学检查、泌尿系统超声、泌尿系统平片、膀胱尿道造影检查。推荐的辅助检查有静脉尿路造影、泌尿系统成像、核素检查。其他检查应根据患者具体情况选择施行。

（1）尿分析：尿液标本检查包括常规、镜检和细菌培养。

（2）放射学检查：每个患者都应该做腹部及盆腔的平片。较复杂的病例应做 CT 扫描、磁共振成像（MRI）检查。认真阅片会发现异常组织影像，如扩大的膀胱；骨质异常，如脊柱强直、脊柱裂或转移癌；异常高密度影，如膀胱和尿道结石。

（3）静脉尿路造影（IVU）：如果存在血尿或平片有异常发现则速行 IVU。对于未确诊的持续性尿失禁，IVU 有助于发现重复肾畸形和异位输尿管。

（4）排尿期膀胱尿道造影（MCUG）：MCUG 是先将造影剂注入膀胱，然后嘱患者排尿，同时在适当的阶段拍下一系列照片。对排尿过程中才能表现出来的病变，MCUG 可以做出有价值的判断。

（5）内镜检查：内镜检查包括膀胱镜和尿道镜检查。对膀胱疼痛、血尿或有影像学异常等情况时可考虑用内镜检查。其中尿道检查可以发现排尿不畅患者的梗阻部位。如果尿动力学诊断为梗阻而镜检正常，应该考虑选用影像尿动力学检查。

（6）超声波检查：超声波检查可代替腹部平片作为主要的筛选性检查。超声波可检查肾脏情况，排除上尿路病变，因为一些膀胱尿道病变能导致上尿路扩张。还可发现膀胱内病变、评价膀胱排空情况及男性的前列腺增生等情况。

4.症状评估

（1）排尿日记：在 20 世纪 80 年代末，排尿日记在排尿功能障碍方面开始得到广泛的应用，现已被广泛用于诊断下尿路疾病，是所有正式检查的组成部分并可指导治疗，如注射 A 型肉毒素或移植神经调节的重要评估标准。它通过让患者记录包括白天和晚上至少 24h 的排尿次数、出现失禁的次数、时间及量、伴随症状（如尿急、尿痛）及程度、饮水量、饮食结构、自解尿和导出尿量、尿垫使用情况等，了解排尿功能障碍的类型和严重程度。患者在家里或在工作中就可以自己完成。通过填写排尿日记，患者在诊断过程中能成为积极的参与者，而且他们的积极程度也可以被评估。

（2）尿垫试验：通过尿垫称重量化漏尿诱发试验的尿量，评估尿失禁程度。①短时测试：历时 1h，尿垫重量大于 1g 为阳性。②长时测试：历时 24h，尿垫重量大于 4g 为阳性。尿垫称重试验主要对漏尿程度进行定量，这是定量漏尿最有效的手段。但它不用于评估某种程度的尿失禁对患者生活质量的影响。尿动力学学会推荐尿垫试验用于评估治疗前尿失禁患者的情况与治疗后效果的随访。

（3）症状评分：不同患者排尿障碍的表现、伴随症状和病因不同。为了客观评估排尿功能障碍的严重程度，了解其对患者生活质量的影响，客观评估治疗效果，建议采用症状评分。临床可根据不同的需求选用不同的评估系统，最常使用的是各种类型的问卷表，包括国际尿失禁咨询委员会尿失禁问卷表（ICLQLF）、SEAPI 评分等。尿失禁问卷表通过 5 个部分的问卷，了解患者一般情况和尿失禁严重程度、对日常生活的影响、对性生活的影响、对患者精神状态的影响、有无伴随症状和严重程度。

▶二、直肠功能评定

1. 病史及常规检查方法

需了解患者的症状（便次、便意、是否困难或不畅、便后有无便不尽、下坠感及粪便性状）、病程、胃肠道症状、伴随疾病及用药情况等一般病史；了解患者是否存在胃肠道解剖结构异常或系统疾病；是否服用引起排泄异常的药物；评估精神、心理状态；注意有无肿瘤预警症状。常规检查主要包括血、粪常规及隐血试验、生化和代谢检查等。

2. 肛门直肠指诊

肛门视诊和指检非常重要，肛门、直肠及其周围的结构，括约肌张力和收缩力是检查的重要内容。正常情况下，肛门括约肌和耻骨直肠肌处于松弛状态，会阴下降。如果出现肌肉收缩障碍或没有会阴下降，提示盆底肌肉不协调收缩所致的排便障碍。肛门指检内容包括：

（1）肛门张力。将检查者的手指插入患者肛管，评估张力和控制能力，球海绵体反射及肛门皮肤反射情况。

（2）肛门反射。即划动肛周皮肤后出现肛门收缩。这是检查上运动神经元病变（如高位脊髓损伤）的最佳方法。

（3）自主收缩。自主性的肛提肌收缩可以增加肛门括约肌的压力。女性患者肛门收缩障碍常与阴道收缩无力并见，可进行指盆底组织功能训练。

3. 结肠传输试验

结肠传输试验能客观地反映结肠内容物推进的速度，从而判断是否存在肠道传输减慢而引起的便秘。结肠传输功能测定的方法很多，包括应用染料、钡剂、放射性核素及不透 X 线标志物等。

4. 肛肠测压

肛管及直肠末端有众多括约肌和盆底肌肉围绕，直肠壁内也有平滑肌。通过测定肛肠压力的异常变化可以了解某些肌肉的功能状况，有利于疾病的诊断。常用的方法是将气囊或灌注式测压导管置入肛管、直肠内，通过压力转换器将信号传导到生理测压仪或电子计算机，测定静息压、收缩压、直肠顺应性及直肠肛门抑制反射等指标。

5. 盆底肌电图检查

盆底肌电图主要用来了解肛门内外括约肌、耻骨直肠肌功能，区分肌肉功能的异常是神经源性损害、肌源性损害还是混合性损害。

6. 纤维结肠镜

纤维结肠镜的重要价值在于排除大肠器质性疾病。如对功能性便秘进行评价和治疗之前必须排除大肠肿瘤等器质性疾病。

7. 肛门自制功能试验

自肛门内灌入生理盐水，每分钟 60ml，计 25min，总量 1500ml，生理情况下可以漏水 10ml，粪失禁患者约 500ml 时即难以控制。此试验可以客观地评估粪失禁的严重程度、外括约肌的肌力、外括约肌失控出现的时间等。

8. 便秘得分

便秘得分是要求患者回答指定的问题，计算所得答案的累计得分。最低分为 4 分，最高分为 18 分，得分越高说明便秘的程度就越重。通过比较治疗前后患者的便秘得分来指导治疗。

9. 自我观察日记

可让患者配合，记录每日的活动、饮食、大便情况、应用泻剂等药物情况等，以便治疗前后对比分析，指导合理饮食及用药。

第五节　日常生活活动能力和生活质量评定

一、日常生活活动能力评定方法

(一)直接观察法

检查者通过直接观察患者的实际操作能力进行评定。该方法的优点是能够比较客观地反映患者的实际功能情况，缺点是费时费力，有时患者不配合。

(二)间接评定法

通过询问的方式进行评定。询问的对象可以是患者本人，也可以是家人或照顾者。此方法简单、快捷，但可信度较差。所以，在日常评定中，通常把两种方法结合起来应用。

(三)ADL 能力测试

使用专门的评定量表［如改良 Barthel 指数量表（表 3-13）等］或操作课题进行 ADL 能力测试，此方法可以将评估结果量化。

表 3-13　改良 Barthel 指数量表

项目	评分标准	评分
解大便	0 分 = 失禁或昏迷	
	5 分 = 偶尔失禁（每周 < 1 次）	
	10 分 = 能控制	

续表

项目	评分标准	评分
解小便	0分＝失禁或昏迷或需由他人导尿	
	5分＝偶尔失禁（每24h＜1次，每周＞1次）	
	10分＝能控制	
修饰	0分＝需要帮助	
	5分＝独立洗脸、梳头、刷牙、剃须	
如厕	0分＝依赖他人	
	5分＝需部分帮助	
	10分＝自理	
吃饭	0分＝依赖他人	
	5分＝需部分辅助（夹菜、盛饭、切面包、抹黄油）	
	10分＝全面自理	
转移（床椅）	0分＝完全依赖别人，不能坐	
	5分＝能坐，但需大量（2人）辅助	
	10分＝需少量（1人）帮助或指导	
	15分＝自理	
活动（步行）	0分＝不能步行	
	5分＝在轮椅上独立行动	
	10分＝需1人辅助步行（体力或语言指导）	
	15分＝独立步行（可用辅助器）	
穿衣	0分＝依赖他人	
	5分＝需一半辅助	
	10分＝自理（系、解纽扣，开闭拉锁和穿鞋等）	
上楼梯	0分＝不能	
	5分＝需帮助（体力或语言指导）	
	10分＝自理	
洗澡	0分＝依赖他人	
	5分＝自理	

项目	评分标准	评分
总分		
ADL 能力缺陷程度		

ADL 能力缺陷程度：0～20 分，极严重功能缺陷；25～45 分，严重功能缺陷；50～70 分，中度功能缺陷；75～95 分，轻度功能缺陷；100 分，ADL 能自理。

(四)问卷调查

ADL 能力评价内容主要分类：① ADL 能力（ADL ability）。在标准化的环境或控制性环境下进行的评估，如在医疗机构进行的评估。这种方法利于对结果进行评价。② ADL 潜能（ADL capacity）。评估在自身生活环境下用自己的潜能完成活动的能力，这种能力评定方式考虑了个人生活环境因素对个人功能发挥的影响。③自我感觉困难程度（perceived difficulty）。从患者的个人报告中获得他在日常生活活动的困难程度，可帮助医护人员了解患者在日常生活活动中的困难。④真实表现（actual performance）。通过观察患者在真实生活环境下生活能力的评估，可评价真实生活中依赖或困难程度。

无论采用哪种评定方法，在选择量表时，要注意以下几个基本要素。①全面性：评定内容应包括所有的日常生活活动。②可信性：评定标准明确，结果能可靠地体现患者现有的功能。

二、生活质量评定

(一)访谈法

访谈法是指通过访谈员和受访人面对面地交谈来了解受访人的心理、行为、健康状况、生活水平等。根据访谈进程的标准化程度，可将它分为结构型访谈和非结构型访谈。前者的特点是按定向的标准程序进行，通常是采用问卷或调查表，对所问的条目和可能的反应都有一定的准备；后者指没有定向标准化程序的自由提问和进行大的访谈形式。访谈法运用面广，能够简单而叙述地收集多方面的评定分析资料，因而常在日常工作中使用。

(二)观察法

观察法是研究者在一定时间内有目的、有计划地在特定条件下，通过感官或借助于一定的科学仪器，对特定个体的心理行为或活动、疾病症状及相关反应等进行观察，从而搜集资料判断其生活质量。观察法常用于植物人状态、精神障碍、老年性痴呆、或危重患者的评定。

(三)主观报告法

主观报告法是受试者根据自己的身体情况和对生活质量的理解,报告一个整体生活质量的状态水平。可以用分数或等级数表示。优点是所得到的数据单一易分析处理,但结果的可靠性较差,所以通常都跟其他量表共同使用,作为补充。

(四)症状定式检查法

症状定式检查法是用于限于疾病症状和治疗的毒副作用时的生活质量评定。该法把各种可能的症状或毒副作用列表出来,由评定者或患者注意选择,选项可以是"有""无"两项,也可为程度等级选项。

(五)标准化量表评定法

标准化的量表评价法是生活质量评定中采用最广的方法,通过经考察验证具有较好信度、效度和反应度的标准化测定量表,对受试者的生活质量进行多个维度的综合评定。根据评定主题的不同可分为自评法和他评法。此方法具有客观性较强、可比性好、程式易标准化和易于操作等优点。为临床和科研常采用的方法。较为广泛采用的是医疗结局研究简表(medical outcomes study short form 36, MOS SF-36)。

第六节　电诊断技术在神经系统疾病评价中的应用

▶一、概述

1.电诊断技术的组成

目前临床上,电诊断技术主要包括肌电图检查、神经传导检查等,为神经系统评估的重要手段。应用电诊断技术能比较客观准确地了解神经的功能状态,对神经功能障碍的诊断、治疗及预后判断有重要价值。

2.电诊断技术的选择

电诊断技术的应用及分析过程比较复杂,需要选择合理的检查项目并根据检查所见,综合分析,对临床可疑诊断做出肯定或否定的结论。传导速度检查的阳性发现具有肯定的诊断意义,而且有定量的价值,但是灵敏度较低,当存在周围神经损伤时不如肌电图敏感,单纯的肌电图检查则难以有定量的价值,必须结合其他电诊断检查才能做出正确判断。

▶二、电诊断技术在周围神经损伤中的应用

周围神经损伤是指神经根及其所形成的神经丛和周围神经由各种原因所致的损

伤，在外科周围神经损伤常见的病因包括各种爆炸伤、枪弹贯通伤、切割伤、刺伤及绞轧伤等所致的神经完全断裂或破坏。另外还有挤压伤、牵拉伤、打击伤、压迫伤、挫伤、冷冻伤、灼烧伤及化学刺激所致的不同程度的神经损伤。外伤时通常合并骨骼、肌腱、软组织和血管的损伤。通过肌电图检查不仅可以协助明确病变的部位和范围，将常规肌电图和神经传导测定相结合，还可以协助判断病变的严重程度，从一定程度上反映出病理生理的改变状况，从而指导急性期手术治疗的选择和恢复期康复的方法。

周围神经损伤可分为轴索损伤、脱髓鞘损伤、传导阻滞或混合型损害。轴索损伤时，最明显的表现为动作电位波幅和面积均减小。而传导速度和末端潜伏时只有在较严重损害时才出现异常。肌电图检查可在受损神经所支配的肌肉上发现失神经电位。在损伤慢性期，由于神经再生，神经传导速度会有所减慢，肌电图检查可发现大运动单位。脱髓鞘损伤时，会出现传导速度明显减慢、波形离散、末端潜伏时延长或传导阻滞，感觉神经动作电位和运动神经动作电位波幅不变，肌电图检查无异常。传导阻滞时，分别于损伤部位的近端和远端给予刺激，于近端刺激时运动神经诱发电位波幅和面积较远端下降大于50%，且于近端刺激时的动作电位波形离散。

神经卡压性疾病中，脱髓鞘损伤往往比轴突变性早出现，常见的有腕管综合征、肘部尺神经损伤、腓骨小头处腓总神经损伤，神经传导检查是最基本的诊断方法。然而有一部分神经卡压性疾病无法通过神经传导检查手段诊断，而是依赖于肌电图检查异常表现的特定分布来定位病灶。例如，正中神经于上臂损伤与于腕部损伤的鉴别，可通过旋前圆肌、指屈肌、腕屈肌及拇短展肌的肌电图检查来进行分析。

临床常见的颅神经损伤为面神经损伤，包括特发性面瘫（Bell麻痹）、创伤性面瘫等，神经电生理检查同样可以协助其诊断，评估神经功能恢复情况及判断预后。

另外，上肢和肩部近端神经损伤较少见，如肩胛上神经、腋神经、胸长神经等，由于神经损伤部位太靠近近端以至于无法进行常规的神经传导检查。肌电图检查可用来协助诊断，并排除其他神经损害或神经根病，也可一定程度上评估损害严重程度及预后。例如，腋神经病的神经电生理检查，首先可比较双侧于Erb点刺激、于三角肌记录的动作电位，注意应保证双侧刺激部位和记录部位的对称性。通过观察两侧动作电位波幅和潜伏期，可在一定程度上提示是否有轴索损害或髓鞘退变。接着进行腋神经所支配的三角肌的肌电图检查，三角肌体积较大，应于多个位点进行检查。另外可进行肱二头肌、肱三头肌、椎旁肌等肌肉的检查以排除臂丛神经损伤和颈神经根病。

▶三、电诊断技术在中枢神经损伤中的应用

电诊断技术可用于脑卒中后运动障碍机制的分析与研究，协助预测预后和制定康复治疗计划。

神经电生理指标，常用的为 MEP 和 SEP。MEP 可用于判断皮质脊髓束的完整性。有研究者发现 MEP 存在的脑卒中患者自我功能修复情况及接受治疗后的疗效均优于 MEP 缺如的患者。SEP 能客观而直接评估中枢神经系统感觉通路和运动通路完整性。多项研究结果表明，SEP 能协助预测脑卒中后功能恢复情况。

脊髓损伤（SCI）是指由于外界直接或间接因素导致脊髓损伤，在损害的相应节段出现各种运动、感觉和括约肌功能障碍，肌张力异常及病理反射等的相应改变。

标准的神经学平面定位方法，在患者昏迷、肢体骨折、听力丧失或有言语认知障碍时无法实施。而且该定位方法存在主观性的不足。电诊断技术也可用于脊髓损伤平面的评估，如 MEP、SEP 电诊断技术的检查结果是客观的，联合神经电生理检查 MEP、SEP 将使脊髓损伤的定位更加精准。电诊断技术预测 SCI 后功能恢复及评定疗效的手段有 F 波、MEP、SEP 等。据部分学者研究报道，正中神经 F 波最大波幅，是在颈髓创伤早期预测疾病转归最好的参数，而尺神经 F 波的相关参数对疾病急性期的评估没有较明显的作用，在损伤发生后数周才会有一些判断预后的价值。

第七节　脑功能成像技术在神经疾病评价中的应用

▶ 一、脑功能成像技术

脑功能成像技术已逐渐成为测量评估脑结构和功能活动的常用技术。与脑结构成像不同，功能成像技术可以动态地检测脑的生理活动。根据所测量的内容，可以分为三大类。第一类是各种活体脑内化合物测量技术，这些技术可定位、定量（或半定量）地测量活体人脑内各种生物分子的分布和代谢，主要包括单光子发射计算机断层显像（singlephoton emission computed tomography，SPECT）、正电子发射断层显像（positron emission tomography，PET）和磁共振波谱（magnetic resonance spectroscopy，MRS）等。第二类是非侵入性电生理技术，可实时测量活体脑内神经元的活动，但现有的技术只能测量大群神经元的总体活动，空间分辨率有限，主要包括脑电图（electroencephalography，EEG）、脑磁图（magnetoencephalography，MEG）及以这两种技术为基础发展起来的事件相关电位技术（event–related potential，ERP）等。第三类脑功能成像技术则应用最广，通过测量神经元活动引起的次级反应（如局部血流、血氧变化等）研究与行为相关性的脑局部神经元的活动情况或利用脑组织中水分子的自由热运动各向异性的原理显示脑白质纤维束，主要包括血氧水平依功能磁共振成像（BOLD–functional magnetic resonance imaging，fMRI）、磁共振弥散张量成像（diffusion tensor imaging，DTI）等，这类技术时间分辨率较高，受到了普遍的关注。

○二、功能磁共振成像

1. 成像原理

功能磁共振成像（fMRI）产生于 20 世纪 90 年代左右，一般有 3 种，脑血流测定、脑代谢测定、神经纤维示踪技术。其中 fMRI 成像方法是血氧水平依赖成像（blood oxygenation level dependent，BOLD），BOLD 技术由美国的 Ogawa 提出，现在在运动、记忆、学习、语言等人脑高级功能的神经机制研究当中得到了广泛的运用。

血氧水平依赖的主要原理：人的血液中包含两种物质，即氧合血红蛋白和去氧血红蛋白，氧合血红蛋白是逆磁物质，而去氧血红蛋白是顺磁物质，当给予刺激时，需要消耗体内的氧和葡萄糖，因此，当刺激刚开始的一段时间内血氧水平是下降的，但是随着神经元的兴奋，会带来更多的氧合血红蛋白，因此去氧血红蛋白就相对减少，这样两种不同磁化物质的增减状态不同，表现出不同的 MR 信号。（图 3-1）

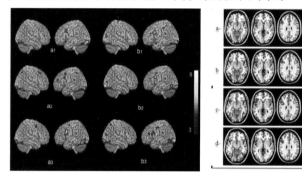

图 3-1　执行图片命名任务时的大脑皮质激活情况

2. fMRI 的分类及其特征

根据进行 fMRI 扫描时，被试者是否同时进行被动（如观察图片）或主动（如朗读单词）任务，fMRI 可分为任务态 fMRI 和静息态 fMRI（resting state MRI，rs-fMRI），分别反映了脑功能活动在不同状态下的特征及规律。

1）静息态 fMRI。

静息态是指人脑在保持清醒的状态下，不接受任何特定外部刺激，也不执行任何特定任务时的状态。静息态 fMRI 被广泛应用于各种神经精神疾病的研究，包括老年痴呆、中度认知损伤、帕金森病等。其中，默认网络是研究的共同重点。

静息态 fMRI 的常用参数：常用的功能参数可大致分为反映局部脑组织功能活动的参数和反映静息态脑功能连接属性的参数（包括连接强度和脑功能网络的拓扑属性参数）两大类。

静息态 fMRI 在神经康复中的应用：可探测患者自发脑功能活动的内在规律，实施测试相对简单（不需要设计特殊任务，不需要任务相关装置），且对患者的认知、执行功能要求低，故而常用于评估患有各类神经变性病（如阿尔茨海默病）、精神类疾病（如抑郁症、精神分裂症）、脑损伤（如脑卒中、脑外伤）、意识障碍等神经精神疾病患者的脑功能活动。

目前静息态 fMRI 在神经康复领域的应用主要限于研究，多用于分析组水平的差异，而个体水平分析及临床医疗的应用目前还较少。随着技术和研究发展，以后有望为临床神经疾病诊断和康复提供更多的辅助信息。

2）任务态 fMRI。

关注重点为与执行某一特定任务相关的脑区的定位和活动情况。基本的操作方式为，首先设计被观测记录的任务，然后在被试者执行该任务的同时，以及执行任务的间歇期，记录其脑功能活动的 BOLD 信号。通过对比执行任务和间歇期的脑功能活动图像，得到任务状态下活动增多的脑区（激活区），确定其和该任务的相关关系。

任务态 fMRI 在神经康复中的主要应用：由于任务态 fMRI 设计的复杂性和具体实施难度较大，临床应用主要集中于脑部手术的术前、术中功能区定位。但由于任务态 fMRI 可无创探测各类脑功能区活动，以及拥有良好的空间分辨率等优势，其在神经康复相关的临床和基础研究，以及各类神经科学研究中的应用非常普及。主要用于与各种感知觉、语言、认知行为等功能（任务）相关的脑功能活动模式分析，可比较脑损伤患者和正常人脑功能活动的差异，研究与各类功能改变相伴随的脑功能活动改变模式，以及研究患者在康复过程中脑激活模式的变化、脑功能恢复及康复治疗效应的神经机制等。

目前，任务态 fMRI 较常评估的功能包括：①各类运动功能。从简单的对指、抓握等动作，到运动准备、运动观察、运动想象等更为复杂的运动相关过程。②视觉、听觉等感觉功能。③语言功能。既可较粗略地观察被试者在进行语言感知或表达时的脑功能活动，也可进一步深入分析词汇理解和命名、语法理解、语音和语义加工等相关的脑活动。④注意、记忆、情绪、决策等其他高级脑功能，也可通过设计不同任务，利用任务态 fMRI 进行研究。

近年研究发现，"实时 fMRI 神经反馈（real–time fMRI neurofeedback）"模式可以将 fMRI 显示的脑功能活动信息，实时地反馈给活动的发出者（即被试者或患者），可帮助脑卒中、帕金森病等脑损伤者更有效地、主动地调节脑活动。

▶ 三、磁共振弥散张量成像

1. 成像原理

磁共振弥散张量成像（DTI）可实现活体观察组织结构的完整性和连贯性，利于对各种疾病的引起的白质纤维束的损害程度及范围的判断，也可用于显示脑白质内神经传导束的走行方向，实现对人的中枢神经纤维精细成像。

2. 在神经系统疾患的临床应用

1）脑梗死。DWI 有助于临床诊断早期、超早期脑梗死的及时诊断，而 DTI 在检测脑梗死后皮质脊髓束损伤有着显著优势。脑梗死区域的 FA 显著降低，早期平均

ADC 值降低，后期增高。与梗死区相联系的同侧内囊、大脑脚和脑桥处的皮质脊髓束 FA 较对侧显著降低，提示脑梗死后远端的皮质脊髓束可能存在进行性的 Wallerian 变性。

DTI 在通过对梗死远端皮质脊髓束 FA 计算判断其变性程度，并预测患者的运动功能转归。DTI 不仅可用于脑梗死后白质纤维束，如白质纤维束变性的研究，还能用于颅内灰质微观结构改变的研究。长期 DTI 随访观察有助于加深人们对卒中后临床病理学演变过程的认识。

2）脑白质变性疾病。

（1）多发性硬化（MS）：急性期，ADC 和 FA 均下降；慢性期，ADC 增加，FA 值虽下降但比急性期高，T_2WI 显示正常的区域白质也有改变，提示这是一种弥漫性的多发病变。

（2）缺血性白质疏松（LA）：主要表现为 ADC 升高和 FA 降低，与病理提示的轴突减少和胶质增生相符合。FA 值的减低程度及范围与临床认知功能改变明显相关，对于监测 LA 的进展演变有更大优势。

（3）肌萎缩性侧索硬化症（ALS）：该症患者皮质脊髓束区域，ADC 值明显升高而 FA 值明显减少，表明 DTI 可发现 ALS 皮质脊髓束的病理改变。

（肖　颖　张凤菲）

第四章

神经系统疾病功能康复的理论机制

第一节 功能训练对人体的影响

一、功能训练的运动学基础

运动包括物理性位移和生物体内部结构的动态变化，是人类最常见的生理性刺激，明显调节多个系统和器官功能，能够调节 DNA 转录、蛋白质翻译及酶和激素诱导因子的形成，使机体最终适应运动需要，调整和重塑组织功能。人体运动学是研究机体活动时各系统生理效应变化的科学，是力学、生理学、生物学和医学相互渗透的科学，是功能训练的理论基础。

(一)运动的生理效应

针对性的功能训练可对各系统产生影响，其生理效应对改善患者的身心功能障碍有积极作用。

（1）通过调节循环、心率、血压和心血管功能对心血管系统产生影响，运动时，心脏心肌收缩力增强是心搏出量增加的重要代偿机制。

（2）可增加呼吸容量，改善 O_2 的吸入和 CO_2 的排出。主动运动可改善肺组织的弹性和顺应性，正确的膈肌训练有利于肺容量、摄氧量的增加。

（3）可使运动单位成分发生适应性反应，使得肌纤维在形态学和功能上均随所受的刺激不同而发生相应的变化。力量训练使肌肉变得更强壮，体积增大，这是肌肉横截面积增加的结果；耐力训练使肌肉产生适应性变化，这种变化主要是肌肉能量供应的改变；爆发力训练主要依赖于无氧代谢途径供能，所产生的人体适应性变化主要表现为磷酸肌酸储存量的增加。

（4）运动提供的应力使胶原纤维按功能需要有规律地排列，促进关节骨折的愈合。

（5）运动通过施加在骨骼的应力，刺激其生长、骨量增加；运动使绝经后妇女雌激素水平轻度增加，从而增加骨钙含量。

（6）运动训练对肌腱的结构和力学性质有长期的正面效应。

（7）任何强度的持续运动都有降血脂效应。

（8）运动是中枢神经最有效的刺激形式，对大脑的功能重组和代偿也起重要作用。

(二)骨与关节的生物力学

1. 人体的力学杠杆

肌肉、骨骼和关节的运动都存在着杠杆原理，根据力点、支点和阻力点的不同位置关系可分为"平衡杠杆"、"省力杠杆"和"速度杠杆"，人体中多数是"平衡杠杆"和"速度杠杆"，其特点是将肌腱的运动范围在同方向或反方向上放大，比较费力，肌肉附着点越靠近关节越明显，这种排列的生物学优势是肌肉集中排列，能使四肢更轻、更细。

2. 骨骼生物力学

从生物力学来看，骨组织是双相性的组合材料，一相是矿物质，另一相是胶原和基质。这种材料是强而带脆的材料，包于弱而易屈的材料之中。它比两者均轻，但坚实。从功能来看，骨的最重要机械性能是其强度和硬度。骨在力和力矩影响下的机械行为取决于其机械性能、几何特性、施加负荷的模式、负荷速度和负荷频率。骨的变形以弯曲和扭转最为常见，骨骼的层状结构充分发挥了其力学性能。

3. 关节软骨生物力学

关节结构变化会改变关节承载和力的传递方式，改变关节的润滑度，从而改变关节软骨的生理状态；关节内的润滑机制将受到病变润滑特性和软骨特性改变的影响；活动关节软骨结构中的胶原、蛋白多糖与其他成分组成一种强大、耐疲劳、坚韧的固体基质，来承担关节活动时产生的压力和张力，具有独特的生物力学特性，包括渗透性、黏弹性、剪切特性、拉伸特性等。

(三)肌肉的生物力学

根据肌细胞分化情况可将肌细胞分为骨骼肌、心肌和平滑肌。骨骼肌按其在运动中的作用不同，又可分为原动肌、拮抗肌、固定肌和协同肌，在不同的运动中或同一运动中由于重力的协助或抵抗力不同，同一块肌肉的作用也会改变。骨骼肌的两端附着于骨骼上，随肌纤维的缩短、延长或不变，产生等张收缩、等长收缩、等速收缩。

(四)肌腱和韧带的生物力学

骨－肌腱－肌肉的结构性质依赖于肌腱本身、肌腱与骨附着处、肌腱肌肉交界处三者的力学性质。肌腱和韧带的伸长与受力大小、作用时间及过程相关。影响肌腱和韧带力学性质的因素包括黏弹性、解剖部位、运动水平、年龄、温度等。

(五)周围神经的卡压和牵拉的生物力学

（1）在急性和慢性卡压损伤中，神经功能减退主要考虑机械因素和缺血因素所致；卡压损伤的范围和程度由作用力大小和频率、作用力的持续时间和作用方式所决定。

（2）牵拉和牵张引起的神经损伤包括突然的具有相当大小的外力导致的急性损伤和对神经长期慢性的牵拉引起的慢性损伤；损伤的程度和严重性与外力大小及形变比率相关。

（3）神经牵拉生物力学按照"神经 – 神经束 – 神经束内纤维 – 神经内管 – 神经束膜 – 神经外膜"的损伤次序分为Ⅰ～Ⅴ度损伤，这些损伤和神经束内广泛损伤和纤维变性有关，后者能阻碍神经再生。

▶二、功能训练主要疗法

功能训练是康复治疗的主要组成部分，涵盖运动疗法、作业疗法、言语疗法、心理疗法等，需要早期介入、多措并举、渐进主动地进行。

(一)运动疗法

运动疗法是指利用器械、徒手或患者自身力量，通过某些运动方式（主动或被动运动等），使患者获得全身或局部运动功能、感觉功能恢复的训练方法。正规康复治疗可以加速脑侧支循环的建立，促进病灶周围组织或健侧脑细胞的重塑或代偿，极大地发挥脑的可塑性，肢体活动可使相应皮质的血流量增加，这也给神经元的再生和重塑提供了一个良好环境。

1. 治疗性锻炼可以促进神经康复

治疗性锻炼作为其他医疗方式的延续，具有预防和治疗作用，由医生根据明确的指征，开具适应患者能力水平的运动处方，精准有效地达到一定的治疗目标。近年来，治疗性锻炼在神经康复方面得到了发展，非常适合神经疾病患者，尤其是在有目的、有针对性的活动序列背景中或在有功能的背景中才最有效。

神经康复的成功取决于治疗性锻炼的强度、速度、耐力和环境。高强度训练比低强度训练取得更好的效果；反复锻炼、单个运动的多次反复可以提高执行能力；力量和耐力、上肢和下肢的交替训练可以提高运动的质量和速度，减轻痉挛症状；有利于学习的环境可以提高完成任务的积极性、主动性。

2. 长期规律运动可以获得许多健康益处

最新推荐每天累积至少30min的中等强度体力活动，每周至少3次有氧运动与力量训练相结合可以减少心脏病发病率，调节血压，控制体重、血脂、血糖，保持骨密度，改善心理健康状态和生活质量，降低各种原因的死亡率。通过为人们开具个体化的运动处方，使更多人长期坚持体力活动，从而获得健康收益。（图4-1）

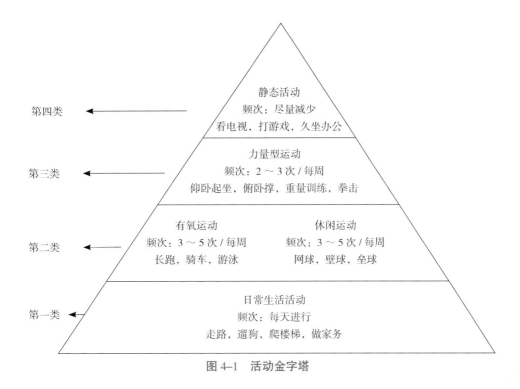

图 4-1 活动金字塔

(二)作业疗法

作业疗法（occupational therapy，OT）是应用有目的的、经过选择的作业活动，对由于身体上、精神上、发育上有功能障碍或残疾，以致不同程度地丧失生活自理和劳动能力的患者，进行评价、治疗和训练的过程，是一种指导患者参与选择性、功能性活动的治疗方法。

作业疗法的核心是活动，人类的活动包括日常生活活动、工作或生产性活动和娱乐休闲活动 3 个方面，作业疗法的目的是通过活动提高患者上述 3 个方面的能力，完成活动的要素有感觉、运动、认知、社会技能与心理因素等。

1. 感觉运动功能训练

运用人体运动的生物力学原理（如力、杠杆、力矩等在人体运动及平衡中的作用原理）进行作业活动，以改善肌力、耐力和关节活动度。主要包括实用性活动和非实用性活动。

2. 认知综合功能训练

人的大脑在结构和功能上有自我修复以适应改变的能力，而功能的代偿取决于学习和训练，通过认知和感知作业的训练，提高脑的高级功能能力，如定向力、注意力、认知力、记忆力、顺序、定义、概念等。这与脑可塑性密切相关，其机制与神经解剖、神经生理、神经病理、神经免疫等因素有关。

3. 日常生活活动能力训练

通过生活活动自理能力的训练，以及自助器具的使用，提高患者自行活动能力、自我照料能力、适应环境及工具使用能力等。

4. 社会、心理功能训练

通过作业活动可以改善进入社会和处理情感的能力，包括自我概念、价值、兴趣、介入社会、人际关系、自我表达、应对能力等，并且调动患者的情绪和积极性，增强战胜疾病的自信心。

(三)心理疗法

心理疗法（psychotherapy）又称精神治疗，是应用心理学的原则和方法，通过治疗者与被治疗者的相互作用关系，医治患者的心理、情绪、认知行为等问题。

心理治疗作用是通过语言、表情动作、行为来向患者施加心理上的影响，解决心理上的问题，达到治疗疾病的目的，其理论基础主要是残疾的心理适应理论。

1. 残疾适应理论

残疾适应理论是按照从内在到外在的连续过程进行划分，强调内在认知事件的心理理论、强调个体外在事件的社会理论及二者合一的整合理论。

2. 残疾适应模式

认为人们经历生活巨变后按照可预言的、有顺序的情感反应过程发展的分阶段模式；强调外在因素重要作用，主要注重行为的行为模式；建立在危机理论基础之上，既强调认知因素、也强调行为因素的心理应对技术模式。

第二节　中枢神经系统损伤后功能改变与修复可塑性

过去曾认为中枢神经系统（CNS）损伤后功能不能再恢复，现今大量的证据使人们认识到，成人的中枢神经系统损伤后在结构和功能上具有重组和可塑能力，使损伤后的恢复成为可能。脑可塑性是指脑有适应能力，可在结构和功能上修改自身，以适应损伤后的客观现实。随着研究工作的不断进展，对中枢神经损伤后功能恢复的现象有了更新和更深的认识，发现了一些能影响中枢神经损伤后恢复的重要因素，这些成为近代中枢神经疾病或损伤后康复的依据。中枢神经损伤后的时期可分为4个阶段：①急性期，24h以内；②早期恢复阶段，又称自发恢复阶段，数天至数月；③后期恢复阶段，3个月至2年；④晚期阶段，2年以后。前两个阶段又称为自发恢复阶段，后两个阶段又称自发恢复停止以后阶段。

一、自发恢复阶段机制

自发恢复是指发病后不论治疗与否均可自发地出现一定程度的恢复，在发病后数日至 3 个月内出现，一般不超过半年，这种恢复机制与以下因素相关。

(一)神经解剖方面

1. 病灶周围水肿的消退

CT 证实，病灶周围水肿可持续 5 ～ 6d，以起病数天或数周较为严重。

2. 血管的自发再沟通

急性发病后，损伤区及其周围的血管常受局部一些化学因素的影响发生反射性痉挛，甚至完全闭锁，几小时或几天后重新沟通。

3. 侧支循环的形成

颅内正常情况下有些侧支是不通血的，如脑底动脉环就有此现象，但在发病后这些不开通的侧支开放，往往使一些患者的血液循环有所恢复。

(二)神经生理方面

主要表现为神经功能与形态联系的消失，是中枢神经损伤后脑代谢功能有广泛的抑制所导致的急性损伤后的一种功能性休克状态，但神经本身未受损，随着急性阶段的消退，使功能得以恢复。

二、自发恢复停止以后功能恢复机制

自发恢复停止以后的功能恢复是指中枢神经损伤的后期及晚期(约 3 个月至 2 年)。关于其机制目前认为主要是与脑的可塑性有关。可塑性高，则神经细胞功能的易变性高，损伤后更容易恢复功能。脑的可塑性与下列因素有关。

(一)神经解剖方面

1. 脑双侧支配的形态学基础

（1）一侧半球的双侧支配：人的中枢神经系统的代偿能力是巨大的，在切除大脑半球的 520g 组织以后，人仍能保留包括步行在内的大量的运动控制，这在临床上切除大脑半球治疗癫痫时得以证实，说明每侧半球均有双侧的传出纤维支配，保证了两侧身体的基本功能。

（2）古旧皮质的双侧支配：中枢神经系统在发育上可分古、旧、新三部分。新皮质在最外层，占人脑 90% 左右，位置暴露，由终末血管支配，难于形成侧支循环，因此伤后不易恢复，除此之外，新的部分单侧性也很明显，因此伤后不易为对侧代偿；而古、旧皮质在内层，具有明显的双侧支配。因此，新皮质破坏后，有些粗糙感的和低级的功能可由古、旧皮质来完成。

2. 突触发芽

是指从未受损伤的神经细胞的树突或轴突中向受损伤的神经细胞生长新芽，并建立起新的有功能的突触联系。

（1）旁侧发芽：在神经纤维上生成侧芽进而生成新的轴索支，并且末端与另外的神经元形成新的突触。

（2）终端发芽：现存突触的终末端某部分膨出，又形成新的突触。

（3）突触性发芽：突触的终末接触面扩大，突触的接触点增多。神经生长因子和神经节苷脂等可参与和促进突触发芽过程。

(二)神经生理方面

1. 功能转移

许多研究证明，两侧大脑半球的对应部位的功能可以"互替"，具有相互代偿的能力。例如，正常右利手的人，语言中枢在左半球，右半球不承担言语功能，但通过脑功能治疗，可训练这种人让右半球来完成这种功能。即使左半球受伤后2年之后，仍能通过脑功能治疗使患者语言功能有所恢复。

2. 次要通路的开通

指已存在的但没有发生作用的通路，在主要通路失效时发挥作用。中枢神经系统中每个神经细胞均通过突触与其他众多的神经细胞连接起来而构成神经网络，但平时多数连接通路处于被抑制状态。当主要通路受损时，感觉传入被阻断，其大脑感觉区的抑制性神经递质如γ氨基丁酸出现一过性减少；该期间可塑性增高，则旁侧通路重新被激活启用，发挥主通路作用。但因这些通路较曲折，分化不精细，比主通路效率差。功能训练可促进通路分化，改善通路效率。如儿童学写字，开始很不准确，几乎上肢的全部肌肉均参与其中，但随着训练和熟练，最后只余下最低限度的、必不可少的几条肌肉参与，以前大量参与的其他肌肉被抑制，不再参与该动作的完成。神经损伤后，原有运动的主要肌肉受累，但上述曾被抑制的肌肉可以重新启用来完成写字动作，但由于该通路在作用上是次要的，所以效率和准确性都不如原来，功能训练能改善运动表现。

(三)神经化学方面

1. 神经生长因子（NGF）

1952年由 Levi Montacini R 等所发现，NGF 是分子量为 130 000 的 7S 复合物，有 α、β、γ 三种亚单位，β 是活性部分，由 2 条 118 个氨基酸组成的单链通过非共价键结合而成二聚体多肽。

（1）NGF 作用的靶神经元：①中枢神经中隔区胆碱能神经元。②脊神经背根神经节中的周围神经元。③交感神经节内的神经元。

（2）NGF 对中枢神经的作用：①促进神经元的生长发育。调节和促进基底前脑胆碱能神经元和纹状体胆碱能中间神经元的发育和分化及受伤后的再生。②增加受伤后神经元的存活。③对抗神经毒。NGF 可保护神经元，减轻它们受神经毒的损伤作用。④修复创伤。促进创口修复的组织细胞反应，有类似创伤局部炎症趋化因子作用。⑤促进移植组织的生长。连续在脑室内灌注 NGF 1 个月，可使大量移植细胞存活。

（3）NGF 对周围神经的作用：①促进交感神经与感觉神经细胞增殖出芽。②维持交感与脊神经背根神经节细胞存活。③趋神经性，神经纤维向 NGF 高浓度区优先生长现象。其生长方向与速度与 NGF 的浓度成正比。

（4）作用机制和方式：NGF 通过作用于靶细胞表面相应受体，使细胞通过膜吸收氨基酸和营养物质的速度加快；通过氧化增加对葡萄糖的吸收和代谢，刺激特殊种类 mRNA 的合成；刺激轴索生长和细胞骨架成分的生长。在 NGF 的作用下，神经细胞体积增大，核仁、内质同及高尔基体变大，RNA 和蛋白质合成增加，微丝、微管等管状细胞器也增加，并通过对微管相关蛋白质合成和磷酸化的促进而使轴突生长。

2. 成纤维细胞生长因子（FGF）

1974 年 Gospodarowicz 发现和命名，最初从牛垂体中分离出，是一种肝素结合蛋白，分碱性（bFGF）和酸性（aFGF）两大类。其作用如下。

（1）神经营养作用：维持神经生存和促进生长，促进周围神经轴突再生加速。将 bFGF 注入损伤脊髓周围，可促进部分脊髓的生长；如果将一注入 bFGF 的聚乙烯管套于被切断坐骨神经的两端，可见断离的坐骨神经轴突生长迅速。

（2）促两栖类动物失去肢体再生作用：FGF 是两栖类动物失去肢体再生过程中形成芽基所需的营养物质，在两栖类动物失去肢体的伤口上注射 FGF，数周后，镜下可见残肢生长变大，未分化细胞增多，并分化成软骨细胞和肌细胞。

（3）促晶体再生作用：FGF 有促晶状体上皮细胞和角膜上皮细胞分裂增殖的作用，因而有利于创伤后晶状体和角膜的修复。

（4）创伤愈合作用：创伤的愈合主要依赖于纤维组织的形成，而起关键作用的是成纤维细胞，FGF 可促使成纤维细胞增殖，刺激血管新生，并参与神经的再生，增加局部 DNA 的合成及创面中对修复有利的其他成分含量，因而加速伤口的愈合。

(四) 神经电方面

现已证实，恒电场能调节周围和中枢神经元的发育。在 30～100mV/mm 的梯度时即有促进神经元发育的作用。电位梯度在 70mV/mm 及以上时，电极阴极端轴突生长迅速，而阳极端则受抑制。

(五)心理因素与神经易化

1. 心理因素

当一个人因某种原因发生残疾，除了会因个体残疾引起的躯体功能障碍外，还会给患者心理上造成极大的创伤，并为此而失去生活的信心，灰心丧气、悲观失望，甚至产生自杀行为。在这种情况下，患者很难配合进行主动训练和治疗。显而易见，克服心理障碍，面对残疾现实，乐观、向上、勇于克服残疾，调动患者的主观能动性，最大可能发挥其潜能，积极配合治疗，主动参与训练，对患者的恢复是非常有利的；同时创设良好的周围环境，让患者得到家庭的温暖、社会的支持及周围人群的关爱，也有助于身心的恢复。

2. 神经易化

神经易化的理论基础源于 Sherrington 脊髓反射生理研究。他认为一个 α 运动神经元发生兴奋时，其所发放的冲动不能使其相邻的神经元发生兴奋而只能处于阈下兴奋状态。但是当一个刺激作用于神经元时，如果这个刺激与前一个刺激在时间上紧接的话，这两个兴奋场就会相叠加，所诱发出的易化反射放电的幅度就会大于两者分别刺激时的总和，这种现象就是易化。如果后一个刺激与前一个刺激在时间上紧接，但所引起的兴奋场并没有与前一个兴奋场相叠加，并且还降低了前一刺激的兴奋性，这种现象称为抑制。康复治疗医学中的神经易化技术就是利用这种原理，使来自外周的对肌肉及皮肤感受器的刺激的总和超过兴奋阈值，而促使 α 运动神经元去极化，产生神经冲动而引起肌肉的随意活动。

▶三、功能训练对神经损伤后修复的影响

神经可塑性的发现，为脑科学领域研究和应用带来了重大突破。神经可塑性训练技术从助人康复，逐渐扩展至促人突破极限，无论是对脑损伤后生理、心理的治疗，还是对学习、训练适应能力的增强，均具有广泛的应用前景。

脑损伤后功能恢复机制中，替代脑功能重组也是较为广泛接受的理论。该理论认为，中枢神经系统存在一簇集体的细胞，破坏或损伤时发生相应的功能丧失，所剩神经细胞难以单独再组完成原来功能，但通过替代机制，临床功能常常可有不同程度的恢复。学者们推想大脑中泛性地存有某些基础性神经环路，具有相同基础的环路模式可为许多不同的神经功能所使用，在损伤后，这些共同协调的环路的作用可以替代转化。如盲人经触视觉替代系统训练后，可以体验到成像是在空间而不是在皮肤上，证实大脑皮质经训练后可以担负与身体毫不相干的视觉功能。替代理论中著名的观点包括病灶周围组织替代论和对侧半球替代论。近期的电生理研究结果对病灶周围组织替代论提出了有力支持，在皮质病损的邻近地带有未曾启用的突触重现和突触连接的重建，这是皮质缺损边缘轴索与树状突的再组结果，是与局灶性损伤后功能的恢复相关的，康复训练因而在功能上起着非常重要的作用。1969 年 Luria A R. 等提出并完善

了功能重组理论，认为大脑损伤后残存部分，能通过功能重组，以新的方式完成已丧失的功能，并认为在此过程中，特定的康复训练是必须的，故又称为再训练理论。功能重组可以通过功能相近的系统或功能上不完全相同的另一系统来承担损伤系统的功能，从而达到功能重组的目的，其机制与神经解剖、神经生理、神经生化和神经电生理等因素有关。如通过侧支长芽从最靠近损伤区的正常轴突向侧方伸出分支去支配损伤的区域，或启用潜伏通路和（或）潜伏突触，从而恢复受损伤区的神经支配。

脑损伤后，脑可塑性的发生和功能重组是一个动态变化的过程，在不同时期应采用不同的康复措施以促进脑功能的重组与运动功能的恢复，使大脑的抗损伤及重塑更容易地进行，并向着最大限度恢复患者受损功能的方向发展。目前已知神经系统可塑论与功能重组理论，这些理论为康复治疗提供了重要依据。

（一）中枢神经系统的可塑性

从 1930 年 Bach 提出中枢神经可塑性理论至今，有关中枢神经的可塑性理论有替代论、远隔功能抑制论、神经发芽论、突触功能调整论、神经再生微环境变化论等，这些理论从不同角度阐述了大脑损伤后功能恢复可能的机制，为中枢神经损伤后的治疗和康复奠定了理论基础。

已观察到未损伤神经元的轴索可通过"发芽反应"走向损伤区域以代替退变的轴索。发芽发生于中枢神经系统与周围神经系统，从神经存活着的部分由胞浆延伸而使轴束与树状突发芽。一般认为发芽可恢复已失去的功能并建立新的连接。发芽包括再生性、代偿性、侧支性和内生长性等种类。发芽还包括中枢神经系统中的发芽和周围神经系统中的发芽，分别与中枢神经系统和周围神经系统可塑性机制相关。

1. 发育期损伤后的可塑性

中枢神经系统如果在发育阶段受到外来干预，相关部位的神经联系会发生明显异常改变。损伤如发生在发育期或者幼年，功能恢复情况比发生在成年期要好。

2. 成年损伤后的可塑性

在发育成熟的神经系统内，神经回路和突触结构都能发生适应性变化，如突触更新和突触重排。

（1）结构的可塑性：脑结构的可塑性包括轴突和树突发芽，突触数量增多，这些变化可提高大脑对信息的处理能力。

（2）功能的可塑性：脑功能的可塑性主要表现在脑功能的重组、潜伏神经通路的启用和神经联系效率的增加等，而其中较为重要的是突触传递的可塑性。

3. 突触的可塑性

神经元是构成神经系统结构和功能的基本单位，由胞体和突起两部分组成，突起由树突和轴突组成，轴突的末端有很多分支，其末端膨大的部分称为突触小体，这些小体与其他神经元相接触形成突触。神经元受损后，突触在形态上和功能上的改变称为突触的可塑性，中枢神经的可塑性大多是由突触的可塑性完成的。突触的可塑性也包括结构和功能的可塑性。

4. 脊髓的可塑性

脊髓是中枢神经的低级部位，与脑一样具有可塑性，具有发育阶段差异和区域差异特征。脊髓可塑性主要表现为附近未受损神经元轴突的侧支先出芽，随后与靶细胞建立突性联系,脊髓损伤后轴突的出芽主要包括：再生性出芽、侧支出芽和代偿性出芽。位于脊髓内，能自动产生稳定振荡，有序激活伸屈肌群进行交替收缩、激发肌体节律运动的模式发生器，具有独立于脊髓上神经中枢和外周感觉输入、自我维持运动样神经活动的特性。治疗脊髓损伤常用的训练方法——减重步行训练的治疗机制就是利用了该原理。

（二）脑卒中后功能重组

脑卒中后功能重组可分为 4 个阶段：

（1）脑卒中后的即刻改变，整个神经网络处于一种抑制状态。

（2）主要是未受损半球的增量调节和过度活动。

（3）双侧半球运动相关区域的激活降低，残存的神经网络建立新的平衡。

（4）脑卒中后恢复的慢性阶段。

高强度的反复锻炼和功能性活动，有助于达成治疗目标或效果。如上运动神经元损伤，可以通过反复的锻炼和力量训练来减轻痉挛并改善运动质量；通过对受累肌肉进行强化的力量训练和肌肉耐力训练来治疗神经康复中的无力；通过动态的力量训练治疗共济失调。

研究表明对脑损伤后的积极再训练可以促进脑功能重组。应该尽早开展功能康复训练，包括使用运动再学习方案、CI 运动疗法、BWSTT 等功能训练疗法，并结合能加速运动、言语功能恢复的药物，使脑损伤患者尽可能减少残障、残疾。使患者运动、语言、认知和其他受损功能改善；使患者能恢复自主活动、社会活动和人际间交往；尽可能恢复患者的日常生活活动能力。

（陈丽贤　戴　杰　龙桂花）

第五章

神经系统疾病的康复训练疗法

第一节　神经发育疗法

一、发展概况

(一)发展简史

从 20 世纪 40 年代后期开始，国际上逐渐出现了很多治疗脑损伤运动障碍的技术与方法，其代表为 Bobath 技术、Brunnstrom 技术、Rood 技术、Kabat–Knott–Voss 技术(即 PNF) 及 Carr–Shepherd 技术（即 MRP）等。这些技术与方法在很多不同国家和地区流行广泛，经过数十年的临床实践应用，得到了不断的发展，并逐渐形成了一套治疗技术体系——神经发育疗法或神经发育促进技术，简称为促进技术。发源于澳洲的运动再学习技术（即 MRP），因其理论基础与前四种技术有所差异，因而 MRP 技术一般不归入神经发育疗法的分类范畴。神经发育疗法（neurodevelopment treatment，NDT）也称为神经生理学疗法（neurophysiological therapy，NPT）或神经肌肉促进技术（neuro–muscular facilitation technique，NFT），是应用神经发育学、神经生理学等的基本原理来治疗脑损伤和周围神经损伤后运动障碍的一套康复治疗技术体系。

(二)共同特点

神经发育疗法，主要包括 Bobath 技术、Brunnstrom 技术、Rood 技术、PNF 技术等，这些治疗技术存在着共同点，归纳为表 5–1。

表 5–1　神经发育疗法的共同特点

	共同特点
原理依据	神经发育学、神经生理学

	共同特点
训练对象	神经系统损伤（如脑损伤和周围神经损伤）后运动功能障碍患者。按照人体发育规律的正常顺序，通过选择特定的运动方式，对外周（躯干和肢体等）进行良性刺激，抑制异常的病理反射和病理运动模式，从而引出并促进正常的反射和建立正常的运动模式
训练目标	运动训练与功能性活动，尤其是日常生活活动（ADL）结合起来，患者从学习训练选择性动作发展到功能性活动（尤其是 ADL）技巧性动作
训练方法	应用多种感觉刺激，包括肢体、语言、视觉等，并认为重复强化训练对选择性动作的掌握、运动的控制及协调具有十分积极的作用
训练顺序	按照头—脚、近端—远端治疗顺序，将治疗变成学习和控制选择性动作的过程。在训练中强调先做等长训练（如保持静态姿势）、后做等张训练（如在某一姿势上做运动），先做离心性控制训练（如离开正常姿势的运动）、再做向心性控制训练（如向着姿势的运动），先掌握对称性的运动模式、后掌握不对称性的运动模式
训练模式	强调早期介入、综合治疗，各相关专业的积极配合如物理治疗、作业治疗、言语治疗、心理治疗，以及社会工作者等的全力配合；重视患者及其家属的主动参与，这是治疗成功与否的关键因素

（三）各自特点

1.Bobath 技术

（1）Bobath 技术侧重关键点的手法操作、反射性抑制、促进姿势反射及刺激固有感受器和体表感受器等治疗人员的基本技术。

（2）现代 Bobath 技术：侧重改善张力性姿势（TIP）、诱导姿势模式及活动性负重、改善核心稳定及任务解决型方法等治疗技术。

2.Brunnstrom 技术

（1）弛缓期通过对健侧肢体施加适当阻力引出患侧肢体的联合反应或共同运动，以及利用本体感受性刺激和局部皮肤刺激，促进较弱的肌肉收缩。

（2）出现痉挛后通过抑制共同运动的运动模式如利用紧张性迷路反射及紧张性颈反射等抑制性技术来抑制痉挛，促进随意运动。

3.Rood 技术

（1）促进技术：通过刺激皮肤、本体感受器等来诱发肌肉反应，包括触觉刺激、温度刺激、轻叩挤压肌腹、快速地牵伸肌肉及特殊感觉刺激等。

（2）抑制技术：利用挤压关节、对肌腱附着点的按压、持续的牵张及温热刺激等达到降低肌张力、抑制痉挛的目的。

4.PNF 技术

（1）本体感觉刺激：包括挤压、牵伸、抗阻等刺激。

（2）治疗人员的口令及视觉刺激。

（3）螺旋、对角线性的运动模式。

二、Bobath 疗法

(一)概述

Bobath 技术是由英国物理治疗人员 Berta Bobath 与她的丈夫 Karel Bobath 根据英国神经学家 Jackson 的"运动发育控制理论"，经过多年康复治疗临床实践而逐渐形成并发展推广的。这一技术逐渐成了 20 世纪治疗神经系统疾病，尤其是中枢神经系统损伤引起的运动功能障碍（如成人偏瘫、儿童脑性瘫痪等）最有效的方法之一，在全球范围内获得广泛的认可与应用。

(二)治疗原理与核心技术

1. 治疗原理

（1）选择性应用运动发育控制理论。Bobath 认为，"运动发育控制理论"的框架在中枢神经系统损伤所导致的脑瘫与脑卒中患者的运用实践中，必须有选择地运动干预。如非对称性紧张性颈反射是运动发育的正常阶段，正常婴儿很快通过这一阶段，但在脑损伤的婴幼儿中，这一反射很快占优势，并产生严重畸形，所以我们需要根据患者具体运动障碍表现来选择性运用"运动发育控制理论"。

（2）强调运动感觉的学习。在脑瘫儿童的训练中，Bobath 认为治疗时通过干预、引导和控制儿童运动的输出来影响感觉的输入，并逐渐减少帮助，最终，儿童可以学会在没有任何帮助下控制自己的运动。不同的感觉刺激（如刷擦、震颤等）能增加各种感觉的输入，却不能教会患者如何学会运动。只有正常的运动感觉反馈本身，才可教会患者重新学会正常运动。

（3）重视掌握技巧性动作。技巧性动作以姿势控制、调正反应、平衡反应及其他保护性反应等为基础，基本技巧包括如中线对称、直立反应、躯干旋转等。Bobath 认为，脑损伤患者在掌握这些基本技巧后，比较容易达到不同的运动阶段。例如，在掌握中线对称后，几乎不需要经过特别训练，就可以掌握坐位平衡技巧。

（4）重视整体治疗。Bobath 强调按照个体发育的正常顺序，利用正常感觉反馈输入，如自发性姿势反射和平衡反应等来调节肢体张力，诱导正常运动反应的输入与输出，通过中枢神经系统对运动输出加以重组，从而改善运动功能。先学习并掌握基本的姿势与运动模式，然后逐渐过渡为日常生活中复杂的功能性、技巧性动作。Bobath 技术对促进患者的主动运动，增加动作难度，抑制痉挛，降低肌张力和预防畸形，以及进行较为复杂的运动等有明显的实用价值。

2. 核心技术

（1）控制关键点。关键点是指某些对身体其他部位或整个肢体的肌张力具有重要影响的人体特定部位。对关键点的控制是 Bobath 技术中手法操作的核心，常与反射性抑制联合应用。人体关键点通常包括中部关键点如头部、躯干、胸骨中下段；近部关键点如上肢的肩峰、下肢的髂前上棘；远部关键点如上肢的拇指、下肢的脚趾。

（2）反射性抑制。反射性抑制是用来抑制异常肌张力、痉挛和异常运动模式或姿势的一种有效方法，可以防止异常的感觉输入。异常的运动主要包括痉挛模式动作、异常的姿势反射活动和联合反应等。反射性抑制利用与痉挛模式相反的体位或姿势来抑制痉挛，包括反射性抑制模式（reflex inhibition pattern，RIP）和影响张力性姿势（tonic influenced posture，TIP）等。

（3）调正反应。属于静态反应，是指当身体偏离正常姿势时，人体会自发性地出现恢复正常姿势的动作，即头部位置、头部对躯干位置、四肢对躯干位置等恢复正常的一系列反应。

（4）平衡反应。属于动态反应，是比调正反应更高级的维持全身平衡的一种反应。当人体突然受到外界干扰引起重心变化时，四肢和躯干出现一种自动运动，以将重心恢复到原有稳定状态或建立新的稳定状态。

（5）感觉刺激。利用各种感觉抑制异常运动或促进正常运动，包括兴奋性刺激和抑制性刺激，如加压或负重、放置及保持、轻推等。

（6）Bobath 握手。Bobath 握手是让患者双手掌心相对，患侧拇指在上，十指交叉的握手训练方式。 Bobath 握手可以帮助患者在较短时间内主动进行自我锻炼，也可以帮助患者完成翻身坐起等日常训练。

（7）整体治疗：将患者看作一个有机的整体，而不只是治疗患病的部位。需要通过全身活动、躯干运动提高患者的整体功能。

三、Brunnstrom 疗法

(一)概述

瑞典物理治疗人员 Signe Brunnstrom 在广泛学习文献资料的基础上，结合临床观察和应用，创立了一套治疗脑损伤后运动障碍的方法。Brunnstrom 技术的基本点是在脑损伤后恢复过程中的任何时期，均使用可利用的运动模式来诱发运动，如肢体的共同运动、姿势反射及联合反应，并出现一些原始反射和病理反射，如紧张性颈反射、紧张性迷路反射，而深肌腱反射等正常反射则被加强。

(二)治疗原理与核心技术

1.治疗原理

（1）原始反射。出生后的新生儿具备了许多运动反射，这些反射是生来就有的正常反射，又称为原始反射（primitive reflex）。随着婴儿神经的发育及不断完善，大部分的原始反射在 1 岁以后逐渐消失。当脑部受损后，这些反射又会再次出现，成为病理性反射。如同侧伸屈反射、交叉伸屈反射、屈曲回缩反射、伤害性屈曲反射、紧张性颈反射、紧张性迷路反射、正支持反射、负支持反射等。

（2）共同运动。共同运动（synergy）是脑损伤常见的一种肢体异常活动表现。当患者活动患侧上肢或下肢的某一个关节时，相邻的关节甚至整个肢体都可出现一种不可控制的运动，并形成特有的活动模式，这种模式就称为共同运动。在用力时共同运动表现特别明显。共同运动在上肢和下肢均可表现为屈曲模式或伸展模式。

（3）联合反应与联合运动。联合反应（associated reaction）是在某些环境下出现的一种非随意运动或反射性肌张力增高的表现。脑损伤患者在进行健侧肢体抗阻练习时，可以不同程度地增加患侧肢体的肌张力，或患侧肢体出现相应的动作，这种反应就称为联合反应。联合运动（associated movement）是和联合反应完全不同的概念。联合反应是病理性的，联合运动可见于健康人，是两侧肢体完全相同的运动，通常在要加强身体其他部位的运动精确性或非常用力时才出现。如打羽毛球、网球或乒乓球非握拍手的运动。

2. 核心技术

Brunnstrom 技术最基本的治疗方法是早期充分利用各种方法诱发出肢体的运动反应，并利用各种运动模式，如共同运动、联合反应等，从异常模式中引导、分离出正常的运动成分，最终脱离异常的运动模式，逐渐向正常、功能性模式过渡。

Brunnstrom 将脑损伤后的异常运动模式分为屈曲模式和伸展模式，将脑损伤后的运动功能恢复过程分为六期。以偏瘫侧上肢为例，1 期（软瘫期）和 2 期（痉挛期）通过对健侧肢体的活动施加阻力引出患侧肢体的联合反应或共同运动。如轻叩三角肌、牵拉前臂肌群以引起伸肌的共同运动。3 期（共同运动期）训练患者学会随意控制偏瘫侧肢体屈、伸共同运动，促进上肢伸肘，对抗异常的屈腕、屈指，诱发手指的抓握，并将屈、伸共同运动与功能活动和日常生活活动结合起来。4 期（部分分离运动期）是促进上肢共同运动的随意运动，并逐渐诱导分离运动出现，如训练患手放到后腰部，训练肩前屈 90°，训练屈肘 90°时前臂旋前 / 旋后，手的伸、屈、抓握及其放松等。5 期（分离运动期）治疗目的是脱离共同运动，巩固肩部功能，增强肘及前臂的训练，增强手部功能。6 期治疗目的是恢复肢体的独立运动。治疗方法主要是按照正常的活动方式来完成各种日常生活活动，加强上肢的协调性、灵活性及耐力的练习，以及手的精细动作练习。

◉ 四、本体感觉神经肌肉促进疗法

(一)概述

本体感觉神经肌肉促进疗法（proprioceptive neuromuscular facilitation，PNF），由

美国内科医生和神经生理学家 Herman Kabat 在 20 世纪 40 年代创立，他运用了螺旋和对角线的组合模式，并将它命名为本体感觉促进技术，当时主要用于治疗脊髓灰质炎和多发性硬化引起的瘫痪。20 世纪 50 年代，物理治疗人员 Margaret Knott 和 Dorothy Voss 先后参加了这一技术的发展和完善工作。该技术的应用范围也扩大到多种神经系统疾病，如脑外伤、脑血管意外、脊髓损伤等。

（二）治疗原理与核心技术

1. 治疗原理

1）基本原理。

PNF 治疗的基本原理是利用全身的感受器来帮助患者达到有效的运动功能。

PNF 以 Sherrington 的神经生理学为理论基础。能引起处于阈下兴奋状态中的运动神经元发出冲动的刺激则被认为具有易化作用；凡是能使已经处于兴奋状态中的运动神经元停止释放冲动重新回到阈下兴奋状态的刺激，则被认为具有抑制作用。

在解剖学基础上，PNF 利用螺旋或对角线运动模式，并用于头颈、躯干、四肢等，能使肌肉群高效率地收缩，使整个肌群协同运动，从而增加对运动神经元的刺激，提高其兴奋性。在发育学基础上，PNF 利用动作发育的最后阶段螺旋或对角线运动，进行洗脸、梳头、吃饭、行走等整体活动训练，也有利于身体双侧运动的发展。

2）基本原则。

（1）充分挖掘潜能。每一个体都有尚未开发的潜能，PNF 在治疗中强调发挥患者的能力和挖掘其体内的潜能。这是 PNF 技术的基础。

（2）按照发育顺序动作。正常的运动发育是按照由头向足或由近端向远端的顺序发展，因此，当严重残疾发生时，应注意头、颈部的位置，并借助于视觉、听觉和前庭感觉器来促进肢体远端的运动。但并非按部就班，每一过程都必须经过，期间可以有跳跃。

（3）善于利用反射。早期的动作以反射活动占优势，成熟的运动可以通过姿势反射来维持或增强。

（4）关注双向运动。早期动作的特征是一种节律性的、可逆转的、自发性的屈伸运动，因此，在治疗中要注意到两个方向的动作。

（5）关注整体治疗。动作发展的顺序是按照整体的动作模式和姿势顺序发展。

（6）平衡拮抗关系。动作的发展具有在屈肌和伸肌分别占优势时交替移动的趋势。运动取决于屈肌和伸肌的交互性收缩，维持姿势需要不断调整平衡，而相互拮抗的运动、反射、肌肉和关节运动则影响着动作或姿势。这一原则再次强调了 PNF 的一个主要目的——在拮抗中达到平衡。

（7）强调反复学习。动作能力的改善取决于动作的学习。反复刺激和重复动作可以促进和巩固动作的学习，发展力量和耐力，并把组合活动模式贯穿在日常生活训练中进行。没有实践，任何动作的学习都不可能完成。

（8）重视感觉反馈。治疗中的多种感觉输入会促进患者动作的学习和掌握，这是 PNF 技术不可分割的一部分。

（9）治疗目的为导向。使用有目的的活动，借助于促进技术来加快生活自理活动的学习。

2. 核心技术

1）PNF 运动模式。

（1）模式命名。PNF 模式的命名是以近端关节的运动为基准，主动肌与拮抗肌在模式中相互转化，共同构成了对角线运动。肢体对角线模式在肩和髋关节有 3 个方向的运动：屈 – 伸，内收 – 外展，内旋 – 外旋。屈、伸的参考点：上肢为肩关节，下肢为髋关节。在功能性活动中并不需要每一种动作模式的所有成分都参加关节的全范围活动。此外，对角线运动相互影响，可以从一种模式向另一种模式转变，或两者结合起来。在基本模式中，肢体的远端和近端关节是固定的，中间关节则是可变的，可以在屈曲、伸直或中立位。

（2）模式种类。根据运动模式的发生部位，运动模式可以分为上肢模式、下肢模式、颈部模式；根据肢体的相互运动，可以分为单侧模式和双侧模式。

A. 按发生部位分类。

a. 上肢模式：有两个对角线（由屈到伸）运动模式。①屈 – 内收 – 外旋模式（图 5–1）和伸 – 外展 – 内旋模式（图 5–2），前者如用手梳对侧的头发，后者如坐在汽车内开车门；②屈 – 外展 – 外旋模式（图 5–3）和伸 – 内收 – 内旋模式（图 5–4），前者如用手梳同侧的头发，后者如用手触摸对侧腰、下腹部或大腿。不论哪一种模式，肩胛骨的运动是不可分割的一部分。（视频 5–1，视频 5–2）

视频 5–1　　　　视频 5–2

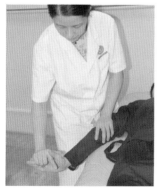 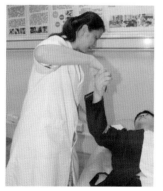 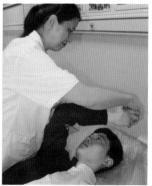

图 5–1　上肢模式，屈 – 内收 – 外旋

图中患者演示者身着黑白色连体服，黑色侧为患侧，白色侧为健侧，后文同

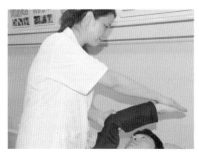
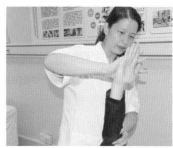
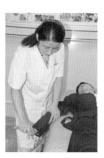

图 5-2 上肢模式，伸 – 外展 – 内旋

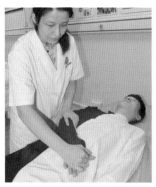
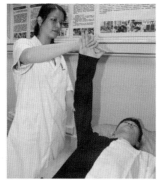
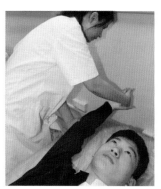

图 5-3 上肢模式，屈 – 外展 – 外旋

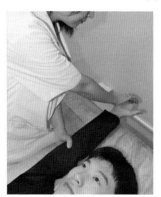
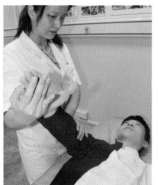
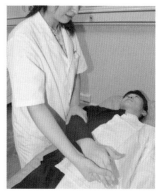

图 5-4 上肢模式，伸 – 内收 – 内旋

上肢模式可用于治疗上肢的肌肉无力、不协调、关节活动受限，也可用来活动躯干，对较强的肌肉抗阻可以使兴奋扩散到肌力较弱的肌肉。

b. 下肢模式：也有两个对角线运动模式。①屈 – 内收 – 外旋模式（图 5-5）和伸 – 外展 – 内旋模式（图 5-6）；②屈 – 外展 – 内旋模式（图 5-7）和伸 – 内收 – 外旋模式（图 5-8）。（视频 5-3，视频 5-4）

视频 5-3　　　　视频 5-4

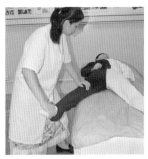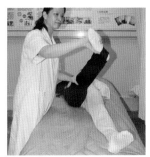

图 5-5 下肢模式，屈 - 内收 - 外旋

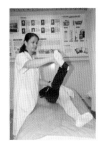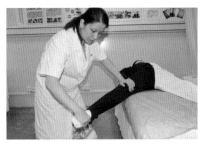

图 5-6 下肢模式，伸 - 外展 - 内旋

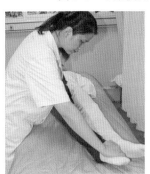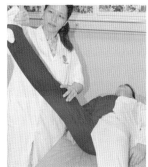

图 5-7 下肢模式，屈 - 外展 - 内旋

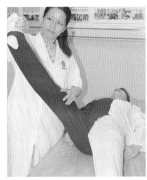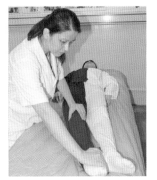

图 5-8 下肢模式，伸 - 内收 - 外旋

　　下肢模式可用于治疗下肢的肌肉无力、不协调、关节活动受限，也可用于躯干练习，对肌力较强的肌肉抗阻可以使兴奋扩散到肌力较弱的肌肉。

c.颈部模式：与肢体模式相同，包括屈曲或伸展、侧屈、旋转。远端部分是指上段颈椎，近端部位是指下段颈椎和上段胸椎（T1～T6）。颈部的屈－伸模式为屈－左（右）侧屈－左（右）旋及伸右（左）侧屈－右（左）旋。

B.按肢体的相互运动分类。

a.单侧模式：仅由一侧上肢或下肢完成的运动模式。

b.双侧模式：由双侧上肢或双侧下肢或双侧上下肢体结合而完成的运动模式。双侧模式又可以进一步分为双侧对称模式、双侧不对称模式、双侧对称交叉模式、双侧不对称交叉模式4种。

C.强调模式的动作顺序。

模式的正常时空顺序是肢体远端关节（上肢为手和腕，下肢为足和踝）首先按要求完成指定的活动，并保持该位置，随后其他部分一起完成模式运动。旋转是模式中的重要组成部分，由开始直至最后。实际应用时，可以通过中间关节改变、患者体位改变等方式来改变模式。

2）PNF核心技术。

PNF的目的是通过肌群的兴奋或抑制、肌肉收缩的增强或放松来促进功能性运动的改善。除了运用基本的运动模式之外，尚有以下几种常用的基本技术。

（1）节律性启动。一组肌肉（主动肌）在一定范围内的节律性收缩，可以由被动运动开始，逐渐转为助力运动进展到主动抗阻运动。其目的是帮助患者开始运动，改善运动的协调和感觉，使运动的节律趋于正常。

（2）复合等张收缩。一组肌肉（主动肌）持续向心性、离心性和等长收缩循环工作、没有放松的一种技术。其目的是控制和协调主动运动，增加主动关节活动范围，增加肌力，以及控制离心性运动中的功能性训练。

（3）反转技术。包括动态反转、稳定反转、节律性稳定。动态反转是在运动中不停顿或放松的前提下，主动改变运动的方向（从一个方向到另一个方向），从而增加主动的关节活动范围，增加肌力，发展协调性，预防或减轻疲劳。稳定反转是通过改变阻力的方向来改变等长收缩的方向，但关节不运动或运动范围很小，从而增加肌力，增加关节的稳定和平衡。节律性稳定是通过等长收缩对抗阻力，并保持运动位置不变，阻力缓慢增加，可以改变阻力方向保持等长收缩控制，在稳定反转后使用从而增加肌力或减轻疼痛。

（4）重复牵拉。通过在运动之初或全关节活动范围牵拉肌肉，增加肌张力以诱发肌肉的牵张反射，从而促进运动的开始，增加主动的关节活动范围，增加肌肉力量，引导关节按照既定的方向完成运动。

（5）收缩—放松活动。受限的关节在活动范围终末端短缩的拮抗肌主动等张收缩，然后放松，从而增加主动或被动的关节活动范围。

（6）保持—放松。短缩的拮抗肌在关节活动范围终末端等长抗阻用力保持收缩后放松，从而增加被动的关节活动范围，减轻疼痛。

五、Rood 疗法

(一)概述

Rood 技术又称多种感觉刺激技术，由美国物理治疗人员和作业治疗人员 Margaret Rood 在 20 世纪 50 年代创立。Rood 治疗脑损伤患者的主要方法是在患者皮肤的某些特殊区域施加温和的机械刺激或表面热刺激，并按照个体的发育顺序，通过应用某些动作引出有目的的反应。她把神经生理学和动作发育的研究成果应用到脑损伤患者的康复治疗中，如儿童脑瘫、成人偏瘫及其他有运动控制障碍的患者。

(二)治疗原理与核心技术

1. 治疗原理

（1）利用多种感觉刺激运动的产生。正确的感觉输入是产生正确运动反应的必要条件，有控制的适当的感觉输入可以反射性地诱发肌肉活动，这是获得运动控制的最早发展阶段。利用患者对动作的有目的的反应，诱导出皮质下中枢的动作模式。根据治疗目的，使主动肌、拮抗肌、协同肌相互协调。反复的感觉运动反应对动作的掌握是必需的，所用的各种活动不仅应当是有目的的反应，也应当是可重复的。

（2）利用个体发育规律促进运动的控制能力。Rood 认为，从个体发育的规律来说，运动控制能力的发育一般是先屈曲、后伸展，先内收、后外展，先尺侧偏斜、后桡侧偏斜，最后是旋转。

（3）利用运动控制发育的 4 个阶段。Rood 将个体运动控制发育水平分为关节的重复运动、关节周围肌群共同收缩、远端固定近端活动、近端固定远端活动 4 个阶段。

（4）利用个体发育的 8 个运动模式。Rood 根据个体发育规律总结出 8 个运动模式，分别为仰卧屈曲模式、转体或滚动模式、俯卧伸展模式、颈肌协同收缩模式、俯卧屈肘模式、手膝位支撑模式、站立、行走。

2. 核心技术

1）利用感觉刺激来诱发肌肉反应。

（1）触觉刺激。包括快速刷擦和轻触摸。快速刷擦是指用软毛刷在治疗部位的皮肤上做 3～5s 的来回刷动，也可以在相应肌群的脊髓节段皮区刺激，如 30s 后无反应，可以重复 3～5 次。轻触摸是指用轻手法触摸手指或足趾间的背侧皮肤、手掌或足底部，以引出受刺激肢体的回缩反应，对这些部位进行反复刺激则可引起交叉性反射性伸肌反应。

（2）温度刺激。常用冰来刺激，因冰具有与快速刷擦和触摸相同的作用。具体方法是将冰放在局部皮肤 3～5s，然后擦干，可以引起与快速刷擦相同的效应。由于冰可引起交感神经的保护性反应（血管收缩），因此应避免在背部脊神经后支分布区刺激。

（3）牵拉肌肉。快速、轻微地牵拉肌肉，可以引起肌肉收缩，这种作用效果即刻可见。

（4）轻叩肌腱或肌腹。可以产生与快速牵拉相同的效应。

（5）挤压。挤压肌腹可引起与牵拉肌梭相同的牵张反应；用力挤压关节，可引起关节周围的肌肉收缩。

（6）特殊感觉刺激。Rood 常选用一些特殊的感觉刺激来促进或抑制肌肉。例如，听觉和视觉刺激可用来促进或抑制中枢神经系统；节奏明快的音乐具有促进作用，节奏舒缓的音乐具有抑制作用。

2）利用感觉刺激来抑制肌肉反应。

（1）挤压。轻微地挤压关节可以缓解肌肉痉挛。如治疗偏瘫患者的疼痛肩时挤压肩部；治疗儿童脑性瘫痪时，轻轻挤压背部竖脊肌可以放松全身肌肉；当手的屈肌腱痉挛或挛缩时，在手的屈肌腱上持续加压可引起该肌肉的放松。

（2）牵拉。持续牵拉或将已经延长的肌肉保持在该位置数分钟、数天甚至数周，可以抑制或减轻痉挛。

第二节　运动再学习疗法

(一)概述

运动再学习技术是把中枢神经系统损伤后恢复运动功能的训练视为再学习或重新学习的过程的治疗方法。此法利用了学习和动机的理论及在人类运动科学和运动技能研究中获得的研究结果，在强调患者主观参与和认知重要性的前提下，着重按照运动学习方法，对患者进行再教育，以恢复其运动功能。

(二)治疗原理与核心技术

1. 治疗原理

以生物力学、运动科学、神经科学和认知心理学理论等为指导，针对脑卒中患者常见的运动障碍，制订出训练内容并提出科学的学习（训练）方法。强调从患者现存功能出发，针对患者运动功能存在的主要问题进行有针对性的学习或训练。患者是主动参与者，治疗人员只是指导者。学习运动要与作业、日常生活的功能活动紧密联系。系统性运动再学习不只是在治疗室学习，还要考虑学习的转移和坚持，要创造良好的学习环境，并要求亲属和有关人员参与，这样才能达到目的。

脑损伤后功能恢复主要依靠脑的可塑性和脑的功能重组。实现重组的主要条件是需要进行有针对性的练习活动，练习得越多，重组就越有效，特别是早期练习有关的运动，对防止代偿、促进脑的可塑性的发展有好处。

限制不必要的脑卒中后肌肉活动，恢复过程中，有几种错误的倾向，并可能通过患者的过度用力加重，如活动健侧而非受累侧，虽活动了应活动的肌肉，但肌肉间的动力学关系紊乱。因此，运动学习包括激活较多的运动单位和抑制不必要的肌肉活动两方面，最好按运动发生的先后顺序对完成动作的肌肉进行训练。

反馈对运动控制极为重要，除了外部反馈（眼、耳、皮肤等）、内部反馈（本体感受器和迷路等）外，反馈还包括脑本身信息的发生。

当身体各部分处在正确对应关系时，仅需极小的肌肉能量就能维持站立姿势的平衡。运动时人体姿势不断变化，其重心也不断改变，因此，需要进行体位调整才能维持身体的平衡。

2. 核心技术

1）运动功能训练。

每一部分分为 7 个步骤：

（1）分析。即以基本运动成分作为一个分析模式或框架，从行为学、运动学、动力学、神经的、肌肉的方面观察、比较、分析，找出缺失的运动成分及存在的问题。

（2）软组织牵伸。牵伸的目的是保持软组织的长度，防止挛缩畸形及肌张力增高。

（3）诱发肌肉活动（分解练习丧失的运动成分）。运用电刺激、想象性训练和主动控制训练等诱发肌肉收缩。

（4）练习作业（整体练习或功能性训练）。把所掌握的运动成分与正常功能活动结合起来，在不同的环境中不断纠正异常，使其逐渐正常。

（5）力量训练。对已有部分功能的肌肉进行肌力训练。

（6）优化运动技巧。在不同的环境和任务下增加运动的技巧、难度、灵活性、复杂性。

（7）训练的转移。在开放性环境及真实的生活环境中练习已经掌握的运动功能，使其不断熟练。

2）六项功能。

运动再学习疗法包含了日常生活中的基本运动功能：①上肢功能；②从仰卧到床边坐起；③坐位平衡；④站起与坐下；⑤站立平衡；⑥行走功能。各功能部分顺序安排无关紧要，彼此间无连贯意义。治疗人员根据患者存在的具体问题选择最适合患者的功能部分开始训练。以上肢功能训练为例，下面为大家详细讲述运动再学习疗法的核心功能训练。

上肢功能基本包括两组活动：够物和各种操作（抓握、松开、操作）。肩臂的主要功能是使手在操作时放在适当的位置。手的主要功能是为了一定的目的去抓握、放开及操作物体。

肩臂运动的基本成分包括肩关节外展、肩关节前屈、肩关节后伸及肘关节屈曲和伸展。这些成分经常伴随着适当的肩带运动和盂肱关节的旋转。

手运动的基本成分包括桡侧偏移伴伸腕、握住物体伸腕和屈腕、拇指腕掌关节的掌外展和旋转（对掌）、各指向拇指的屈曲结合旋转（对指）、各指间关节微屈时各掌指关节屈曲和伸展，以及手握物体时前臂旋后和旋前。

分析患者的上肢功能，以上肢基本运动成分作为一个分析模式或框架，找出缺失的运动成分及存在的问题。

操作方法：

（1）牵伸上肢易挛缩、肌张力增高的肌肉。应教会患者及家属各种牵伸方法，并将这些方法作为治疗时的常规训练。（图5-9，视频5-5）

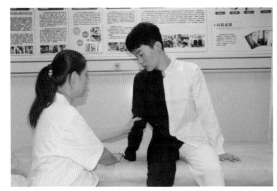

图5-9　牵伸上肢易挛缩、肌张力增高的肌肉　　　　　视频5-5

（2）诱发肌肉收缩（分解练习丧失的运动成分）。上肢的运动训练必须在脑卒中早期进行。

（3）诱发上肢前伸的肌肉活动（前锯肌）（图5-10，视频5-6）。

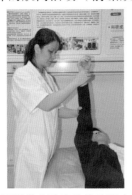
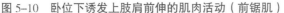

图5-10　卧位下诱发上肢肩前伸的肌肉活动（前锯肌）　　　　视频5-6

（4）一旦患者能控制部分关键肌肉活动，如三角肌、胸肌和肱三头肌时，应进一步做一些肌肉活动控制的锻炼。（图5-11，视频5-7）

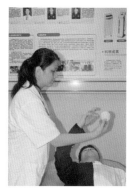

图 5-11　锻炼上肢肌肉运动控制

视频 5-7

（5）练习作业（整体练习或功能性训练）。将上肢够取功能和平衡功能结合起来训练。（图 5-12，视频 5-8）

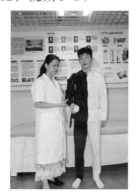

图 5-12　练习作业（整体练习或功能性训练）

视频 5-8

（6）肌力训练。所有重获产生肌力的患者都可能获利于肌力训练，特别是在上肢前屈 90°或 90°以上体位进行活动时使用的肌肉，以及参与抓握、握持物体的肌肉。（图 5-13，视频 5-9）

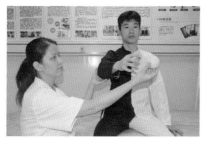

图 5-13　肌力训练

视频 5-9

（7）技术性训练。优化运动技巧的练习和训练的转移，将学习掌握的运动功能转移到日常生活中。（图 5-14，视频 5-10）

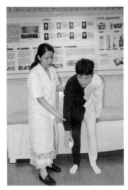

图 5-14 优化运动技巧的练习和训练的转移

视频 5-10

第三节 强制性运动疗法

(一)概述

强制性运动疗法（constraint-induced movement therapy，CIMT 或 CIT），又称强制性治疗，为恢复上肢运动功能、强调重复任务训练的康复新技术，于 20 世纪 80 年代始兴起。其机制主要是建立在大脑功能重塑的基础上，强调限制健侧肢体活动、强化训练患肢，从而达到强制使用和提高或恢复患肢功能的目的，应用于治疗慢性脑卒中肢体运动功能恢复取得良好疗效。近年来，CIMT 得到较大发展，在神经康复等多个领域得到应用，受到广泛关注。

(二)治疗原理与核心技术

1. 治疗原理

Taub 根据动物实验的研究结果假设人类卒中后受累上肢的弃用或者使用受限也会导致类似的习得性失用的现象。随后大量的研究探讨了将此方法应用于人类的可行性，证明了这种方法的有效性，并提出了 CIMT 可能的机制。CIMT 的理论基础是习得性失用理论。中枢神经系统损伤后通常会导致运动和感觉功能的抑制，这种抑制远远大于损伤以后出现的自然恢复。由于这种不使用患肢的现象是损伤后学习而来的，因而被称为习得性失用。CIMT 的机制包括习得性失用的形成、克服习得性失用和治疗后皮质功能重组。

CIMT 强制性治疗的基本原则是通过强制装置限制健侧肢体的使用，强制患者日常生活中使用患侧肢体，并短期集中强化、重复训练患肢，同时注重把训练内容转移到日常生活中去。强制性治疗主要解决患者完成任务的能力，强调功能活动的恢复。同时，也应注意患者身体结构方面的训练，训练开始给予被动关节活动，专门的肌肉牵拉练习和降低肌张力对提高任务练习的质量是有帮助的。有文献报道，对上肢肌肉痉挛的患者，辅助使用 A 型肉毒素局部注射治疗，可以明显提高 CIMT 的治疗效果。强制性治疗的基本目标是提高瘫痪肢体的灵活性，提高患肢在日常生活中的应用。训练期间鼓励患者从事一些有意义的活动，如手工艺活动、游戏和家务活动等，这些活动有利于提高患者训练积极性，有利于将治疗效果转移到治疗环境以外的实际生活中去。 把完整性功能任务分解成几个能反映它们固有目标的单位，分步任务训练是再训练一些活动的有效方法。例如，使用电话时，在练习按键之前，要先练习抓握电话和举起话筒等，逐步完成整个动作。

2. 核心技术

1）限制健手的使用。使用休息位手夹板或塞有填充料的手套限制健手的使用，同时使用吊带限制健侧上肢的活动。强制用手夹板或手套应在患者 90% 的清醒时间使用，仅在洗浴、上厕所、睡觉及可能影响平衡和安全的活动时才解除强制。强制用手夹板或手套一般用易开启的尼龙搭扣固定，以便能让患者本人在紧急情况下（如摔倒后）自行解除。训练之前要了解患者的具体日程安排，明确告知患者何时戴上手套或手夹板，何时仅使用患侧上肢，何时可使用健肢，以及何时可以拿掉手套或手夹板。另外，要对患者的安全问题给予特别的关注。强化训练中，治疗人员需要始终陪同训练；日常生活中，要取得家属或陪护的配合，保护患者的安全，并记录日常生活中患肢的使用情况和强制装置的使用情况。

2）强化训练患侧上肢。在限制健肢的同时，集中、重复、强化训练患侧上肢，能有效克服脑卒中患者在功能恢复时形成的习得性失用。每天强化训练 6h，每周 5d，连续 2 周。Taub 和 Wolf 提出了强化训练患侧上肢的塑形技术。他们认为，塑形技术是强制性治疗的一种有效形式，特别是同限制健侧肢体结合在一起。塑形是一种行为训练方法，即让练习者连续地接近仅有几小步就可达到的动作或行为目标，或使任务难度刚刚超过患者的肌肉运动能力，训练时患者要付出相当的努力才能达到目标。塑形训练同物理疗法（PT）和作业疗法（OT）的一些任务训练很相似，差别是塑形训练注重挖掘患者的潜力，注重反馈，通过明确的反馈在较短时间内逐渐完成所训练动作的开发和成形。反馈内容是单位时间内动作的重复次数或要求做一套动作所需的时间。阿拉巴马大学 Taub 强制性治疗实验室在前期的研究中形成了大约 60 个塑形任务，每一任务都有具体的动作描述、反馈变量、动作训练目的和潜在的难度增加方法，期望通过相对标准的干预方案减少实验的偏倚，同时也能提高训练质量。塑形动作包括翻纸牌、够取衣服夹、推简易沙狐球、螺母螺栓操作、翻多米诺骨牌等。 根据每个患者功能缺损情况，来选择不同的塑形任务，制定个体化的训练方案。选择塑形任务主要依赖以下 3 个方面：选定的动作能纠正最明显的关节运动缺陷；研究者认为所训练的关节运动有最大的提高潜力；在几个有相似功能的任务中，要考虑患者的偏好。每一次动作塑形过程要包括以下几个方面。①反馈：提供参与者一些动作的基本知识和动作完成的情况或参数，如一段时间内动作的重复次数或要求完成规定次数所需要的时间。②指导：在动作塑形过程中，要经常给予患者一些口头的语言指导、提示，以提高动作质量，减少异常的运动模式。③示范：治疗人员给予必要的示范可以提高患者的操作质量。④鼓励：患者即使取得微小的进步或者动作比较标准都要不失时机地给予鼓励，可采取语言或表格记录的方式进行，以调动患者的训练积极性，不断突破患者的功能极限。随着 CIMT 训练强度增加，反馈的数量和频率不断提高。重复运动可使中枢神经系统获得最大的可塑性改变。

3）日常生活期间的任务训练。在日常活动期间，鼓励患者进行实际的功能任务练习，如使用患手摆放餐具、吃饭、收拾桌子、拨打电话等。在强化治疗的后几天，应该为每一位患者制订一个家庭训练计划。有研究表明，持续的家庭练习对维持或进一步提高临床训练效果很重要。同强化训练一样，家庭训练计划也是以具体任务为方向的。训练的器械应该是家庭常用的或是容易买到的，如堆塑料杯、玩具套圈等，重点练习受损的运动和关节。力量和耐力练习一般不包括在家庭训练计划中。

治疗组成员应该详细记录每个训练日的具体训练安排，塑形任务完成情况，记录强制装置的使用情况。对每一位患者要强调使用患手就餐，并记录就餐时的情况。这些信息对治疗小组之间的讨论和对治疗后的结果解释都有帮助。

（廖军锋　梁云燕　曾小芳）

第二篇

各　论

第六章

颅脑损伤的康复

第一节　颅脑损伤概述

一、颅脑损伤的定义及流行病学情况

颅脑损伤（traumatic brain injury，TBI）是因外力导致大脑功能的改变或者大脑病理的改变。外界力量主要包括：头撞击到物体上；头被物体撞击；头部没有直接的外部创伤，但大脑处于加速或减速的运动中；异物穿透大脑；爆炸类的事件产生的冲击力等。大脑功能改变主要包括：任何时期意识的丧失或下降；受伤前或受伤后记忆的丢失；神经损伤的症状（乏力、失去平衡、视觉改变、瘫痪、感觉缺失、失语等）；损伤时精神状态的改变（失去方向感、思维减慢等）。

流行病学调查发现，颅脑损伤发病率居创伤的前三位。除老年人群以外，男性比女性的发生率更高，幼年、青壮年和 75 岁以上的老年期均为颅脑损伤发生的高峰年龄段。和平时期，交通事故为首要损伤原因，约占 50% 以上。随着社会经济水平的不断提高，颅脑损伤的发病率日益趋高，已成为引起年轻人致残的主要病损之一。

二、颅脑损伤的分类和分级

根据损伤病理机制，可分为原发性损伤与继发性损伤。原发性损伤主要指由直接暴力所致的颅内局部损伤，或者打击部对侧的对冲伤，以及由于剪应力等所致的弥漫性轴索损伤（diffuse axonal injury，DAI）。继发性损伤指在原发性损伤基础上出现的脑缺氧、脑水肿、颅内出血等脑损伤。

根据损伤是否破坏头皮、颅骨和硬脑膜的完整性，颅脑损伤可分为开放性颅脑损伤和闭合性颅脑损伤。开放性颅脑损伤指损伤后脑组织与外界相通的损伤，伴有硬脑膜破裂，包括钝器伤、锐器伤、坠落伤等非火器伤和火器伤。闭合性颅脑损伤指脑组织与外界环境不相通的损伤，以硬脑膜未发生破裂为主要特征，多见于钝性物体的损伤。颅底骨折引起颅底硬脑膜撕裂，形成脑脊液漏，颅腔经鼻腔、鼻旁窦或中耳与外界相通，称为内开放性颅脑损伤。

根据损伤严重程度，可以对颅脑损伤进行分级。临床昏迷的深度和持续时间，是临床评估损伤严重程度的重要指标。对于清醒的患者，创伤后遗忘的持续时间也是评估损伤严重程度的重要筛查。

◐三、颅脑损伤常见临床表现

由于不同的受伤原因、损伤部位和伤情严重程度，颅脑损伤患者具有复杂多样的临床表现，给患者康复带来更大的挑战，需要全面评估和干预。

（1）中枢神经系统：意识障碍、运动障碍、吞咽障碍、失语、构音障碍、认知障碍、颅神经损伤等；外伤后颅内积气、外伤性脑梗死、外伤性脑脊液漏、脑外伤癫痫、脑积水、脑外伤后综合征等并发症。

（2）骨骼肌肉和周围神经系统：伴发颅骨、颜面、四肢骨折，异位骨化，肌肉挛缩，周围神经损伤等。

（3）内分泌代谢系统：低钠血症、中枢性尿崩症、垂体功能低下、钙/磷代谢异常等。

（4）呼吸系统：气管切开、人工呼吸、肺炎、外伤性肺损伤。

（5）循环系统：高血压、深静脉血栓形成、失血性贫血。

（6）泌尿系统：尿路感染、导尿管留置、神经源性膀胱。

（7）消化系统：上消化道出血、腹泻、便秘、体重增加/减少。

（8）自主神经系统：出汗、中枢性高热等。

（9）皮肤压疮等。

◐四、颅脑损伤运动功能障碍的特点

运动障碍是颅脑损伤常见的症状之一，可发生在颅脑损伤即刻或数月甚至数年之后。颅脑损伤后常见运动障碍包括锥体系症状、锥体外系症状和并发症造成的继发性运动功能障碍等。

1. 锥体系症状

偏瘫为颅脑损伤后最常见的肢体瘫痪形式，为直接损伤或继发损伤累及单侧皮质脊髓束所致。该种运动障碍类似脑血管病引起的偏瘫，恢复期以痉挛性瘫为主，表现为肌张力增高、腱反射亢进、可伴肌阵挛及病理反射。肌张力增高在上肢以屈肌为主，下肢以伸肌为主。偏瘫可见于大脑皮质、内囊或脑干损伤，以大脑皮质运动区受损最常见。皮质运动区面积广泛，而损伤灶常常相对局限，因而瘫痪可为不完全性，偏瘫侧上肢与下肢的瘫痪程度也可不一致。由于受损部位和范围不同，颅脑损伤的运动功能障碍除偏瘫外，也可表现为单瘫、三瘫或双侧瘫。

2. 锥体外系症状

轻中度颅脑损伤患者常因锥体外系损伤而发生震颤，主要表现为大幅度的姿势性

和意向性震颤。震颤可发生在运动全程，越接近目标时，震颤的幅度越大。也可表现为类似帕金森病的静止性震颤。颅脑损伤后震颤患者的临床检查和神经影像学检查提示，常存在弥漫性轴索损伤表现，如扣带回萎缩、脑室扩大、皮质下和（或）脑干病灶。

肌张力障碍主要表现为不自主的、持续性、固定模式肌肉收缩引起的重复性旋转样动作或姿势异常。其表现多样，可伴随震颤或肌阵挛样运动，多于意向性运动时诱发或加剧。动作性震颤和肌张力障碍可明显影响颅脑损伤患者的日常独立生活能力。

颅脑损伤累及小脑（如小脑挫裂伤、颅后窝血肿压迫小脑）和脑干损伤累及小脑者，可出现小脑性运动失调症状，如协调运动困难、步态不稳、辨距不良、意向震颤、平衡不良、肌张力低下等。

3. 继发性运动功能障碍

由于长期卧床、制动，且关节处于非功能位，可继发关节活动受限、挛缩变形、肌无力及姿势异常等系列运动功能障碍。

第二节 康复评定

一、损伤严重程度评估

颅脑损伤严重程度的康复评定主要依据昏迷的深度、时间和伤后遗忘持续时间来确定。常用的量表包括：格拉斯哥昏迷量表（Glasgow coma scale，GCS）、盖尔维斯顿定向力和记忆遗忘测试、颅脑损伤严重程度综合评定等。

(一)格拉斯哥昏迷量表

格拉斯哥昏迷量表（表 6-1）简明易行，为目前最广泛使用的颅脑损伤康复评定量表。该量表通过检查患者对不同刺激的睁眼、言语和运动反应能力，进行昏迷深度评估。

表 6-1 格拉斯哥昏迷量表

睁眼反应	评分（分）	言语反应	评分（分）	运动反应	评分（分）
自主睁眼	4	正常交谈	5	按吩咐动作	6
呼唤睁眼	3	部分错乱	4	刺痛时能定位	5
刺痛睁眼	2	含糊不清	3	刺痛时肢体回缩	4
无反应	1	只能发音	2	去皮质强直	3
		无反应	1	去大脑强直	2

睁眼反应	评分（分）	言语反应	评分（分）	运动反应	评分（分）
				无反应	1

根据 GCS 计分及昏迷时间长短，可将颅脑损伤分为轻、中、重三型。

（1）轻型：13～15分，伤后昏迷≤20min，患者大多数情况下表现为脑震荡，可能保留意识或经历数秒或数分钟的意识丧失，虽然有些患者有短时记忆力和注意力障碍，但大多数都可以完全恢复。

（2）中型：9～12分，伤后昏迷 20min～6h，患者为昏睡或昏迷。

（3）重型：3～8分，伤后昏迷>6h，或伤后24h内意识恶化并昏迷>6h，患者呈昏迷状，不能睁开眼睛或听从指令，有明显的低血压、低血氧饱和度及脑水肿的风险。

需要注意，距离外伤的时间、血流动力学参数指标及麻醉镇静或兴奋类药物可影响 GCS 的得分。

格拉斯哥－莱吉昏迷量表（Glasgow-Liege coma scale，GLCS）增加了脑干反射的评估，包括 5 种脑干反射，共 6 级计分（0～5 分）。

（1）额眼轮匝肌反射：反映间脑－中脑交接处功能，用拇指将患者眉尖皮肤向外上方牵拉，再用叩诊锤敲击拇指，如引起该侧闭目反射，评为 5 分，提示脑干平面以上损伤。

（2）垂直性眼前庭反射：反映间脑－中脑连接处功能，使患者颈部做快速屈伸动作，如出现眼球上下垂直运动，评为 4 分。

（3）瞳孔对光反射：反映中脑功能，用光照射瞳孔可引起瞳孔收缩，评为 3 分。

（4）水平性眼前庭反射：反映脑桥功能，快速左右转动患者颈部，出现水平眼震或偏侧凝视，评为 2 分。

（5）眼心反射：或称迷走反射，代表延髓功能，用手压迫患者眼球可出现心率减慢，评为 1 分。

（6）无反射：以上反射均不能引出，表明脑干功能已经丧失，评为 0 分，提示脑干重度损伤。

（二）盖尔维斯顿定向力和遗忘测试

创伤后遗忘（post-traumatic amnesia，PTA）的评估，既为重要的损伤程度评估指标，也为预后的重要预测指标。PTA 持续时间测算，是从脑损伤开始至现行记忆恢复为止。盖尔维斯顿定向力和遗忘测试（Galveston orientation and amnesia test，GOAT）是评定 PTA 客观、可靠的方法（表6-2），主要通过向患者提问的方式了解患者的连续记忆是否恢复。GOAT 测试满分为 100 分，患者回答错误时按规定扣分，100 减去总扣分即为 GOAT 得分。75～100 分为正常，66～74 分为边缘；少于 66 分为异常。一般达到 75 分视为脱离 PTA。根据 PTA 时间长短，可将颅脑损伤的严重程度分为四级：< 1h，轻度；1 ～ 24h，中度；1 ～ 7d，重度；> 7d，极重度。

表 6-2　盖尔维斯顿定向力和遗忘测试

（1）你叫什么名字？（2分）你的生日是什么时候？（4分）你现在在哪里？（4分）

（2）你现在在什么地方？城市名（5分）医院名（5分）

（3）你是哪一天入院的？（5分）你是怎样到医院的？（5分）

（4）受伤后你记得的第一件事是什么？（5分）你能详细描述受伤后记得的第一件事吗？（5分）（如时间、地点、伴随情况等）

（5）你能描述事故发生前的最后一件事情吗？（5分）你能详述伤前记住的最后一件事吗？（5分）（如时间、地点、伴随情况等）

（6）现在是几点？几分？（最高5分，与当时时间相差半小时扣1分）

（7）今天是星期几？（最高5分，与正确答案相差1天扣1分）

（8）今天是几号？（最高5分，与正确答案相差1天扣1分）

（9）现在是几月？（最高是15分，与正确月份相差1个月扣5分）

（10）今年是多少年？（最高30分，与正确年份相差1年扣10分）

▶ 二、意识障碍的评定

颅脑损伤患者常见意识障碍包括嗜睡、昏睡、浅昏迷或昏迷，以及植物状态、最小意识状态、闭锁综合征等特殊类型意识障碍。意识障碍可能为颅脑损伤直接所致，也可能为大失血、休克或继发性缺血缺氧性脑病等所致。直接导致意识障碍的可能机制包括：①严重脑水肿、脑疝形成；②弥漫性轴索损伤；③皮质广泛损伤；④脑干损伤等。

急性期颅脑损伤患者的意识障碍多表现为嗜睡、昏睡、昏迷等觉醒程度的异常，适用GCS评分评估。恢复期患者的意识障碍可能表现为昏迷、植物状态、最小意识状态、闭锁综合征等异常（表 6-3）。

表 6-3　昏迷、植物状态、最小意识状态和闭锁综合征的临床表现及鉴别

状态	意识	睡眠觉醒周期	运动功能	听觉功能	视觉功能	交流能力	情感
昏迷	无	不存在	仅有反射和姿势反应	无	无	无	无
植物状态	无	存在	对于不良刺激有姿势或回缩反应，偶尔有无目的的运动	存在惊吓反应、能对声音有短暂的定向	存在惊吓反应，有短暂的视觉注视	无	无强哭强笑

续表

状态	意识	睡眠觉醒周期	运动功能	听觉功能	视觉功能	交流能力	情感
最小意识状态	部分	存在	能定位不良刺激、能触取物体、能以适合物体的大小和形状的方式握住或触摸该物体、有自主的运动(如抓挠等)	能对声音定位、有非恒定的命令执行	持续的视觉注视和持续的视觉跟踪能力	偶尔能发音,不持续但可理解的言语表达或者手势	偶尔能笑或哭
闭锁综合征	完全	存在	四肢瘫痪	保留	保留	不能发声但可通过垂直方向的眼球运动和眨眼交流	保留

植物状态(vegetive state,VS)意识障碍是颅脑损伤严重的并发症。我国植物状态的临床诊断标准(1996年):认知功能丧失,无意识活动,不能执行指令;保持自主呼吸和血压;有睡眠–觉醒周期;不能理解或表达语言;自动睁眼或刺激下睁眼;可有无目的性眼球跟踪运动;背侧下丘脑及脑干功能基本保存。

最小意识状态(minimally conscious state,MCS),也称"低反应状态"(minimally response state,MRS)。Aspen 神经行为协作组(Aspen Neurobehavioral Conference Workgroup,ANCW)推荐如下诊断标准:①遵从简单的指令。②不管正确性如何,可以用手势或语言来回答是或否。③可被理解的语言。④有目的性的行为,包括偶然出现的与环境刺激有关的动作和情绪反应,而不是不自主动作。"最小意识状态"的提出填补了植物状态和觉醒之间的空白。

可采用改良后昏迷恢复量表(CRS–R,表6–4)评价恢复期的意识障碍。

表6–4 改良后昏迷恢复量表

项目	检查内容	评分(分)
听觉	对指令有稳定的反应★	4
	可重复执行指令★	3
	声音定位:转头/注视	2
	对声音有眨眼反应(惊吓反应)	1
	无	0

续表

项目	检查内容	评分（分）
视觉	识别物体★	5
	物体定位：伸手寻物★	4
	眼球追踪★	3
	视觉对象定位：注视（＞2s）★	2
	对威胁有眨眼反应（惊吓反应）	1
	无	0
运动	功能性物体运用●	6
	自主性运动反应★	5
	能摆弄物体★	4
	疼痛定位★	3
	疼痛致肢体回缩	2
	疼痛致异常姿势（过屈/过伸）	1
	疼痛刺激无反应	0
言语	可理解的言语表达★	3
	发声/发声动作	2
	反射性发声运动	1
	无	0
交流	功能性交流●	2
	非功能性交流★	1
	无	0
唤醒度	能注意	3
	能睁眼	2
	刺激下睁眼	1

项目	检查内容	评分（分）
唤醒度	无	0

★最小意识状态；●脱离最小意识状态

CRS-R 判断标准：VS——听觉 ≤ 2 分，且视觉 ≤ 1 分，且运动 ≤ 2 分，且语言 ≤ 2 分，且交流 0 分；MCS——听觉 3 ~ 4 分，或视觉 2 ~ 5 分，或运动 3 ~ 5 分，或语言 3 分，或交流 1 分；优于 MCS——运动 6 分，或交流 2 分。

三、认知功能评定

颅脑损伤后认知功能障碍大致可分为两个方面：认知相关脑组织结构的受损和神经递质系统功能的异常。脑损伤患者可表现注意、记忆、执行功能、思维等多方面的认知功能障碍，其中前三者最常见。

重型患者从昏迷到苏醒过程中，可采用 Rancho Los Amigos 认知功能分级（RLA-LOCF，表 6-5）进行认知和行为能力恢复的评估。而对于清醒的患者，可采用神经心理学量表对认知功能损害的特点和严重程度进行较全面的评价。常用的神经心理学量表包括简易精神状态检查量表（MMSE）、洛文斯顿作业疗法认知评定成套测验（LOTCA）、蒙特利尔认知评估量表（MoCA）、韦氏成人智力量表（WAIS）等。可采用持续作业测验、划消测验等进行注意维持方面的评价，Stroop 测验等用于注意力选择的评价。

表 6-5　Rancho Los Amigos 认知功能分级

分级	特点	表现
Ⅰ级	没有反应	患者处于深昏迷，对任何刺激完全无反应
Ⅱ级	一般反应	患者对无特定方式的刺激呈现不协调和无目的的反应，与出现的刺激无关
Ⅲ级	局部反应	患者对特殊刺激起反应，但与刺激不协调，反应直接与刺激的类型有关，以不协调延迟方式执行简单命令
Ⅳ级	烦躁反应	患者处于躁动状态，行为古怪，毫无目的，不能辨别人与物，不能配合治疗，词语常与环境不相关或不恰当，出现虚构症、无选择性记忆，缺乏长期及短期记忆
Ⅴ级	错乱反应	患者能对简单命令取得相当一致的反应，但随着命令复杂性增加或缺乏外在结构，反应出现无目的、随机和零碎；对环境可表现出总体的注意，但精力涣散，缺乏特殊注意力，用词常常不恰当，并且是闲谈；记忆严重障碍，常显示出使用对象不当；可以完成以前常有结构性的学习任务，如借助帮助可完成自理活动，在监护下可完成进食，但不能练习新信息

续表

分级	特点	表现
VI级	适应反应	患者表现出与目的有关的行为，但要依赖外界的传入与指导；遵从简单的指令，过去的记忆比现在的记忆更深、更详细
VII级	自主反应	患者在医院或家中表现恰当，能自主地进行日常生活活动，很少出差错，但比较机械，对活动回忆肤浅，能进行新的活动，但速度慢，借助结构可启动社会或娱乐性活动，判断力仍有障碍
VIII级	有目的反应	患者可以回忆，并且可整合过去和最近的事件，对环境有认识和反应，能进行新的学习，一旦学习活动展开，不需要监视，但仍未恢复到发病前的能力，如抽象思维、对应激的耐受性、紧急不寻常状况的判断

▶四、言语和交流障碍、吞咽障碍评定

轻中型颅脑损伤患者，进行自发语和口语交流测试时，常存在信息数量和种类选择困难；说得多但信息量少，重复无用的信息或表达不切题，在叙述中难以抓住主题。重型颅脑损伤患者，由于常伴有脑干损伤，存在构音器官感觉运动功能障碍，呈现自发语少、不流畅等言语障碍。

颅脑损伤的言语障碍评估，首先主要进行失语和构音障碍等方面的量表评测。颅脑损伤患者应用成套失语症量表进行语言能力系统评估前，一般先进行简式 Token 测验、失语症筛查测试等。简式 Token 测验（表 6-6）主要是利用 20 个不同形状（圆形和方形）、大小、颜色的色块搭配编制成测试题，适用于检测轻度或潜在失语症患者的听理解能力。常用的成套检查选用汉语失语成套测验、汉语标准失语症检查法、汉语波士顿失语症检查。颅脑损伤患者构音障碍的评定，主要采用 Frenchay 构音障碍评定法、中国康复研究中心汉语构音障碍评定法。

颅脑损伤的言语及交流障碍，还与患者的认知障碍、行为学和心理障碍相关。异常表现包括谈话时饶舌，启动对话和轮流谈话困难，理解和运用社会信号困难，以及社会感知障碍，特别是对他人情绪感知困难。因此还可结合进行交流能力的高水平语言相关能力评价。这类量表中，可选用 La Trobe 交流问卷作为交流能力的评估；社会融入意识检查（awareness of social inference test，TASIT）用于社会感知能力的评估；交流效果指数测定（communicative effectiveness index，CETI）可以测定构音障碍患者在 16 种情景下的交流能力；方法学习测验（test of strategic learning，TOSL）能评估 4 个方面的能力，包括要点推理、解释说明、细节记忆、要点判断。

吞咽障碍为颅脑损伤常见并发症，据报道超过 1/3 的重度颅脑损伤患者伤后 18 周时仍不能恢复正常进食。研究表明，主要障碍包括口腔期延长、吞咽反射启动延迟、舌控制力下降等。该类患者吞咽障碍的相关危险因素主要包括低 GCS、低意识水平、

外科手术、气管切开史、机械通气时间＞2周和认知障碍等。吞咽障碍与意识状态高度相关，随意识状态好转，经口进食也会得到改善。当意识水平低下时，咽部肌肉放松，气道闭锁不严，容易误吸。研究显示气管切开患者吞咽障碍的发生率更高。此外，一些药物也可对吞咽功能产生影响，如镇静剂会降低反应能力，肌松剂减低肌力，利尿剂等减少唾液量、增加吞咽难度。

颅脑损伤吞咽障碍评估方法包括床旁评估及仪器评估。床旁评估主要内容有患者基本情况评估、吞咽功能评估、进食过程评估，同时结合洼田饮水试验、摄食－吞咽障碍的等级评定等。仪器评估包括电视透视吞咽检查、纤维内镜吞咽功能检查等。

表 6-6　简式 Token 测验量表

项目	指令	得分情况
一、放 20 个代币（7 分）	1. 摸一下圆形	
	2. 摸一下方形	
	3. 摸一下黄的	
	4. 摸一下红的	
	5. 摸一下黑的	
	6. 摸一下绿的	
	7. 摸一下白的	
二、把小代币拿走（4 分）	8. 摸黄色的方形	
	9. 摸黑色的圆形	
	10. 摸绿色的圆形	
	11. 摸白色的方形	
三、把小代币放回（4 分）	12. 摸小的白色圆形	
	13. 摸大的黄色方形	
	14. 摸大的绿色方形	
	15. 摸小的黑色圆形	
四、把小代币拿走（4 分）	16. 摸红色圆形和绿色方形	
	17. 摸黄色方形和绿色方形	
	18. 摸白色方形和绿色圆形	
	19. 摸白色圆形和红色圆形	

续表

项目	指令	得分情况
五、把小代币放回（4分）	20. 摸大的白色圆形和小的绿色方形	
	21. 摸小的黑色圆形和大的黄色方形	
	22. 摸大的绿色方形和大的红色方形	
	23. 摸大的白色方形和小的绿色圆形	
六、把小代币拿走（13分）	24. 把红色圆形放在绿色方形上	
	25. 用红色方形碰黑色圆形	
	26. 摸黑色圆形与红色方形	
	27. 摸黑色圆形或者红色方形	
	28. 把绿色方形从黄色方形旁边拿开	
	29. 如果有蓝色圆形，摸红色方形	
	30. 把绿色方形放在红色圆形旁边	
	31. 慢慢地摸那些方形，很快地摸那些圆形	
	32. 把红色圆形放在黄色方形和绿色方形之间	
	33. 摸除了绿色之外的所有圆形	
	34. 摸红色圆形——，不，白色方形	
	35. 摸黄色圆形，不是白色方形	
	36. 除了摸黄色圆形还要摸黑色圆形	

第三节　康复治疗

▶ 一、采用正确的体位

由于患者不能主动移动体位，长时间保持不良的被动体位会为下阶段康复带来一系列问题，采用良肢位并规律地转换体位，不仅可预防系列制动并发症，还可以促进神经功能恢复。

为患者规律翻身和正确摆放体位，虽然艰苦烦琐但富有治疗意义，具有以下作用。①预防关节挛缩畸形和退变。②改善循环，减少静脉血栓、压疮、肺炎等的形成。③保持脊柱的活动性，促进下一步转移功能的恢复。长期被动采用仰卧位常常发生颈部僵直，在坐、站等抗重力体位转移时发生平衡障碍。④预防颈源性疼痛。如果患者长时间以颈部伸展位或某种固定体位卧床，可增加颈源性疼痛的发生。应在仰卧和侧卧时用枕支撑好头颈部。⑤改善呼吸功能。规律地变换体位，可抑制长期仰卧所致的胸段脊柱过伸，维持关节活动度。⑥降低过高的肌张力。良好支撑下的侧卧位时，颈椎无明显过伸或旋转，颈紧张性反射和迷路反射的影响明显下降。规律翻身、摆位，增强患者身体不同部位与外界接触，得到更多的感觉输入，可促进神经功能的进一步恢复。⑦预防周围神经损伤。定时调整体位，可以防止长时间压迫所导致的周围神经损伤。颅脑损伤早期，制动相关的周围神经损伤包括：仰卧下肢外旋位时，腓骨头处受压致腓总神经受累；上臂弯曲并内旋时，尺神经受压；坐位时上肢被动垂在轮椅一侧，桡神经受到轮椅扶手挤压；躯干屈曲坐位时，体重使其屈曲的肘部压在轮椅桌坚硬边缘，可使肘部尺神经损伤。

（一）床上的体位摆放和翻身

让患者处于感觉舒适、对抗痉挛模式、防止挛缩的体位。偏瘫侧上肢保持肩胛骨向前、肩前伸、肘伸展，下肢保持膝微曲，踝中立位。仰卧位，随着颈部的后伸，躯干的伸肌张力会趋于增高。脑外伤患者常合并颈椎小关节失稳，持续颈部后伸可引起头痛。建议用大枕头从上背部开始支撑，避免颈部伸展位。仰卧或侧卧时，均要用枕支撑好颈枕部。

侧卧位，一般在两腿中间和腋下放置枕头（图 6-1）。仰卧位翻向侧卧位，以向右翻身为例，先将患者头部转向右侧，并用枕支撑好。然后使患者双膝屈曲，减少下肢与床面的摩擦力，治疗人员再合力将患者膝部和躯干转向右侧。两侧轮流侧卧变换体位，以有利于肺部内分泌物的引流排出。应在患者翻身前后拍背排痰。翻身过程，尽量为患者提供主动参与的机会，循序渐进地增加患者的参与度，直到患者能够自己使用正常的运动模式进行翻身。反复翻身至平卧，可促进患者平衡功能的恢复。根据运动发育规律，自主翻身能力是移动取物和行走的重要基础。

有条件的患者，可增加俯卧位训练，但要做好监护（图 6-2）。恰当地摆放好垫枕，能让患者自由地呼吸。如果患者插有导尿管，可用枕头支撑起躯干，使其导尿管保持通畅。可将患者的手臂和肩部摆放在上举和稍外展位，以防止肩内旋和胸椎后凸。气管切开的患者应在胸前与前额部也放置枕头，以确保通气顺畅。

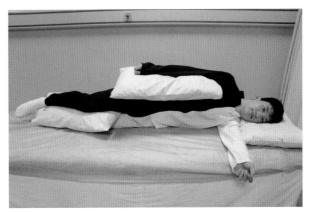

图 6-1　侧卧位体位摆放（模特服装黑色侧代表患侧）

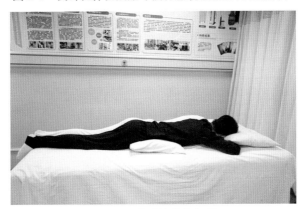

图 6-2　俯卧位体位摆放

患者的头部应左右轮流朝向，不能长时间偏向一侧，以避免紧张性颈反射和颈椎长时间处于强迫体位。

俯卧位可促进呼吸道分泌物的引流。患者不能主动移动时，翻身到俯卧位需要两名治疗人员帮助患者翻身，确保患者的肩膀和髋部不受到损伤。以从右侧卧位翻向俯卧位为例。一名治疗人员站在床头，当患者从右侧卧位翻到俯卧位时，先将患者的头转向右侧并将患者的右上肢处于上举位置。另一名治疗人员用手控制患者的髋部向俯卧位翻身。在翻至俯卧位的过程中，床头的治疗人员将患者上肢拉至上举和稍外展位，然后调整患者髋部和肩膀的位置，放松地俯卧在床上。

(二)轮椅上的体位摆放

患者的双臂应放在轮椅前面的桌板上，也可以使用安装在轮椅扶手上的桌板辅助患者保持良好的体位。支撑好患者的躯干和颈部使躯干尽可能地直立、头可以自由地转动。合适的轮椅桌高度能够使患者的上肢舒适地放置，同时肩胛带不会被抬得太高，并确保患者的躯干保持直立。头颈部灵活性对于维持平衡很重要。

患者双下肢屈髋约90°，大腿平行放在轮椅座上。避免腘窝卡在轮椅的边缘，防止长时间产生压疮。调整脚踏使患者的膝关节屈曲90°左右。患者的双脚放置在脚踏板上，踝关节中立位。

患者长时间以异常姿势处于坐位是有害的。上下肢痉挛和挛缩的发生概率将增加，长时间坐姿不对称或驼背在后期难以纠正，也会导致脊柱畸形。持续的颈部屈曲、后仰或侧屈可引起严重的颈源性头痛或剧烈的神经根痛，在临床上这两种疼痛可能被误认为是脑损伤本身产生的症状。

无论是哪种体位，都不应持续时间过长，约2h应变换体位减压。

二、早期转移

(一)从卧位转移至坐位

将患者转到侧卧位并保持髋关节和膝关节屈曲。治疗人员站在床旁，一侧上肢环绕患者的膝部，另一侧上肢放在患者的颈部。首先将患者的腿移至床边一侧，以患者臀部为支点，指导患者侧方腹部用力，将患者的躯干抬起并扶正，完成转移。

视频6-1

坐起后，治疗人员的腿夹紧患者膝部，并用肩膀顶住患者的头防止患者向前滑下床，手放在患者身后，调整并保持患者躯干处于的良好位置。（视频6-1）

(二)转移到轮椅

1.移动至床边

将患者转移到轮椅之前，应先将患者转移到床的边缘。治疗人员站在患者面前，让患者的头枕在治疗人员一侧肩膀上。治疗人员一侧手臂环抱住患者，支撑起患者的躯干；另一手放在患者髋部，向前拖动患者，使患者缓慢地移动至床边，双脚放在地板上。（图6-3）

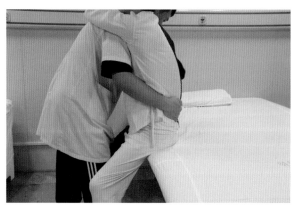

图6-3　单人辅助患者移动到床边

2. 从床边向轮椅转移

对于患者来说，突然发生空间的位移会使患者感到不安，害怕跌落，导致肌紧张等本能反应。因此要缓慢、轻柔地进行转移。

轮椅放在床边，与床成45°，将刹车拉下。条件许可时，可将轮椅靠近床那一侧的扶手去除，把脚踏板转到外侧或去掉，防止患者的脚踝受伤。患者身体前倾并将头靠在治疗人员肩上。治疗人员用双臂抱住患者，双手放在患者髋部，使患者下肢伸展，将患者臀部抬离床面，以双脚为支点转移到轮椅上。患者主动活动能力进一步提高后，减少治疗人员辅助，训练患者利用健侧支撑进行转移。（图6-4）

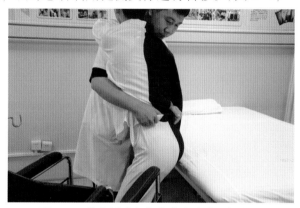

图6-4　单人辅助患者由床边移动到轮椅上

◑三、卧位与坐位下的被动和主动活动

长期卧床制动的患者，躯干和四肢会僵硬，患者不仅不适，还会在肢体被动活动时感到疼痛。早期的被动活动能维持患者的关节活动度，预防肌肉与关节的挛缩。

在进行主动活动前或过程中，需要注意以下方面，以获得主动活动时的最小阻力，促进全范围关节活动和正确的运动模式。

（一）有效肌肉动作的必要条件

为了有效地完成任务，肌肉必须能在所有活动范围内以最小的阻力缩短和延长。应该注意以下几个方面：

（1）肌张力。任何肌张力的降低或增高都会影响肌肉本身的弹性和伸展性，干扰正常运动时主动肌和拮抗肌之间的协同作用。

（2）疼痛。疼痛可以导致肌肉活动丧失或肌肉力量下降，导致运动模式改变。

（3）神经系统的活动性和可延伸性。在活动关节时，神经相对于神经周围软组织会发生适应性变化。神经系统适应性延长或缩短对于某一关节的不受限活动是必要的。松动神经系统，有助于维持或恢复神经系统的适应性长度，并避免或减轻神经系统不正常张力所带来的疼痛。

(二)一般活动顺序

对于卧床和刚开始坐位训练的患者,为了维持肌肉的弹性和延展性、改善关节活动度、维持神经系统适应性延长的特性、改善循环和呼吸功能,需要进行全身活动。一般先活动头颈及躯干,再活动四肢。

1. 活动头部

颈部感受器提供的信息在恢复中起关键作用,且紧张性颈反射可影响全身的肌肉张力。头部的活动,有利于激活颈椎周围肌群,对于后续姿势的维持、稳定与平衡有重要意义。应辅助患者头部向各个方向轻轻活动,尤其是颈部的侧屈。治疗人员一手下压患者肩胛带,用另一手向对侧活动患者的头部,然后转到床的另一侧重复上述操作。如果患者有颅骨骨折、开放性伤口或手术切口,使治疗人员在急性期活动头部无从下手,可以抬高支撑头部的枕头,使颈部被动屈曲、旋转或侧屈。

2. 活动胸廓

长期制动的患者,肋骨关节可因长期处于固定训练位置而变僵硬,肋间肌张力增高,关节活动受限,进而影响心肺功能。胸廓活动训练可以增加肋骨关节的灵活性,改善肋间肌张力与呼吸功能,促进胸腔内的分泌物排出。

患者仰卧位,治疗人员双手叠放在患者胸锁关节下方的胸骨顶部。治疗人员重心前移,在患者呼气时,双手向肚脐的方向下压(图6-5)。

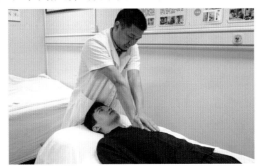

图6-5　仰卧位下治疗人员辅助活动胸廓

侧卧位时,治疗人员立于患者身后,双手按压胸廓侧面,按所需要的方向活动肋骨(图6-6)。

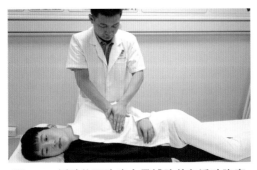

图6-6　侧卧位下治疗人员辅助单向活动胸廓

患者开始咳嗽时，为了帮助患者咳嗽，治疗人员把双手放在患者胸下部两侧，模仿正常咳嗽期间腹肌的活动相向挤压（图6-7）。

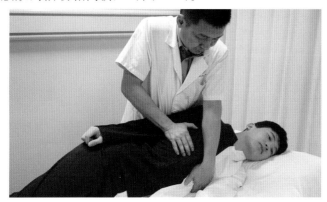

图6-7　侧卧位下治疗人员辅助双向活动胸廓

在进行上述活动时，也可以在患者呼气时进行胸部振动，即在患者呼气期，手掌紧贴胸廓施予小幅度、轻快的振动，对于保持肺部清洁很有意义。

3. 旋转上段躯干

为了预防胸椎的活动性丧失，屈曲和旋转上段躯干，有助于患者以后的功能恢复。

患者仰卧位，治疗人员站在一侧，将一手放在患者另一侧的肩胛骨后面。让患者向脚的方向转移重心，把患者肩膀向治疗人员侧拉，使患者上半身转向治疗人员（图6-8）。如果患者背部僵硬，难以伸展和旋转时，治疗人员可以先将手放在患者胸骨下端施压促进患者躯干屈曲，直到感受不到阻力时，再进行躯干旋转。

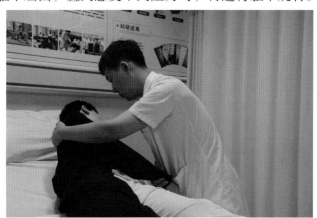

图6-8　仰卧位下治疗人员辅助活动上段躯干

（三）上段躯干及上肢的被动活动

1. 卧位躯干上部旋转

患者侧卧位，治疗人员握住患者下方的手，保持肘关节自然伸展。另一手放在患者对侧肩部，缓慢地前后活动上部躯干，逐渐增加活动范围。当阻力下降时，可以加大活动范围。在活动时，还可对下方手进行神经松动。治疗人员握住患者的手使腕关节背伸，掌指关节及指间关节伸展。

2. 卧位肩关节屈曲

治疗人员一手握住患者的手，使患者一侧上肢伸直并完成肩前屈的动作，另一手稳定肩关节避免出现异常的运动模式。

3. 卧位肩关节外展

治疗人员位于患者身边，一手将患者的肩胛带固定，防止出现代偿；另一手活动患者屈曲的上肢，从肩屈曲 90° 位置逐渐至肩关节水平外展。此动作还可合并神经松动，在肩关节外展的基础上进行肩关节外旋、腕关节背伸和手指伸展、拇指伸展并外展。（视频 6-2）

视频 6-2

（四）松动躯干和下肢

1. 活动下段躯干

长期制动的患者，腰椎周围的软组织张力增加，腰椎变得僵硬难以活动，进一步影响骨盆的活动度及下肢张力。

患者仰卧位，治疗人员使患者双下肢屈髋屈膝，使患者的膝和小腿都靠在治疗人员身上，然后旋转患者的下段躯干，双髋屈曲不要超过90°。过程中必须注意避免代偿。（视频 6-3）

视频 6-3

2. 卧位躯干的屈曲

卧位躯干的屈曲可以调节髋关节偏高的伸肌张力。当患者不能自主活动时，可先进行治疗人员辅助活动，治疗人员一手插在患者双膝下方，一手放在患者颈后部，使患者躯干被动屈曲（图 6-9）。患者功能较好时，可以进行进阶训练。治疗人员一只手从患者颈后绕过，搂住患者的颈部使其屈曲，让患者的上肢搂住自己的膝盖，头向前抵住自己的膝盖。治疗人员另一手抱住患者的双腿，然后在允许的范围内在床上轻轻滚动，患者腹部用力，背部放松。

3. 坐位下躯干屈曲

在治疗人员的保护下，患者坐在床边，双脚踩在地面上。让患者前倾触摸自己的脚趾，或在患者前方放一矮凳，凳子上可放置一物品，嘱患者向前触摸凳子上的物品，以任务导向的方式使患者向前屈曲，达到屈曲躯干的目的。注意，当患者还不能够主动地活动时，治疗人员应注意保护患者，防止患者向前滑下床。当患者情况稳定时，可逐渐过渡到向前屈曲触摸脚趾，使躯干前屈角度进一步加大。（图 6-10）

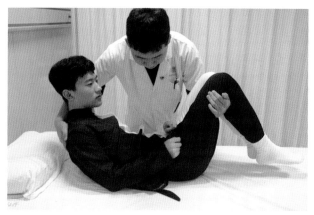

图 6-9　仰卧位下治疗人员辅助患者躯干屈曲

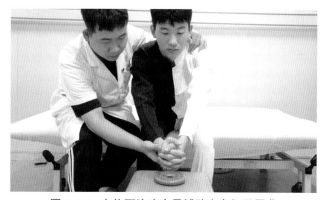

图 6-10　坐位下治疗人员辅助患者躯干屈曲

4. 坐位下躯干屈曲与伸展

坐位时屈曲和伸展躯干不仅可以调动颈胸椎间关节和腰骶关节，还可以改善患者的坐姿。

患者坐在轮椅或床上，治疗人员站在患者的一侧或后面，一只手放在患者的胸前，另一只放在患者的上段胸椎背侧，前面的手向后用力，同时后侧的手向前用力，双手合力辅助患者进行躯干的屈曲和伸展训练。

▶四、早期站立及模拟步行训练

早期站立可以改善踝关节背屈活动度，预防和改善跟腱短缩，预防骨质疏松、压疮、泌尿系统感染、坠积性肺炎，减少后期行走的恐惧感。

在进行站立之前，应该考虑患者是否可能出现直立性低血压。当站立时，患者出现头晕、恶心、血压下降、面色苍白、出冷汗、心动过速、脉搏变弱等情况时，应立刻停止站立训练。为防止直立性低血压，站立训练前一般先进行摇床坐起训练，久卧患者摇起幅度增加要循序渐进。在患者恢复大小便控制之前，应穿上纸尿裤，避免在站立过程中出现意外。

1. 使用长腿支具辅助患者站立

患者较好掌握坐位平衡后，站立困难的主要问题在于伸膝负重功能尚未恢复，可采用背侧支具（图6-11）辅助，以保持站立时膝关节伸直。

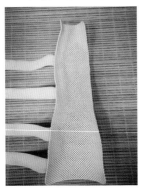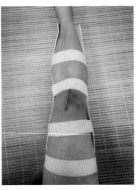

图6-11　伸膝辅助支具

患者穿戴好支具后，治疗人员将患者下肢垂在床边，脚踩地板呈半坐位。治疗人员将手放在患者的背部，然后向前拉患者，使患者的臀部离开床面。

在支具辅助下，可早期进行站立练习，或者根据能力选用站立架、站立柜，必要时需要选用定制的铰链支撑支具辅助。

2. 使用站立架辅助患者站立

通过站立架也可以辅助患者站立，保持患者髋、膝关节伸展。在采用站立架站立时，应防止患者出现意外。

3. 站立时躯干的屈曲训练

站立时躯干屈曲活动：可以显著降低下肢痉挛，改善脊柱活动受限。

患者佩戴好伸膝支具，双手抵住额头，向前屈曲躯干直到肘碰到床面，然后再回到直立位。当患者返回直立位困难时，治疗人员可以给予一定辅助，另外治疗人员应控制运动的方向，纠正代偿性的姿势。（图6-13）

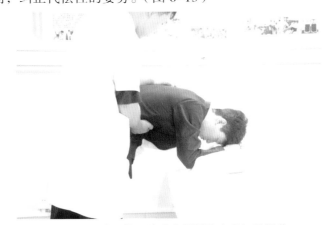

图6-13　站立位下治疗人员辅助患者躯干屈曲

随着患者站立时屈曲、伸展躯干能力的提高，可以适当增加难度。

（1）通过降低桌面的高度来增加患者向前屈曲的范围及向后伸展的难度。

（2）辅助患者后撤一条腿，重心放在前面的腿上，完成躯干屈曲与伸展动作。在动作过程中，控制髋部与床面平行，防止因一条腿负重造成髋关节偏移的情况。双侧交替进行躯干的屈伸，可进一步抑制负重侧下肢的痉挛，同时增强髋关节的主动伸展。

（3）使患者站在楔形板上，足跟站在楔形板比较低的一端，使患者完成屈曲伸展动作。

4. 利用站立床辅助站立或模拟步行训练

将患者固定站立床上，然后将站立床缓缓升起（图 6-12）。注意，胸前的束带应着重检查，当胸前的束带未系牢固或者忘系，在站立床倾斜起立时，患者的上段躯干会因为没有束缚向前方倒下。进一步的训练可以参看脑卒中的康复。

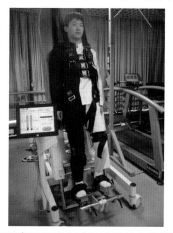

图 6-12 利用步行机器人辅助进行站立及模拟步行训练

五、伴有颈椎小关节失稳的手法治疗

临床上颅脑外伤患者可伴有颈椎小关节失稳，失稳的原因与挥鞭伤等有关，也可能与长期制动体位有关，可合并颅底骨折。原有颈椎骨关节退行性改变的患者，头颈部的挥鞭性损伤更易造成颈椎小关节的功能紊乱或错位。颈椎小关节错位，尤其是前后旋转式错位，可刺激颈部交感神经节或引起椎动脉痉挛，从而出现头晕、头痛，甚至心悸、胸闷、烦躁等症状。此类患者因急性期头部外伤明显，临床上，往往只重视了颅脑的损伤，而忽略了颈椎的小关节错位，后期可能出现脑外伤综合征等表现。

采用龙氏治脊疗法中的颈椎复位手法可有效解决相应问题。但在进行手法前，要明确手法的禁忌证。脊髓损伤、未愈合的颅底或颈椎骨折、去颅骨瓣手术早期、颅内压不稳定等均需慎行手法复位。

1. 仰头摇正法

仰头摇正法用于寰枕、寰枢关节"旋转式错位"。患者仰卧位，低枕，术者一手托其下颌，另一手托枕部。将其头上仰（仰头可使 C2 椎后关节关闭成"定点"），将头侧转，复寰枕关节侧转约 30°，缓慢摇动 2～3 下，嘱患者放松颈部后，加有限度的向上"闪动力"，常可听到关节复位时的"咔嗒"声。复寰枢关节侧转 30°～70°，缓慢摇动 2～3 下，在患者颈部放松时，术者有限度地向外上方做一"闪动力"，手法完成，此法亦可用于坐位下进行。（图 6-14，视频 6-4）

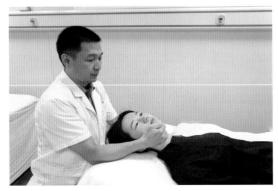

图 6-14 仰头摇正法　　　　　　　　　　　　视频 6-4

2. 低头摇正法

低头摇正法用于第 2～6 颈椎后关节的"旋转式错位"，患者侧卧（先做健侧，后做患侧），平枕、低头位（中段颈椎，前屈 20°～30°，下段颈椎，前屈＞30° 有利于后关节活动）。术者一手轻托后颈，拇指按于错位横突隆起处略下方作为"定点"，另一手托扶患者下方（贴枕侧）面颊部，以枕部作支点，将头颈部转动，当摇向"定点"至最大角度时，"定点"的拇指同时稍加阻力，托面之手用有限度的"闪动力"，使关节在运动中而复位。（图 6-15，视频 6-5）

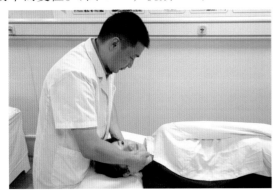

图 6-15 低头摇正法　　　　　　　　　　　　视频 6-5

3. 侧向搬按法

适用于第 2～6 颈椎侧弯、侧摆式错位的钩突关节错位。患者仰卧位，术者立于床头，一手拿其后颈并以拇指按住患椎横突侧方并向隆起处按压（侧摆者只按一点，侧弯者由下而上按压）。另一手托住下颌并以前臂贴其面颊部，两手合作将患者头向上牵引并屈向健侧再屈向患侧（让错位关节先开后合），当颈屈向患侧至最大角度时，拇指"定点"不放松，并与"动点"手协同做扳、按、牵联合"闪动力"以使错位关节复位。（图 6-16，视频 6-6）

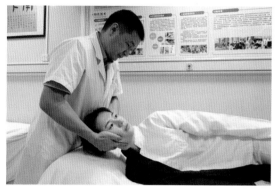

图 6-16　侧向搬按法

视频 6-6

（谢　琪　廖军锋　秦建岭　王　瑾）

第七章

脑卒中的康复

第一节　脑卒中概述

一、定义

脑卒中（cerebral stroke），又称脑血管意外（cerebralvascular accident，CVA），主要指由于脑部血管突然破裂或因血管阻塞导致血液不能流入大脑而引起脑组织损伤的一组疾病。可分为缺血性脑卒中和出血性脑卒中两大类。缺血性脑卒中包括脑血栓形成、脑栓塞、腔隙性脑梗死、短暂性脑缺血发作等，占全部脑卒中的 60% ～ 80%。出血性脑卒中主要包括脑出血和蛛网膜下腔出血。脑卒中具有发病率高、死亡率高和致残率高的特点。

二、临床特征

(一)脑卒中运动功能障碍的特点与恢复过程

运动功能障碍明显影响脑卒中患者的日常生活独立能力和生活质量，是影响患者回归家庭和社会的主要因素。卒中后运动功能障碍主要包括肌无力、肌张力异常、异常运动模式以及关节活动受限、疼痛等继发性功能障碍。

1. 肌无力的特点

脑卒中患者的肌无力，主要表现为偏瘫侧肢体随意运动障碍并伴有明显的肌张力低下，实质是中枢性瘫痪。锥体束病变所产生的肌肉瘫痪，一般上肢伸肌群比屈肌群瘫痪程度重，手的伸肌比屈肌瘫痪程度重；而下肢恰与上肢相反，屈肌群比伸肌群瘫痪程度重。

2. 肌张力异常和痉挛

卒中后偏瘫的肌张力异常演变过程，一般为初始期肌张力低下、恢复期肌张力增高、恢复后期肌张力可渐趋正常。仅有部分功能康复良好的患者，肌张力能恢复到基本正常。

瘫痪肢体肌张力增高和痉挛,是中枢性肢体瘫痪的特征之一。临床上,卒中后痉挛,常伴随意运动障碍、腱反射异常增高、病理反射阳性、联合反应、协同运动等。痉挛的具体表现:一般上肢屈肌群张力增高,下肢伸肌群张力增高。常见上肢肩关节内收、内旋,肘关节屈曲,前臂旋前,腕关节屈曲,掌指关节屈曲;下肢髋关节伸展、膝关节伸展、踝关节内翻、跖屈。常见肢体远端部运动瘫痪及痉挛较近端严重。

3. 异常运动

脑卒中患者存在明显的运动控制障碍,主动运动时表现为屈肌和伸肌的不协调,主动肌群、拮抗肌群和协同肌群的不协调等。在恢复各阶段可有不同的异常运动模式,常见的有联合反应、协同运动(synergy movement)、共济失调、异常姿势反射等。

脑卒中的联合反应,主要指健侧肢体抗阻力运动时,可诱发患侧肢体不自主的肌张力增高或出现运动反应。偏瘫早期康复训练,可利用联合反应诱发和加强主动运动。

协同运动,也称共同运动、联带运动,主要出现于偏瘫肢体随意运动恢复的初期,在 Brunnstrom 分期的第三期最显著。表现为上肢或下肢的各个关节协同运动,难以产生独立关节的分离运动,用力会更加明显。协同运动一般以不自主的固定模式出现,可分为屈肌协同运动和伸肌协同运动,明显影响肢体运动的实际功能。例如向前够取物品时,肩关节前屈,肘关节和腕关节由于协同运动也发生屈曲,不能有效伸展上肢取物。因此功能训练注重分离运动的促通。

脑卒中所致的共济失调,根据损伤部位不同可分为以下 4 型:损害脊髓丘脑束和背侧丘脑至顶叶通路引起的感觉型共济失调;单纯小脑病变引起的共济失调;病变累及额叶或额顶叶等引起的共济失调;前庭、迷路性共济失调。

4. 运动功能障碍的恢复过程

Brunnstrom 通过长期临床观察和实践,归纳出卒中后肢体功能恢复的六阶段划分法,至今仍在广泛应用。第一阶段,无随意运动。第二阶段,出现联合反应,多于肢体近端有少许随意运动,可出现轻度肌张力增高。第三阶段,出现由部分随意运动发起的协同运动,上肢主要为屈肌协同运动模式,下肢主要为伸肌协同运动模式,肌张力增高、痉挛达到高峰。第四阶段,开始脱离协同运动,出现分离运动,一般首先是近端大关节如肩、肘、髋、膝等,出现分离运动,痉挛开始减轻。第五阶段,协同运动基本消失,分离运动更加充分,表现为各关节的独立活动能力更强,痉挛明显减轻。第六阶段,痉挛基本消失,协调运动接近正常。

制定和实施康复训练方案时,卒中后运动功能障碍的恢复过程有重要的指导意义。但中枢神经系统损伤后的功能重组具有时限性,病损早期的神经修复可塑性高,应尽早进行神经功能促通训练。例如偏瘫患者一般从近端向远端恢复,瘫痪较重患者的手的主动活动开始恢复时,可能已经接近或超过 3 个月,这时再训练手功能,促通效果往往比较差。临床实践时应结合运动想象疗法、强制性运动疗法、感觉促进疗法、运动再学习方案等疗法和理念综合操作。

（二）脑卒中其他障碍

脑卒中患者除了运动功能障碍外，还常伴有言语障碍、吞咽障碍、认知障碍、二便障碍、心理障碍等。

第二节 康复评定

一、Brunnstrom 运动功能评定方法

Brunnstrom 偏瘫运动功能评价如表 7-1 所示。

表 7-1 Brunnstrom 偏瘫运动功能评价

	上肢	手	下肢
1级	弛缓，无随意运动	弛缓，无随意运动	弛缓，无随意运动
2级	开始出现共同运动或其成分，不一定引起关节运动	无主动手指屈曲	最小限度的随意运动开始出现共同运动
3级	痉挛加剧，可随意引起共同运动，并有一定的关节运动	能全指屈曲，钩状抓握，但不能伸展，有时可由反向引起伸展	（1）随意引起共同运动或其成分 （2）坐位和立位时，髋、膝、踝可屈曲
4级	痉挛开始减弱，出现一些脱离共同运动模式的运动 （1）手能置于腰后部 （2）上肢前屈90°（肘伸展） （3）屈肘90°，前臂能旋前、旋后	能侧方抓握及拇指带动松开，手指能伴随着的、小范围的伸展	开始脱离共同运动： （1）坐位，足跟触地，踝能背屈 （2）坐位，足可向后滑动，使屈膝大于90°
5级	痉挛减弱，基本脱离共同运动，出现分离运动 （1）上肢外展90°（肘伸展，前臂） （2）上肢前平举及上举过头（肘伸展） （3）肘伸展位，前臂能旋前、旋后	（1）用手掌抓握，能握圆柱状及球状物，但不熟练 （2）能随意全指伸开，但范围大小不等	从共同运动到分离运动： （1）立位，髋伸展位能屈膝 （2）立位，膝伸直，踏足，踝能背屈
6级	痉挛基本消失，协调运动正常或接近正常	（1）能进行各种抓握 （2）全范围的伸指 （3）可进行单个指活动，但比健侧稍差	协调运动大致正常： （1）立位，髋能外展超过骨盆上提的范围 （2）坐位，髋可交替地内外旋，并伴有踝内外翻

▶二、Rivermead 运动指数的评定

如表 7-2 所示。

表 7-2　Rivermead 运动指数的评定

评定内容	得分标准	评分　能完成：1 分　不能完成：0 分
Ⅰ. 床上翻身	自己可从仰卧位翻至侧卧位	
Ⅱ. 卧位—坐位	自己能从卧位坐起，并坐在床沿上	
Ⅲ. 坐位平衡	自己安稳地坐于床沿 ≥ 10s	
Ⅳ. 坐位—站立	能在 15s 内从椅子上站起，并保持站立 15s（必要时手可扶物）	
Ⅴ. 独自站立	检查者观察患者独自站立 10s 的情况	
Ⅵ. 转移	不用帮助，完成床—椅的转移	
Ⅶ. 在室内借助助行器等行走	在室内行走 10m，可借助助行器、家具，但不用他人帮助	
Ⅷ. 上楼梯	自己上一层楼的楼梯	
Ⅸ. 室外平地行走	不用他人帮助，在人行道上行走	
Ⅹ. 室内独自行走	在室内独自步行 10m，不用人或物帮助	
Ⅺ. 地上拾物	自己走 5m，拾起地上的物品，再返回	
Ⅻ. 室外不平地面上行走	自己能在草地、砂石地、斜坡等不平的地面上行走	
ⅩⅢ. 洗澡	自己能进出浴室并能洗澡	
ⅩⅣ. 上下四级楼梯	不用他人帮助，不扶扶手，上下四级楼梯（必要时可用助行器）	
ⅩⅤ. 跑步	跑或快速走 10m 而无跛行，或出现跛行但持续不超过 4s	

▶三、Fugl-Meyer 评定法

Fugl-Meyer 评定法（表 7-3）是由 Fugl-Meyer 等在 Brunnstrom 评定法的基础上制定的综合评价躯体功能的方法，内容包括上肢、下肢、平衡、四肢感觉功能和关节活动度的评测。能充分完成为 2 分，部分完成为 1 分，不能完成为 0 分。其中上肢 33 项，下肢 17 项，上下肢满分 100 分。

表 7-3　Fugl-Meyer 评定法

部位	运动功能检查	评分标准
上肢（坐位）		

部位	运动功能检查	评分标准
Ⅰ.上肢反射活动	（1）肱二头肌腱反射	0分：不能引出反射活动
	（2）肱三头肌腱反射	2分：能够引出反射活动
Ⅱ.屈肌共同运动	（1）肩关节上提	0分：完全不能进行 1分：部分完成 2分：无停顿充分完成
	（2）肩关节后缩	
	（3）外展（至少90°）	
	（4）外旋	
	（5）肘关节屈曲	
	（6）前臂旋后	
Ⅲ.伸肌共同运动	（1）肩关节内收内旋	0分：完全不能进行
	（2）肘关节伸展	1分：部分完成
	（3）前臂旋前	2分：无停顿充分完成
Ⅳ.伴有共同运动的活动	（1）手触腰椎	0分：没有明显活动 1分：手必须通过髂前上棘 2分：能顺利进行
	（2）肩关节屈曲90°（肘关节0°时）	0分：开始时手臂立即外展或肘关节屈曲 1分：肩关节外展及肘关节屈曲发生较晚 2分：能顺利充分进行
	（3）在肩关节0°肘关节90°时前臂旋前或旋后	0分：在进行该活动时肩关节0°但肘关节不能保持90°和完全不能完成该动作 1分：肩关节正确位时，能在一定范围内主动完成该动作 2分：完全旋前或旋后活动自如
Ⅴ.分离运动	（1）肩关节外展90°时肘关节0°位时前臂旋前	0分：一开始时肘关节就屈曲、前臂偏离方向不能旋前 1分：可部分完成这个动作，或者在活动时肘关节屈曲或前臂不能旋前 2分：顺利完成
	（2）肩关节屈曲度90°～180°时于0°位时前臂旋前旋后	0分：开始时肘关节屈曲或肩关节外展发生 1分：在肩部屈曲时，肘关节屈曲，肩关节外展 2分：顺利完成

部位	运动功能检查	评分标准
Ⅴ.分离运动	（3）在肩关节屈曲 30°～90° 时，肘关节 0° 位时，前臂旋前或旋后	0分：前臂旋前或旋后完全不能进行或肩肘位不正确 1分：能在要求肢位时部分完成旋前旋后 2分：顺利完成
Ⅵ.正常反射活动（该阶段者要得 2 分那么患者在第Ⅴ阶段必须得 6 分）	（1）肱二头肌腱反射 （2）指屈反射 （3）肱三头肌腱反射	0分：至少 2～3 个反射明显亢进 1分：1 个反射明显亢进或至少 2 个反射活跃 2分：反射活跃不超过 1 个并且无反射亢进
腕		
Ⅶ.腕稳定性	（1）肘关节 90°，肩关节 0°	0分：不能背屈腕关节达 15° 1分：可完成腕背屈，但不能抗阻 2分：有些轻微阻力仍可保持腕背屈
	（2）肘关节 90°、肩关节 0° 肘关节屈伸腕	0分：不能随意运动 1分：不能在全关节范围内活动腕关节 2分：能平滑地不停顿地进行
	（3）肘关节 0°，肩关节 30°	评分同（1）项
	（4）肘关节 0°，肩关节 30° 屈伸腕	评分同（2）项
	（5）腕环形运动	0分：不能进行 1分：活动费力或不完全 2分：正常进行
手		
Ⅷ.手运动	（1）手指共同屈曲	0分：不能屈曲 1分：能屈曲但不充分 2分：（与健侧比较）能完全主动屈曲
	（2）手指共同伸展	0分：不能伸 1分：能放松主动屈曲的手指 2分：能充分主动的伸展
	（3）握力 1：掌指关节伸展并且近端和远端指间关节屈曲，检测抗阻握力	0分：不能保持要求位置 1分：握力微弱 2分：能够抵抗相当大的阻力抓握

续表

部位	运动功能检查	评分标准
Ⅷ. 手运动	（4）握力2：所有关节于0°位时，拇指内收	0分：不能进行 1分：能用拇指捏住一张纸，但不能抵抗拉力 2分：可牢牢捏住纸
	（5）握力3：患者拇食指可夹住一支铅笔	评分方法同握力2
	（6）握力4：能握住一个圆筒物体	评分方法同握力2、握力3
	（7）握力5：查握球形物体，如网球	评分方法同握力2、握力3、握力4
Ⅸ. 手协调性与速度：指鼻试验（快速连续进行5次）	（1）震颤	0分：明显震颤 1分：轻度震颤 2分：无震颤
	（2）辨距不良	0分：明显的或不规则辨距障碍 1分：轻度的规则的辨距障碍 2分：无辨距障碍
	（3）速度	0分：较健侧慢6s 1分：较健侧慢2～5s 2分：两侧差别少于2s
下肢（仰卧位）		
Ⅰ. 反射活动	（1）跟腱反射 （2）（髌）膝腱反射	0分：无反射活动 2分：反射活动
ⅡA. 屈肌共同运动	（1）髋关节屈曲 （2）膝关节屈曲 （3）踝关节背屈	0分：不能进行 1分：部分进行 2分：充分进行
ⅡB. 伸肌共同运动（抗阻运动）	（1）髋关节伸展 （2）髋关节内收 （3）膝关节伸展 （4）踝关节跖屈	0分：没有运动 1分：微弱运动 2分：几乎与对侧相同
下肢（坐位）		

部位	运动功能检查	评分标准
Ⅲ.联合的共同运动	（1）膝关节屈曲大于90°	0分：无主动活动 1分：膝关节能从微伸位屈曲但不能超过90° 2分：膝关节屈曲大于90°
	（2）踝背屈	0分：不能主动背屈 1分：不完全主动屈曲 2分：正常背屈
下肢（站位）		
Ⅳ.分离运动（髋关节0°）	（1）膝关节屈曲	0分：在髋关节伸展位不能屈膝 1分：髋关节不屈，膝能屈曲但不到90°或在进行屈膝时髋关节屈曲 2分：能自如运动
Ⅳ.分离运动（髋关节0°）	（2）踝背屈	0分：不能主动活动 1分：能部分背屈 2分：能充分背屈
下肢（坐位）		
Ⅴ.正常反射	（1）膝部屈肌 （2）膝腱反射 （3）跟腱反射	0分：2～3个反射明显亢进 1分：1个反射亢进或2个反射活跃 2分：不超过1个反射活跃
下肢（仰卧位）		
Ⅵ.协调/速度：跟膝胫试验（连续重复5次）	（1）震颤	0分：明显震颤 1分：轻度震颤 2分：无震颤
	（2）辨距障碍	0分：明显的不规则的辨距障碍 1分：轻度的规则的辨距障碍 2分：无辨距障碍
	（3）速度	0分：较健侧慢6s 1分：较健侧慢2～5s 2分：两侧差别少于2s

续表

部位	运动功能检查	评分标准
	上肢（共 33 项，各项最高分为 2 分，共 66 分）	
	下肢（共 17 项，各项最高分为 2 分，共 34 分）	
运动功能积分：上肢　　　　　　下肢　　　　　　总分		

◉四、脑卒中患者运动功能评估量表

如表 7-4 所示。

表 7-4　脑卒中患者运动功能评估量表（MAS）

评分细则
从仰卧位到健侧卧位
1 分：自己牵拉侧卧（起始位必须仰卧，不屈膝，患者自己用健侧手牵拉向患侧卧，用健腿帮助患侧腿移动）
2 分：下肢主动横移且下半身随之移动（起始位同上，上肢留在后面）
3 分：用健侧上肢将患侧上肢提过身体，下肢主动移动且身体随其移动（起始位同上）
4 分：患侧上肢主动移动到对侧，身体其他部位随之运动（起始位同上）
5 分：移动上下肢并翻身至侧位，但平衡差（起始位同上，肩前伸，上肢前屈）
6 分：在 3s 内翻身侧卧（起始位同上，不用手）
从仰卧位到床边坐
1 分：侧卧，头侧抬起，但不坐起（帮助患者侧卧）
2 分：从侧卧到床边坐（帮助患者移动，整个过程患者能控制头部姿势）
3 分：从侧卧到床边坐（准备随时帮助将患者下肢移至床边）
4 分：从侧卧到床边坐（不需要帮助）
5 分：仰卧到床边坐（不需要帮助）
6 分：在 10s 内从仰卧到床边坐（不需要帮助）
坐位平衡
1 分：必须有支持才能坐（帮助患者坐起）
2 分：无支持能坐 10s（不用扶持，双膝和双足靠拢，双足可着地靠拢）

评分细则
3 分：无支持能坐，体重能很好地前移，且分配均匀（体重在双髋处能很好地前移，头胸伸展，两侧均匀持重）
4 分：无支持能坐并能转动头和躯干向后看（双足着地支持，不让双腿外展或双足移动，双手放在大腿上，不要移动到椅座上）
5 分：无支持能坐且向前触地面并返回原位（双足着地，不允许患者捉住东西，腿和双足不要移动，必要时支持患臂，手至少必须触到足前 10cm 的地面）
6 分：无支持能坐在凳子上，触摸侧方地面并返回原位（要求姿势同上，但患者必须向侧位而不是向前方触摸）
从坐到站
1 分：需要别人帮助站起（任何方法）
2 分：可在别人准备随时帮助下站起（体重分布不均，用手扶持）
3 分：可以站起（不允许体重分布不均和用手扶持）
4 分：可以站起，并伸直髋和膝维持 5s（不允许体重分布不均）
5 分：坐—站—坐不需别人准备随时帮助（不允许体重分布不均，完全伸直髋和膝）
6 分：坐—站—坐不需别人准备随时帮助，并在 10s 内重复 3 次（不允许体重分布不均）
步行
1 分：能用患腿站，另一腿向前迈步（负重的髋关节必须伸展，可准备随时给予帮助）
2 分：在一个人准备随进给以帮助下能行走
3 分：不需帮助能独立行走 3m（或借助任何辅助器具）
4 分：不用辅助器具 15s 内能独立步行 5m
5 分：不用辅助器具 25s 内能独立步行 10m，然后转身，拾起地上一个小沙袋，可以用任一只手，并且走回原地
6 分：35s 内上下四级台阶 3 次（不用或用辅助器具，但不能扶栏杆）
上肢功能
1 分：卧位，上举上肢以伸展肩关节（帮助前臂置于所要求的位置并给予支持，使肘伸直）
2 分：卧位，保持上举伸直的上肢 2s（帮助将上肢置于所要求的位置，患者必须使上肢稍外旋，肘必须伸直在 20° 范围内）
3 分：上肢体位同 2 分，屈伸肘部使手掌及时离开前额（可以帮助前臂旋后）

续表

评分细则
4 分：坐位，使上肢伸直前屈 90° 保持 2s（保持上肢稍外旋及伸肘，不允许过分肩）
5 分：坐位，患者举臂同 4 分，前屈 90°，并维持 10s 然后还原（患者必须维持上肢稍外旋，不允许内旋）
6 分：站立，手抵墙，当身体转向墙时要维持上肢的位置（上肢外展 90°，手掌平压在墙上）
手的运动
1 分：坐位，伸腕（让患者坐在桌旁，前臂置于桌上，把圆柱体放在患者掌中，要求患者伸腕，将手中的物体举离桌面，不允许屈肘）
2 分：坐位，腕部桡侧偏移（将患者前臂尺侧靠放，放在旋前旋后的中位，拇指与前臂成一直线，伸腕，手握圆柱体，然后要求患者将手抬离桌面，不允许屈肘或旋前）
3 分：坐位，肘置于身旁，旋前和旋后（肘不要支持，并处直角位，3/4 的范围即可）
4 分：手前伸，用双手捡起一直径 14cm 的大球，并把它放下（球应该放在桌上离患者较远的地方，使患者完全伸直双臂才能拿到球，肩必须前伸，双肘伸直，腕中立或伸直，双掌要接触球）
5 分：从桌上拿起一个塑料杯，并把它放在身体另一侧的桌上（不能改变杯子的形态）
6 分：连续用拇指和每一个手指对指，10s 内做 14 次以上（从食指开始，每个手指依次碰拇指，不许拇指从一个手指滑向另一个手指或向回碰）
手的精细动作
1 分：捡起一个钢笔帽，再放下（患者向前伸臂，捡起笔帽放在靠近身体的桌面上）
2 分：从杯子里捡出一颗糖豆，然后放在另一个杯子里（杯子里有 8 颗糖豆，两个杯子必须放在上肢能伸到处，左手拿右侧杯里的豆放在左侧杯里）
3 分：画几条水平线止于垂直线上，20s 画 10 次（至少要有 5 条线碰到及终止在垂直线上）
4 分：用一支铅笔在纸上连续迅速地点点（患者至少在每秒钟点 2 个点，连续 5s，必须像写字一样拿笔，点点不是敲）
5 分：把一匙液体放入口中（不许低头去迎就匙，不许液体溢出）
6 分：用梳子梳头后部的头发
全身肌张力
1 分：迟缓无力，移动身体部分时无阻力
2 分：移动身体部分时可感觉到一些反应
3 分：变化不定，有时迟缓无力，有时肌张力正常，有时张力高

续表

评分细则
4分：持续正常状态
5分：50% 时间肌张力高
6分：肌张力持续性增高
总分评定：第 9 项中全身肌张力不列入总分，只作参考
每项得分为 0～6 分，8 项总分为 48 分，分数越高，运动功能越好
＞33 分者为轻度运动障碍
17～32 分者为中度运动障碍
0～16 分者为重度运动障碍

五、手功能的预测及评定

1. 手功能预后预测

1）根据偏瘫侧手指能在全关节活动度内完成协调性屈伸的时间，预测手功能恢复程度。

（1）发病当天就能完成，可以恢复为实用手。

（2）发病后 1 个月内完成，多数恢复为实用手，少数为辅助手。

（3）发病后 1～3 个月内完成，少数恢复为辅助手，多数为失用手。

（4）发病后 3 个月仍不能完成，多为失用手。

2）根据发病时上肢 Brunnstrom 分级预测 6 个月后上肢功能。

如发病时上肢能达 V～VI级，6 个月后完全恢复的机会为 93.75%～100%；如仅为 III 级，完全恢复的机会约为 54.85%。

3）病程为 4 个月内，可根据 Brunnstrom 分级预测手功能。

（1）公式 1：$N/（3+3m/4）＞1$。式中 N 为 Brunnstrom 分级；m 为发病后的月数，$0.5＜m＜4$。由此公式可以推测，4 个月内如不能恢复到IV，则不可能恢复为实用手。

（2）公式 2：$N/（1+3m/4）$。式中 N 为 Brunnstrom 分级；$1＜m＜4$。由此公式可以推测，4 个月内如不能恢复到IV，则可推断为失用手。

2. 偏瘫上肢功能检查方法及评分标准

包括上肢粗大运动（A）、把握（G）、圆筒木柱插板（P）及钉子、垫圈插板（PP）。

1）上肢粗大运动。

受检者取椅子或轮椅坐位，先由主检者示教，为便于理解可先检查非瘫痪侧。共 4 个动作：①上肢前屈；②上肢外展；③手掌碰枕后；④手掌碰后背。①②两个动作测试时后背不能靠在任何物体上，肘关节伸直，腕部抬起。评分标准：0 分，无活动；1 分，肩关节屈曲、外展＜45°；2分，屈曲、外展45°～90°；3分，91°～135°；4分，＞135°。③④动作测试时，患者尽量取端坐位，手掌碰到要求的部位。评分标准：0分，无活动；1分，动作小；2分，手触及面、头部或臀部；3分，手指触及枕部或脊柱。

2）把握和圆筒木柱插板。

把握共有4个测试动作：①握皮球；②抓起皮球；③抓起铅笔；④抓起毛线针。评分标准分能与不能。圆筒木柱插板是让受试者将放在木板上的5个木制圆筒放入洞穴里，并记录所需时间。开始时，受试者将手掌放在木板上，完成课题后手掌放回原地，左右手相互交替各3次，取3次平均值进行评分。评分标准：0分，不能完成；1分，完成时间30s；2分，完成时间15～30s；3分，完成时间8～14s；4分，完成时间＜8s。

3）钉子、垫圈插板。

钉子、垫圈插板是将金属小钉子插入插板上的洞里，以评定对装配、包装和机械操作等手工操作的适应性和技巧性。测试30s内插入的个数，左右手交换3次，取平均数进行评分。

偏瘫手功能评分（MFS）计算公式：MFS=（0.5A+G+0.5P+0.1PP）×100/16，最高得分为100分。

3. 偏瘫手的功能评定

如表7-5所示。

表7-5 偏瘫手的功能评定

规定动作（实用性）	上肢能力
（1）健手在患手帮助下剪开信封：是能固定信封放在桌子上，剪时把信封从桌沿突出，但不要向患者下指示，让患者按自己的想法做，用健手把患手放在信封上，用健手使用剪子	失用手：5个动作均不能完成 辅助手C：5个动作只能完成1个
（2）从钱包里拿出硬币：用患手悬空拿着钱包，用健手拿出硬币。包括开、合上拉锁	辅助手B：5个动作只能完成2个
（3）患手打伞：把伞支在空中，不要扛在肩上，要持续10s以上垂直支撑，立位、坐位均可	辅助手A：5个动作只能完成3个
（4）剪健侧指甲：用患手拿着没有经过加工的大指甲刀（约10cm）进行	实用手B：5个动作只能完成4个 实用手A：5个动作均能完成
（5）系健侧袖口的扣子：把衬衣的一只袖子穿在健手上，用患手系上袖口的扣子（女患者也用男衬衫）	

第三节 康复治疗

脑卒中的康复治疗至少包含以下方面。①神经发育疗法对脑卒中后神经功能正常恢复过程的认识与促进措施。②紧密围绕日常生活和工作所需的功能动作，结合生物力学和行为学等进展，进行动作分析与早期促进。③重视早期知觉、运动觉和躯体深浅感觉的恢复。

▶一、急性期康复治疗

一般为发病后 1～3 周内，相当于 Brunnstrom Ⅰ～Ⅱ期，主要表现为肌张力低下、无主动运动，或经努力可引出少量主动运动。

(一)体位摆放和体位转换

定时翻身，开始以被动为主，逐渐改为辅助主动运动，以增强偏瘫侧的感觉刺激和运动控制。

1.仰卧位体位摆放

仰卧位时，患侧肩胛骨下面放置薄的软枕，防止肩关节后缩，同时肘关节伸展、腕背伸、手指伸展，防止上肢屈曲、前臂旋前。患侧骨盆下放置薄软枕，防止骨盆后缩，膝下可放小枕，使膝关节微屈，防止患腿外旋。（图 7-1）

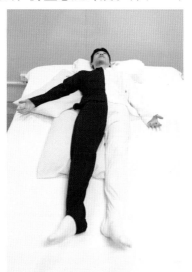

图 7-1 脑卒中患者仰卧位体位摆放

仰卧位时，受紧张性颈反射与迷路反射影响大，并且枕骨、骶尾骨和后踝等易发压疮的骨突部位受压迫。不宜长时间保持仰卧位，应定时翻身。

2. 健侧卧位体位摆放

患肩前屈90°,肘、腕、指各关节伸展,放在胸前软枕上。在患侧下肢下放软枕支撑,使髋关节轻度外展,患侧髋关节、膝关节微屈,踝关节中立位,避免足内翻。此体位由于健侧肢体在下,限制了健侧肢体的活动。(图7-2)

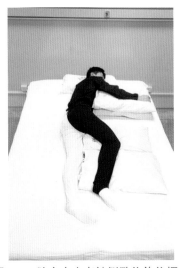

图7-2　脑卒中患者健侧卧位体位摆放

3. 患侧卧位体位摆放

多主张偏瘫侧卧,头颈处于舒适体位,将枕头置于患者背后以支持躯干,使躯干垂直于床面,脊柱微前屈。治疗人员一手按在患者的胸骨上,另一手将患肩拉出,使患肩前伸、前屈90°,前臂旋后,患侧肘、腕、指各关节伸展。患侧髋关节微屈,膝关节微屈,健侧下肢可屈髋屈膝放在前方软枕上。(图7-3)

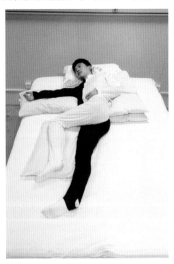

图7-3　脑卒中患者患侧卧位体位摆放

(二)促进躯体感觉和知觉运动觉的早期恢复

1.ROOD 感觉刺激疗法

对患者皮肤进行有控制的感觉刺激,促进肌张力恢复,诱发出所需肌肉反应活动。

2.早期认知相关功能促通

早期重视通过触觉、深感觉、听觉刺激等多种途径,针对性地予以被动及辅助主动运动等,加强知觉、运动觉的输入,从而促进患者躯体感觉和知觉、运动觉的及早恢复。可结合 PNF 技术的上下肢模式、运动想象疗法等进行功能促通。

3.被动关节活动

增加肌肉与关节的本体觉输入,促进运动控制恢复,并维持和改善正常关节活动度。被动活动时操作者抓握和施力宜缓慢柔和,要注意避免动作过快、过猛诱发相应肌肉张力过高,进而发生痉挛。若需要特意刺激局部肌张力较弱的肌群或利用神经反射则除外。

被动运动改善关节活动度时,尽量达到关节最大活动度,以无痛或微痛为限。每次 3～5 个、每天 2～3 次。

被动活动关节:

1)肩胛胸壁关节。

肩胛骨被动活动:患者取健侧卧位。治疗人员站在患者对面或背后,上方手放在肩峰部,下方手拇指与其余四指分开,用虎口卡住肩胛下角和肩胛骨内缘。双手同时向各方面活动肩胛骨,使肩胛骨做上抬、下降、前伸、回缩、上旋、下旋活动,也可以把上述运动结合起来,做旋转运动。(图 7-4,视频 7-1)

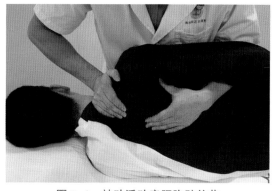

图 7-4 被动活动肩胛胸壁关节

视频 7-1

2)盂肱关节。

(1)肩关节前屈:患者仰卧位,治疗人员立于患侧,一手握住患侧前臂,另一手握住肩关节稍上方,然后把患者上肢沿矢状面向上活动。(图 7-5)

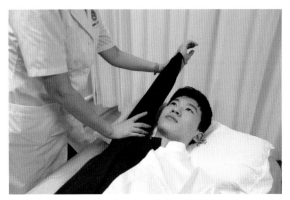

图 7-5 肩关节前屈的被动活动

（2）肩关节后伸：患者俯卧位，治疗人员立于患侧，一手握住患侧前臂，另一手握住肩关节稍上方，然后使患者上肢沿矢状面做后伸动作。

（3）肩关节外展：患者取仰卧位，治疗人员立于患侧，一手握住患侧前臂，另一手握住肩关节稍上方，然后将患肩沿冠状面外展，患肩外展约90°时，将肩关节外旋、掌心朝向同侧耳，再继续向上移动，避免肩峰撞击。

（4）肩关节水平外展和内收：患者取仰卧位，治疗人员立于患侧身体与上肢之间，一手握住患侧前臂，另一手握住肩关节稍上方，使患侧上肢沿水平面做外展和内收动作。

（5）肩关节内、外旋：患者取仰卧位，治疗人员立于患侧，患侧肩关节外展90°，肘关节屈曲90°，治疗人员一手固定肘关节，另一手握住腕关节，使肩关节被动外旋或内旋。（图 7-6）

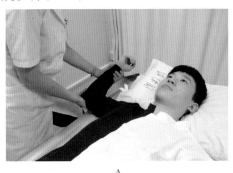
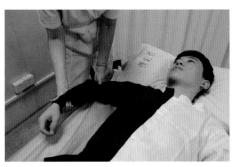

A　　　　　　　　　　　　　　B

图 7-6 肩关节内、外旋被动活动

A. 外旋；B. 内旋

3）肘关节。

（1）肘关节屈曲和伸展：患者取坐位或仰卧位，治疗人员一手扶持患肢腕关节上方，另手固定肱骨远端，在肘关节屈曲的同时前臂旋后，肘关节伸展的同时前臂旋前。

（2）前臂旋转：患者取坐位或仰卧位，使肘关节屈曲90°，治疗人员一手托住其肘后部，另一手握住前臂远端，沿前臂骨干轴线完成旋前、旋后动作。

4）手关节。

（1）掌指关节的活动：患者取仰卧位或坐位，治疗人员一手握住患侧掌部，另一手活动手指，分别做每个手指掌指关节的屈曲、伸展、外展、内收动作。

（2）指间关节的活动：患者取仰卧位或坐位，治疗人员一手握住患侧掌部，另一手活动手指，分别做近侧和远侧指间关节的屈曲、伸展动作。

5）肩 - 肘 - 手关节联合被动活动。

临床操作时，为了在有限的时间内，提高治疗的效率，常采用联合被动运动。患者仰卧位，治疗人员一手握住患者手，另一手握住患者肘关节处，对患侧上肢进行前屈与外展的联合运动。操作中，治疗人员要避免刺激到患者的手心，在外展时应注意适时肩外旋、避免肩峰撞击，肩前屈、外展同时避免过度牵拉盂肱关节。（视频 7-2）

视频 7-2

6）髋关节。

（1）髋关节屈曲：患者取仰卧位，治疗人员立于患侧，一手托住患侧大腿近膝关节处，另一手托住患侧足跟处，双手将患侧大腿沿矢状面向上弯曲，使大腿前部尽量接近患者腹部。

（2）髋关节后伸：患者取俯卧位，治疗人员立于患侧，一手抓握患侧踝关节上方，另一手从下方抓住患侧膝关节前部，并用前臂托住患侧小腿和膝关节部位，合力向上抬，被动向后伸展髋关节。也可以取侧卧位操作。

（3）髋关节内收、外展：患者仰卧位，治疗人员一手托膝关节后方，前臂支撑大腿远端，另一手握足跟，在髋关节轻度屈曲的状态下，完成髋关节的外展与内收。

（4）髋关节内旋、外旋：患者取仰卧位、下肢伸展位，治疗人员一手固定患者膝关节上方，另一手固定踝关节上方，完成髋关节的旋转，足尖向外侧为髋关节外旋，足尖向内侧为髋关节内旋；也可以使患者下肢屈髋90°、屈膝90°，令膝关节位于髋关节正上方。治疗人员一手固定患者膝关节，另一手扶住足，以髋关节为轴，向内、外侧摆动小腿，完成髋关节的内、外旋。（图7-7）

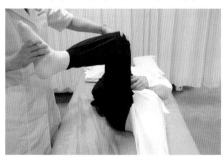
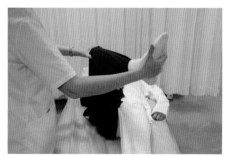

A　　　　　　　　　　　　　　　B

图 7-7　髋关节内、外旋被动活动

A. 外旋；B. 内旋

7）膝关节。

患者仰卧位，治疗人员一手托膝关节后方，另一手握足背进行膝关节的屈伸运动。

8）踝关节。

（1）踝关节背屈：患者仰卧位，下肢伸展。治疗人员一手固定踝关节上方，另一手握足跟，在牵拉跟腱的同时，利用治疗人员的前臂内侧推压足底，膝下可垫抱枕防止膝关节过伸。

（2）踝关节跖屈：患者仰卧位，下肢伸展。治疗人员一手放在足背上，在下压足背的同时，另一手将足跟上提。

（3）踝关节内翻、外翻：患者仰卧位，下肢伸展。治疗人员一手固定踝关节，另一手进行内、外翻运动。

9）胸椎活动。

患者坐位，治疗人员一手置于患者胸骨，另一手置于两肩胛骨中间，两手交互用力，辅助患者进行胸段椎体的屈伸活动。该动作可帮助患者调整脊柱体位，纠正躯干前屈的异常体态。

(三)利用反射促进主动运动

在脑卒中恢复早期，可利用反射帮助患者进行主动活动。

1.对称性紧张性颈反射

对称性紧张性颈反射是脑干水平的反射，特征是当患者颈部伸展时，上肢伸肌张力增高，下肢屈肌张力增高；当颈部屈曲的时候，下肢伸肌张力增高，上肢屈肌张力增高。在进行站立训练时，可令患者适度低头，有助于下肢早期负重。

2.非对称性紧张性颈反射

非对称性紧张性颈反射是脑干水平的反射，通过颈部肌肉和关节的牵张而引出。当头部旋转时，面部朝向的一侧，上下肢伸肌张力增高；头后部朝向的一侧，上下肢屈肌张力增高。在早期辅助主动翻身训练中，可以借助该反射。

3.阳性支持反射

阳性支持反射，是足趾的末端及其内侧拇指、小指的皮肤等部位受到刺激，引起骨间肌伸展，刺激本体感受器，导致下肢伸肌张力增高。在下肢主动运动能力很弱时，可利用此反射，促进下肢伸展、负重。但是在中后期阶段，常因下肢伸肌张力高，步行中踝背屈和足跟着地困难，因此当下肢伸肌张力开始恢复后，要及时避免或减少该反射的诱发。

(四)早期功能性训练

应结合人类日常生活所需活动，早期进行功能性动作的神经促通训练。训练中教导患者掌握动作的主动收缩肌群，抑制不必要的肌肉收缩活动，一般上、下肢分别侧重避免屈肌和伸肌的过度活动。治疗人员一般立于患肢旁，予以保护和辅助。

1. 躯干

1）仰卧翻至侧卧。

（1）向患侧翻身：患者取仰卧位，双上肢 Bobath 握手伸肘，肩前屈约 90°，健侧下肢屈髋屈膝，足底置于床面。使患者头转向患侧，双上肢转向患侧，健腿蹬床协助旋转躯干，骨盆转向患侧卧位；如果患者不能主动完成，治疗人员可向患侧施加助力，协助患者完成翻身。（视频 7-3）

视频 7-3

（2）向健侧翻身：患者双手交叉，双侧上肢肘伸展，在胸前做水平摆动带动躯干摆动，治疗者可协助骨盆旋转。患者屈髋屈膝体位下，便于骨盆旋转。（视频 7-4）

2）健侧翻身起坐。

视频 7-4

Bobath 手位屈髋屈膝，向健侧翻身，然后健侧前臂支撑身体，健腿帮助患腿一起向下移动至床旁，可用手轻叩患侧腰部，刺激患侧腰肌收缩。治疗人员指导患者头向患侧屈曲，从患侧坐起。（视频 7-5）

3）患侧翻身起坐。

Bobath 手位，向患侧翻身，健侧前臂放于胸前支撑，逐步由前臂支撑改为手掌支撑，双下肢放至床旁。（视频 7-6）

视频 7-5   视频 7-6

4）桥式运动。

桥式运动为屈膝时髋关节伸展的分离运动，促进躯干和骨盆的伸展控制，提高床上活动和保持坐位能力。

患者起始位为仰卧位，双膝屈曲，双足平放于床面，治疗人员给予患侧下肢辅助，以维持好姿势。根据患者的能力和治疗人员的手法，可分为辅助主动运动、阻力结合运动与抗阻运动。在伸髋运动过程，采用叩击大腿内侧肌群、口语指令或夹球等辅助提示，促进伸髋同时保持髋内收（图 7-8）。患者可利用 Bobath 球进行不稳定平面上的伸髋运动（图 7-9）。

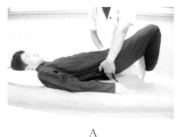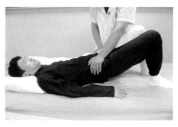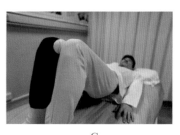

A   B   C

图 7-8　屈膝下伸髋

A.辅助主动运动；B.屈膝下伸髋抗阻运动；C.屈膝下伸髋合并髋内收

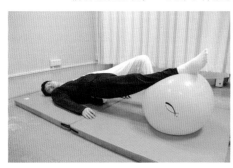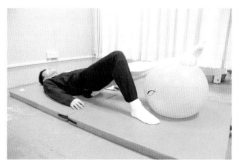

图 7-9　利用 Bobath 球进行不稳定平面上的伸髋运动

2.上肢

上肢的主动运动，包括肩关节前屈时肘关节伸展、伸腕、伸指等分离运动，均应尽早开始训练。以避免后期大脑功能重组已趋向稳定，再进行手部促通，效果不佳的情况。可结合 Rood 疗法、运动想象疗法、镜像疗法、强制性运动疗法等早期促通上肢远端。

1）仰卧位上肢伸展（伸肘关节等）的促进，如图 7-10 所示。

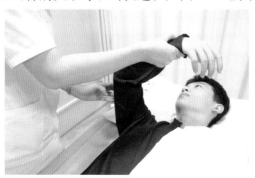

图 7-10　早期辅助下伸肘促发

2）上肢功能性活动的促进。

患者仰卧位，双手 Bobath 握手，用健侧辅助患侧上肢进行前屈、前伸、回收、水平内收和外展等活动，治疗人员辅助时一手促进伸肘肌群收缩，另一手保护盂肱关节。（图 7-11）

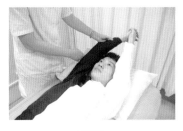
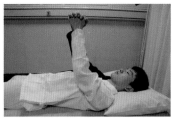
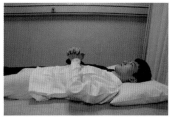

前屈 前伸 回收

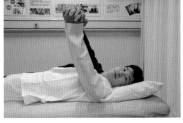
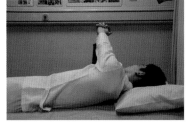

水平内收 水平外展

图 7-11 上肢功能性活动促进

3）手训练。

（1）手功能早期训练时，可借助联合反应。健侧手抗阻或主动运动时，可诱发患侧肌张力增高或出现运动反应，进行双侧对称训练。

（2）诱发手指屈曲训练。

A. 在屈曲指关节训练时，可利用近端牵拉反射引起远端屈曲。例如，在训练中将患者的腕维持在伸展位，让患者主动屈曲指关节。此时，反射的作用和患者的主观意念的作用联合起来达到屈指的动作。

B. 利用联合反应引出：通过患者健侧手用力屈曲可诱发患手屈曲。

（3）手指伸展训练。

A. 治疗人员与患者面对面坐，治疗人员一手托住患者前臂，另一手握住患侧手大鱼际，使患者拇指掌指关节外展，也可以在腕与手的背侧进行皮肤刺激，再辅助患者进行手指伸展动作。

B. 治疗人员一手托住患臂，另一手在患者前臂的伸肌群表面自肘向手指有力快速地摩擦，在快速刷擦几次后，患者的手可以不自主伸直，然后让患者主动伸展手指。

3. 下肢

1）下肢屈伸的控制。患者仰卧位，治疗人员辅助患者进行患侧下肢的屈伸训练，伸展时用言语、提示和手法辅助患肢伸膝屈踝。

2）踝关节主动背屈促进。踝关节的背屈能力对于患者的步行稳定非常重要。此期，可根据患者能力，采用联带运动促进踝关节的主动背屈，或进行膝踝关节分离运动下的踝关节背屈促进。治疗人员刺激小腿前外侧的踝背屈肌群促进肌收缩，并辅助足部背屈，握持足部时避免刺激足

视频 7-7

趾和足底，并且可快速刷擦足趾的背侧，促发踝关节背屈外翻。（图 7-12，视频 7-7）

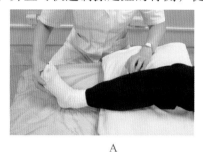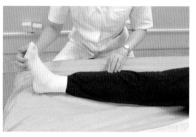

A　　　　　　　　　　　　　B

图 7-12　踝背屈诱发

A. 利用联带运动；B. 分离运动形式

3）床上迈步模拟训练。患者仰卧位，患侧下肢屈膝于床旁，治疗人员一手扶住患侧大腿，另一只手与患足接触。当患者努力抬腿向上向前摆动时，治疗人员上方手可放在患者大腿膝盖上方辅助伸膝，同时刺激小腿前外侧肌群、辅助足背屈；当患者腿向下向后摆动时，治疗人员上方手可改放在患者大腿后、腘窝上方刺激大腿后侧肌群、辅助屈膝。（图 7-13，视频 7-8）

视频 7-8

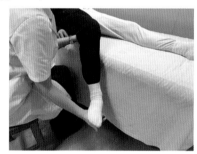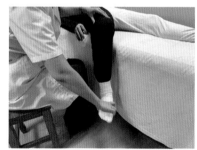

图 7-13　床上迈步模拟训练

4）早期利用站立床、下肢智能反馈步行仪等仪器设备进行被动站立和步行训练。

4. 坐位平衡

保护性伸展反应的促进：正常个体在身体重心变化时，将发生头、胸向重心偏移的对侧调整，同时对侧上下肢外展、伸展，以维持坐位平衡。脑卒中患者往往不能维持坐位平衡，需要进行保护性伸展反应的促进训练。

▶**二、恢复期康复训练**

一般为发病 1～3 周后，相当于 Bunnstrom Ⅲ、Ⅳ、Ⅴ期。此期患者主要表现为可主动运动，伴有肌张力增高和协同运动模式。恢复期康复训练继续秉承早期的良肢位、促进运动控制恢复和功能性训练等原则，促进中枢神经损伤后运动功能进一步恢复，对上肢功能、坐 - 站体位转换、坐位与站立位平衡、行走等方面进行分析和再训练。在制定训练方案时，要重点分析患者作业中存在的问题，分析内容包括功能障碍的原因和训练内容，综合运用解释、指示、语言和视觉刺激、反馈和手法指导、再评定、鼓励灵活性等技巧。并重视制定和鼓励患者在指导下进行家庭锻炼，结合环境改造、教导亲属参与、强制运动等方法将训练内容延伸到日常生活和充足的锻炼中。

在功能康复中应该注意以下部分：①自然功能恢复虽然多为从近端到远端循序发生，但由于早期促通训练的康复效果好，因此前臂及手的功能康复也应尽早进行；②一旦出现分离运动，及时加强相关运动训练及作业活动；③运动训练应避免共同运动；④每个动作有主动肌群和拮抗肌群，尽量告知患者，并教会患者体会和加强主动肌的收缩控制，抑制拮抗肌和代偿肌群的收缩，避免肌肉不当收缩；⑤恢复早期不宜单纯追求肌力恢复，应关注如何引发肌群主动收缩及采用正确的肢体运动模式，在活动中逐渐增加肌力。

（一）上肢功能促进

1.肩关节功能促进

1）肩胛前伸。

患者仰卧位，治疗人员辅助患者使患肩前屈90°，腕背伸、掌心朝向天花板，令患者肩胛骨前伸。治疗人员手掌向下挤压，令压力垂直传导向患者肩关节，诱发患者肩胛主动前伸运动。（图7-14）

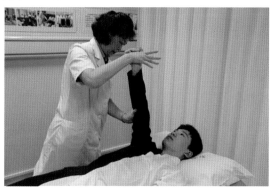

图7-14　肩胛骨前伸的抗阻运动

2）肩前屈训练。

患者坐位，使患者握住磨砂板沿桌面进行上推训练。（图7-15）

在训练中应注意：①避免前臂的旋前及肩关节外展；②在肩关节前屈时，拇指向上，避免肩峰下撞击；③最初患者不能主动完成动作时，可在患侧予以辅助。

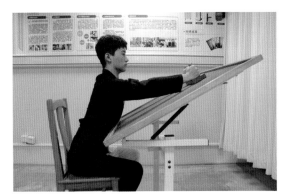

图 7-15　利用磨砂板进行上臂前伸训练

2. 上肢抗痉挛体位训练

患者坐位，将患手放在髋关节侧方，并保持肘伸展、腕背伸、手指伸展位。令患者重心缓缓向患侧移动，使肘关节负重并伸展。治疗人员辅助时，坐在患侧上肢旁，一手扶住肘后或叩击伸时肌群，另一手辅助患者腕、手保持伸展体位。训练还可增强患侧躯干和上肢负重能力。在训练中，注意保护患者，防止患者向患侧跌倒。

3. 腕指运动控制训练

1）伸腕训练。

主动伸腕尚困难时，可先进行腕桡偏训练，以此逐渐引出伸腕动作。

腕关节桡偏练习：患者坐位，手臂放在桌面上，将一水杯放置在患者手中，令患者手腕桡偏，将水杯抬离桌面。当患者的功能得到一定恢复时，手腕的位置不变，将水杯放置在手背的后面，令患者用手背向后碰杯子并移动杯子。

2）旋后训练。

患者坐位，手臂放在桌面上，将一水瓶放在患者手中，令患者将水瓶的瓶盖触碰桌面。或在患者手背放置物品，令患者手背桡侧触碰物品。

3）拇指外展训练。

患者坐位，前臂稍旋前位，将一物品放在拇指的背侧，令患者虎口打开，拇指触碰物体，并将其推动。在拇指外展时，应注意避免腕关节屈曲及桡偏的代偿。

4）对指训练。

患者前臂旋后，用拇指触碰其余四指，确保腕掌关节在动而不是掌指关节在动。该动作可在坐、卧、立各种体位下训练。

（二）上肢功能性作业活动训练

视频 7-9

1）手腕精细作业训练：患者握住作业训练的把手，通过腕关节小幅度旋转，保持把手远端的小铁环不触碰到弯曲的钢条，将把手从起始位置向终止位置移动，移动过程中注意抑制异常的运动模式。（图 7-16）

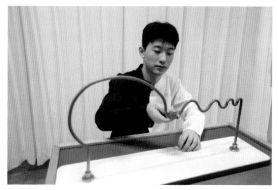

图 7-16　手腕精细作业训练

2）投球：选择大小合适的球，令患者向桶内投球训练。不论球会不会弹出，只要球进木桶就算得分。这种活动能使上肢各关节均参与运动，有利于关节活动范围和肌力的改善，并提高协调、控制能力。

3）采用插木钉、套圈、拧螺丝、放置插孔板等进行手的精细运动训练。如插钉板作业训练，令患者用拇指与其余四指合力将木钉拿起、插入对应大小的钉板孔中。木钉选择一般由粗到细，训练由易到难。（图 7-17、图 7-18）

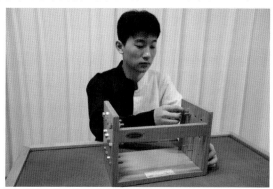

图 7-17　拧螺丝作业训练

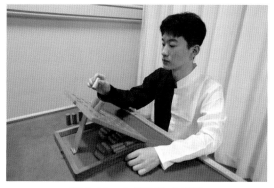

图 7-18　木钉板作业训练

4）捡花生作业训练：拿出两个盘子，将花生放在其中 1 个盘子里，使患者将花生捡起来放入另外的盘子内，难度升级可将花生换为黄豆、绿豆等体积逐渐减小的物品。

5）折纸作业训练：通过对折、捏边等动作，可改善患者的精细运动，尤其是侧捏、对指捏、三指捏等功能，此外还可改善感觉和协调功能。

6）饮水作业训练。在桌面上放置水杯，令患者握住杯子并送至嘴边，进行饮水动作模拟训练，能训练肩、肘、腕的联合运动。当患者能够完成时，可在杯子里加水，逐渐增加杯子的重量，提高难度。在上述动作过程中，避免出现异常的运动模式，如肩胛带的共同运动。如果完成某一环节困难，可着重针对性训练。

（三）坐位平衡功能促进

人体平衡的维持机制涉及感觉输入、中枢整合和运动控制 3 个环节的参与。中枢神经病损，以上 3 个环节均可能受损，导致平衡功能障碍，表现为保持姿势、调整姿势及维持动态稳定的功能均下降。通过平衡训练，可促进感觉输入、刺激中枢整合、调节运动控制过程，治疗平衡障碍。

平衡训练遵循由易至难的原则，即支撑面积由大变小、重心由低到高、从静态到动态、从睁眼到闭眼、在注意下保持平衡和在不注意下保持平衡的顺序，由易至难进行训练。在日常体位中，支撑面积由大变小，逐渐提高平衡保持的难度，依次为长坐位、端坐位、手膝跪位、膝跪位。平衡训练时，可利用姿势镜，帮助患者了解自己的姿势，引导患者利用视觉进行自我矫正及保持正确姿势。

当患者能完成静态平衡保持后，再进行动态平衡训练。先进行自动的坐位平衡保持训练，包括从坐位站起、躯干左右侧屈、躯干前屈和左右旋转运动的练习等。自动下平衡保持能完成后，可进行他动下平衡训练，即外力干扰下维持平衡训练，治疗人员从各方面对患者施力以破坏患者的平衡，患者调整姿势对抗失衡状态。治疗人员可从各个方向施力，力量可逐渐加大，但早期训练中施加阻力要预先告知患者，避免患者因过度紧张、惊吓而诱发肌张力增高。偏瘫患者多采用端坐位进行平衡训练。

1. 静态平衡训练

患者取端坐位，开始时可辅助患者保持静态平衡，待患者能够独立保持静态平衡后，再进行动态平衡训练。

患者端坐位，双手放在双膝上，令患者转动头与躯干，向后方看（图 7-19）。此活动对于患者来说难度不大，且能达到调整平衡的目的。能使患者再学习如何在坐位控制躯干和头的运动，并增强患者自信心。

2. 自动态平衡训练

患者端坐位，重心向前后左右等各个方向倾斜，躯干向前后屈伸、左右侧屈或旋转。在躯干做动作的同时，还可配合双上肢的动作。

（1）重心侧向移动：患者端坐位，在患者一侧放置枕头，使患者身体向枕头一侧侧屈并用肘支撑，然后嘱患者重回起始位。

（2）重心前后移动：患者端坐位，治疗人员辅助患者进行躯干前屈、后伸，使重心前后移动，然后令患者主动回到起始位置。

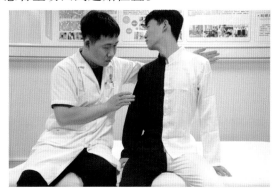

图 7-19　静态平衡训练

3. 他动态平衡训练

患者取端坐位，治疗人员向侧方或前、后方推动患者，使患者被动离开原来的起始位，并主动维持平衡。推动的幅度由小到大，待患者能够恢复平衡，再加大推动的幅度。患者也可坐于平衡板及训练球上进行训练。（图 7-20，视频 7-10）

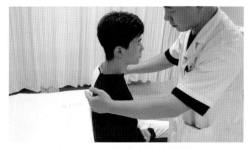

图 7-20　他动态平衡训练

视频 7-10

当患者的平衡功能恢复到一定阶段时，可进行下列进阶训练。

（1）触碰物体训练：治疗人员位于患者的对面，手拿物体放于患者的正前方、侧前方、正上方、侧上方、正下方、侧下方等不同的方向，让患者来触碰治疗人员手中的物体。也可将物体放置于患者周围，让患者将物体拿起交还给治疗人员。物品位置可越来越远，使患者维持平衡的难度增加。（图 7-21）

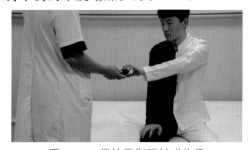

图 7-21　保持平衡下触碰物品

（2）抛球、接球训练：在进行抛接球训练时要注意从不同的角度向患者抛球，可逐渐增加抛球的距离和力度以增加训练难度。该训练还可提高双上肢和腹背肌等肌力和耐力。（图7-22）

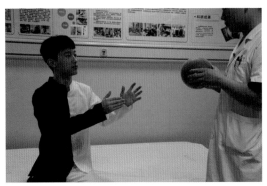

图7-22　保持平衡下抛接球训练

(四)坐-站体位转换转移

1. 如何站起

1）髋伸展训练。

患者常因伸髋无力影响患肢负重。患者仰卧位，躺在床边上，将患腿置于床边，足底着地，膝关节屈曲小于或约等于90°，在足底放置片状物品，令患者踩住该物品，治疗人员将该物品移动或抽出来，患者伸髋对抗。在训练中，避免髋关节外展与外旋，避免足跖屈引起的代偿。

2）站起训练。

患者坐位，双手搭在治疗人员的双肩上，臀部及大腿后侧发力，向前伸展髋关节，同时膝关节伸展，完成站起。（图7-23）

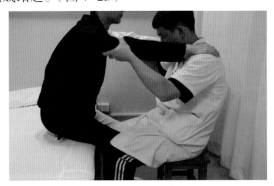

图7-23　髋伸展站起训练

3）膝关节伸展及股四头肌训练。

在膝关节伸展力量不足时，可穿戴伸膝支具辅助站立，以帮助患者早期训练伸膝的控制和立位姿势调整。

床上股四头肌的激活和静力性收缩训练有助于尽早恢复站立功能。患者坐位或仰卧位，膝关节伸直，治疗人员将患者的髌骨向足的方向推，令患者大腿前侧肌群收缩将髌骨向头侧拉进行对抗。（图 7-24）

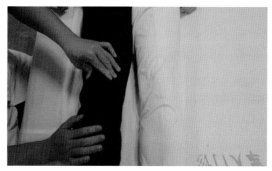

图 7-24　股四头肌静力性收缩

当股四头肌恢复一定功能、肌力好转时，可进行坐位下股四头肌抗阻训练。

2. 坐位 – 站立位转换

对于运动功能较弱的患者，在由坐位到站位转移时需要两人辅助。在转移时，患者坐在较高的椅子上更容易完成转移。

视频 7-11

患者坐在椅子上，一治疗人员蹲下，将手扶在患腿膝盖前，防止站起过程因为患侧伸膝肌群乏力造成患者突然下跪。另一治疗人员在患侧保护患者，辅助患者患侧上肢伸肘，扶好助行器，支撑站立。

当患者的功能恢复到一定阶段时，可由一人辅助患者站立，患者坐在床边，Bobath 握手，治疗人员辅助患者手向前伸，当鼻尖超过脚尖时，嘱患者下肢用力，完成站起。（视频 7-11）

在站起过程中，注意重心居中，令患腿承担一定重量，避免健腿代偿过多的情况。

3. 站立 – 坐位转换

患者的双手搭在治疗人员的双肩上，治疗人员扶住患者髋部，令患者身体前倾，双肩向前移动，屈髋，臀部向后，双膝弯曲，缓缓坐下。（图 7-25）

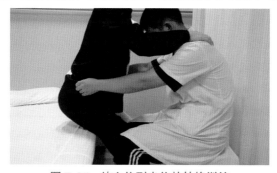

图 7-25　站立位到坐位的转换训练

增加难度：患者在练习站起与坐下时，让其停在不同位置，变化方向与速度。注意站起时，治疗人员不要站得离患者太近，以免阻碍患者的重心前移。

（五）站立平衡功能促进

偏瘫患者立位平衡训练可分为双足立位、单足立位两种体位。在训练静态平衡之后，再训练其动态平衡，还可从不同方面进行双足和单足的平衡训练，以及患者立于平衡仪器上。训练双足站立下身体前后、左右的重心转移，为单足立位平衡和步行做好准备。偏瘫患者患足站立位的静、动态平衡维持能力，是获得良好步态的基础训练。存在重度痉挛、精神紧张导致痉挛加重和未控制的高血压、冠心病等情况慎用平衡训练。

正常状态下，人体站立位的平衡调节机制包括踝调节、髋调节和跨步调节。当受到较小外力干扰时，会通过踝关节转动或摆动来调节身体重心，保持平衡。如果外力较大，踝调节不能稳定平衡，人体可通过髋关节的活动来调节平衡。如果外力干扰进一步加大，髋关节调节不能保持平衡，人体启动跨步调节，快速跨步保持平衡，避免摔倒。

1）头部的转动。

在平衡的调节机制中，视觉与前庭觉对于平衡的维持至关重要。患者站立位，双足分开与肩同宽，令患者抬头看天花板、低头看地板、左右旋转头部看身体两侧的物品。在头部转动的同时，观察患者的平衡调节是否正常。如在仰头看天花板时，注意患者的髋部与踝部是否向前移动。

训练一段时间后，头部的转移也可加躯干的动作。如患者向后转头的同时躯干向同侧旋转。

如果患者可以较好完成上述训练，就改成前后脚站立体位的训练。在训练时要注意保持正确的肢体力线。治疗人员尽量提供最小的帮助，使患者能最大限度地主动改善平衡功能，但要注意保护患者的安全。

2）踝关节的控制。

偏瘫患者多不能用足背屈来配合重心的后移，可以进行下列训练。患者靠墙而立，双足离墙一定距离。患者双手相握并向前伸，治疗人员握住患者的手，令患者双髋离开墙面。治疗人员控制引导，使患者重心小幅度前后移动，在前后移动过程中，诱发患者踝关节背屈，并结合其余功能主动参与平衡调整训练。

3）重心移动训练。

（1）利用平衡杠或助行器进行保护，患者双足打开，与肩同宽，进行重心左右移动训练。或者双足前后开立，进行重心前后移动训练。逐步由双足不离地过渡至单足离地训练，可以闭眼增加本体觉输入和难度。（图7-26，视频7-12）

视频7-12

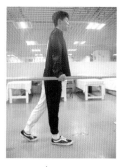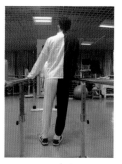

A B

图 7-26 立体重心转移训练

A. 立位前后重心转移训练；B. 立位左右重心转移训练

（2）在地面上能保持平衡后，可利用平衡板、平衡垫、平衡半球等不稳定平面，进一步进行平衡训练，要注意保护，防止跌伤、踝扭伤、肩拉伤等。（图 7-27）

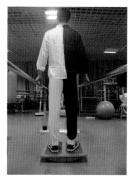

图 7-27 平行杆保护下利用平衡板进行平衡训练

（3）当患者能够完成重心的转移时，可进一步进行站立平衡综合性训练，在患者前后左右不同方向递给患者东西，令患者伸手接住，或在患者身边放置物品，令患者将其拿起。注意，在患者拿物品的时候，要避免患者的躯干出现不正确的代偿方式。

（4）在完成上述训练后，可进一步进行双脚站立、单脚站立抛接球训练。要根据患者能力选用，训练中避免患者因过度紧张而肌张力增高的情况。

当功能达到以下条件时，可进一步行步行训练。①独立维持单腿立位平衡 30s。②髋关节和膝关节有一定选择性控制的能力。③双下肢能较好完成重心转移。④良好的关节位置觉。换言之，单腿站立、髋膝踝关节控制、站立平衡、关节深感觉的恢复是步行功能的重要基础训练。

（六）步行训练

神经生理学疗法认为偏瘫步态异常的常见原因，主要为下肢的伸肌优势模式，如髋、膝呈伸展位，踝关节跖屈，下肢外展、外旋，骨盆上抬等，因此行走时不能自如地屈曲或伸展下肢，只能用划圈步态、向上提髋等异常步态代偿，这种异常步态费力且不安全、易跌伤。

人体正常步态分为站立相和摆动相。脑卒中患者步态周期站立相，需要关注踝关节异常运动模式等。步态周期摆动相，需重点关注膝关节异常运动模式等。髋关节连结躯干和下肢，对维持平衡及负重起主要作用，站立相初期伸髋的主动肌群为腘绳肌和臀大肌群。但站立中期以后，需要臀中肌（外展肌）参与负重及稳定髋关节。步态摆动相期，由于屈肌共同运动较弱或伸肌共同运动较强，难于屈髋摆动下肢向前。

步行训练早期可配合不同的辅具，如下肢、踝足矫形器等。减重步行训练和机器人站立床步行仪训练能为患者创造早期步行条件。步行时要注意进行步态指导，如主动肌群的收缩和放松，纠正异常步态。

1. 偏瘫患者行走的要点

1）支撑期。

在整个支撑期，足底的受力在整个时期不断变化。在刚开始着地时，力量发生偏移，整足支撑时，足底受力向外侧偏移；在蹬离地面的时候，足底受力又向内侧偏移。当身体重心前移与侧移时，髋外展肌群与对侧躯干侧屈肌群收缩，防止躯干向对侧倾斜与骨盆的侧方移动。

2）摆动期。

在摆动的早期，通过足跖屈离开地面的惯性与屈髋带动屈膝，踝关节屈曲，加速下肢向前摆动。而在摆动中后期，臀大肌协同腘绳肌使下肢尤其是小腿进行减速动作，为接下来的支撑期做准备。常见的偏瘫步态是患侧足下垂内翻，为了将患侧足前移，患者常常将患侧骨盆上提，髋关节外展、外旋，下肢经外侧划一个半圆弧，来完成患肢向前迈出的动作，且在动作完成末期，腘绳肌的离心收缩功能丧失或下降，无法完成膝关节的减速，导致患腿最终"踢"向前方。

3）上下楼梯。

上下楼梯与水平行走不同，其涉及的关节运动范围和需要的肌肉活动不同。上阶梯时，重心向前上移至前腿，同时前腿发力完成动作。下楼梯时，重心保持在后面的支撑腿上，运动靠髋关节与膝关节的离心收缩完成。

2. 训练站立期的支撑

1）伸髋。

患者站立位，保持髋对线正确，令患者将重心放在患腿上，然后使健腿向前迈步，再向后迈步。注意在向前迈步时保持患侧髋关节伸展，健侧腿迈步不过度偏向健侧。

视频 7-13

2）伸膝。

（1）坐位伸膝：患者坐位，治疗人员对患者进行 0°～15° 的股四头肌向心与离心收缩训练，激活股四头肌。注意腿放在床上适当的位置，避免做动作时被床妨碍。

视频 7-14

（2）立位伸膝：患者立位，健腿在患腿前面。使患者的重心向前及向后移动，在移动过程中练习膝关节的伸展与屈曲。在重心前移时，膝关节伸展；重心后移时，膝关节屈曲。（视频 7-13）

（3）单腿站立耐力及膝关节控制训练：主要目的为训练患者膝关节的运动控制及耐力，嘱患者患腿支撑立位，使患者进行小范围的膝关节屈曲与伸展训练。（视频 7-14，图 7-28）

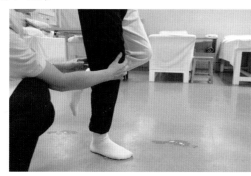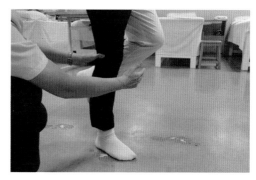

图 7-28　患腿支撑站立位膝关节屈曲控制训练

（4）患腿支撑：患者立位，令患者将健侧脚迈上台阶，再迈下台阶。在动作过程中，患侧膝关节保持不动，健腿不允许迈向侧方。此动作可进阶到患腿迈上台阶，进一步练习患侧膝关节的伸展能力，令患者将患腿放在台阶上，身体重心前移，患侧膝关节主动伸直，但不可使膝关节过伸。（视频 7-15）

3. 骨盆水平侧移

患者立位，治疗人员站在其身后，双手扶骨盆两侧，指导患者将重心从一只脚移动到另一只脚上，在移动时，治疗人员指导患者移动骨盆。注意保持髋关节与膝关节保持伸直，骨盆不能侧移过远。

视频 7-15

4. 摆动相伸髋下的屈膝

1）卧位下。

患者俯卧位，治疗人员指导患者在不同的角度控制膝关节屈曲。在最开始时，可将膝关节屈曲 90°，此时患者能较易地屈曲膝关节，并逐渐增加其他角度的膝关节屈曲。在屈曲的过程中避免出现髋关节的屈曲。

2）立位下。

患者立位，治疗人员令患者屈曲膝关节到某一角度，然后令患者缓慢伸直膝关节、足趾触碰地面，此时锻炼膝屈肌群的离心控制能力，然后再将足趾离开地面，此时锻炼膝屈肌群的向心收缩能力。注意活动时速度缓慢，不宜过快，另外在患者训练过程中保护好患者。

5. 迈步训练

患者立位迈步训练，患侧膝关节屈曲后，进行膝关节伸展同时踝背屈，同时向前迈步。

1）治疗人员辅助迈步训练。

治疗人员在治疗平板上辅助患者进行迈步训练。治疗人员蹲下，指导并辅助患者腿向前迈步时踝关节背屈。（视频7-16，图7-29）

视频7-16

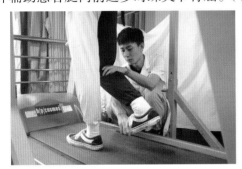 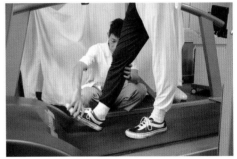

图7-29　治疗人员辅助迈步训练

2）主动迈步训练。

患者进行患肢原地主动迈步训练，重建正确的运动模式，避免出现代偿。（视频7-17）

3）利用运动跑台迈步训练。

患者在充足的保护下进行运动跑台的迈步训练，在行走时注意患者的重心转移及髋关节的运动模式，避免出现异常运动模式。（视频7-18）

视频7-17

6. 可调速步行仪器上的各向训练

在可调速的步行仪器上进行向前、向后的步行训练。开始时速度不宜过快，主要纠正异常的运动模式及促发正确的运动模式训练。后期训练则以恢复患者的肌力、耐力、速度与协调性为主。

视频7-18

7. 上下楼梯训练

上楼梯训练，健腿先迈上台阶，重心前移，然后患腿再上台阶。下楼梯训练，重心保持在后面的健腿上，患腿先下。（视频7-19）

可结合本体感觉神经肌肉促进技术的上下肢运动模式进行训练，建议早期开始。通过对本体感受器刺激，达到促进相关神经肌肉反应，以增强相应肌肉收缩能力的目的，同时通过调整感觉神经的异常兴奋，改变肌张力，以正常的运动方式进行活动。

视频7-19

（七）增强肌力和肌肉耐力的训练

脑卒中患者的肌无力、失用、制动可引起软组织改变，形成肌肉萎缩、挛缩、僵硬和张力过高，成为患者适应脑卒中后状态和功能恢复的主要障碍，因此在纠正异常运动模式时，需要正确进行肌力和耐力等训练。训练过程要注意动作的主动肌群收缩后要放松，抑制异常运动模式，并学习放松动作的拮抗肌和非运动关键肌群，促进正常运动模式建立。

研究发现，脑卒中后膝关节屈、伸肌群的力量有明显的缺陷，也需要专门的力量训练。肌力缺陷通常包括足背屈肌、腓肠肌、膝伸肌、外侧躯干肌、肩胛肌、肘及手部的屈肌和伸肌。脑卒中患者可以采用腿蹬踏机（图 7-30）、步行仪、功率车进行四肢训练（图 7-31），划船样动作等可提高肩部肌群肌力，另外还需加强躯干肌群的锻炼，从而更好地进行运动控制。

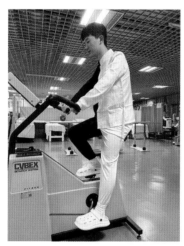

图 7-30　腿蹬踏机进行下肢肌力训练

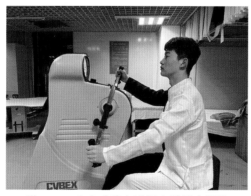

图 7-31　上身功率车进行上肢肌力训练

适应证和注意事项：

（1）中枢神经病损患者恢复早期，随意运动困难、肌张力增高不明显时，可采用辅助主动运动、去重力主动运动、等长收缩运动等方法，促进运动能力的提高。

（2）恢复后期，肌张力异常增高基本恢复，可采用主动收缩运动、阻力运动变速、变阻运动为主的训练方法促进肌力和肌耐力的提高，以进一步促进患者日常独立生活能力和重返社会、工作岗位能力的恢复。

（3）恢复中期，患者肌张力异常增高时，多采用非抗阻力等长运动、辅助主动运动和主动运动锻炼形式，推荐利用水浮力、家人辅助、器械辅助等帮助完成，以避免痉挛肌群持续用力诱发张力增加，并指导患者学会正确用力和出力后放松。

（4）当患者关节活动范围受限、疼痛、肌震颤、出现代偿性运动时，要针对性治疗，并调整训练动作。

（5）运动量控制以休息半小时后局部酸胀等反应消失，以及第 2 天不感受到局部明显疲劳和疼痛为度。

（6）训练过程注意避免代偿运动。如屈髋动作，髂腰肌肌力弱时，缝匠肌可代偿，并能使大腿外展、外旋，防止办法是控制大腿外展外旋，膝朝向正前方屈髋。

（7）注意心血管反应：高血压、冠心病或其他心血管疾病等，应避免在等长抗阻力肌力训练时，闭气用力或过分用力，可一边徐徐吐气，一边用力。

除功能训练以外，争取在辅助器械、家庭和社区环境改造、心理辅导以及社区工作等方面加以布局，促进患者尽快改善日常独立生活能力，回归家庭、回归社会。

（谢 琪 秦建岭 石艺华 谭 新）

第八章

脊髓损伤的康复

第一节 脊髓损伤概述

脊髓损伤（spinal cord injury，SCI）是由于各种不同致病因素引起的脊髓结构、功能的损害，造成损伤水平以下运动、感觉、自主神经功能障碍。它是一种严重的致残性损伤，往往造成不同程度的截瘫或四肢瘫，严重影响患者的生活自理能力和参与社会活动能力。

一、脊髓损伤的分类

脊髓损伤可根据致病因素及神经功能障碍进行分类，脊髓损伤的分类对患者的诊断、治疗、康复及预后评定有重要意义。

(一)病因分类

1. 外伤性脊髓损伤

是因脊髓受到机械外力作用，包括直接或间接外力作用造成脊髓结构与功能的损害。外力直接或间接作用于脊髓所造成的损伤称为原发性脊髓损伤；外力所造成的脊髓水肿、椎管内小血管出血形成血肿、压缩性骨折及破碎的椎间盘组织等形成脊髓压迫所造成的脊髓进一步损害称为继发性脊髓损伤。

（1）直接外力：刀刃刺伤脊髓、弹片直接贯穿脊髓、石块或重物直接打击腰背部造成脊柱骨折而损伤脊髓等。

（2）间接外力：外力未直接作用于脊髓,但可引起各种类型不同的脊柱骨折、脱位,导致脊髓损伤。如交通事故、高处坠落及跳水意外等。

2. 非外伤性脊髓损伤

非外伤性脊髓损伤的发病率难以统计。其病因很多，主要分为两类。①发育性病因：包括脊柱侧弯、脊椎裂、脊椎滑脱等。②获得性病因：主要包括感染（脊柱结核、脊柱化脓性感染、横贯性脊髓炎等）、肿瘤、脊柱退化性疾病、代谢性疾病及医源性疾病等。

(二)按脊髓损伤部位分类

1.四肢瘫

指由于椎管内的颈段脊髓神经组织受损而造成四肢和躯干的完全或不完全性瘫痪。

2.截瘫

指椎管内神经组织损伤后，导致脊髓胸段、腰段或骶段（不包括颈段）脊髓损伤导致的下肢及躯干的完全或不完全性瘫痪。

(三)按脊髓损伤严重程度分类

脊髓损伤后短时间内出现损伤平面以下的脊髓神经功能完全消失，持续数小时至数周，大多 1～6 周，偶有数月之久，此阶段称为脊髓休克（spinal shock）期，此时无法对损伤程度做出正确的评估。当出现海绵体反射（刺激男性阴茎头或女性阴蒂时引起肛门括约肌反射性收缩）和肛门反射（直接刺激肛门引起直肠肌肉收缩）时，提示脊髓休克期已经结束。严格来讲，必须确定脊髓休克期结束后才能开始评定损伤程度。

1.脊髓横断

最严重，脊髓出现解剖结构的断离，脊髓断端将被瘢痕组织代替。

2.完全性脊髓损伤

指脊髓损伤平面以下的最低位骶段感觉和运动功能完全丧失或无骶段保留。骶部的感觉功能包括肛门皮肤黏膜交界处感觉和深部肛门感觉，运动功能是肛门指诊时肛门外括约肌的自主收缩。

3.不完全性脊髓损伤

指脊髓损伤平面以下的最低位骶段（S4～S5）感觉和运动功能部分存留。

4.脊髓震荡

脊髓实质无明显改变，24h 开始恢复，3～6 周恢复正常。

▶二、脊髓损伤的临床特征

根据损伤的部位（如颈段脊髓损伤、胸腰段脊髓损伤）、程度（完全性脊髓损伤和不完全性脊髓损伤）和并发症不同，脊髓损伤的临床症状和体征是不同的。

(一)临床症状

主要为肌肉运动控制障碍和行动困难、大小便控制障碍、感觉障碍。部分患者有异常疼痛和幻觉痛。

1.感觉障碍

临床主要表现为躯干和四肢有不同程度的感觉障碍，可表现为麻、痛、感觉完全丧失及感觉过敏等。

2.运动障碍

临床主要表现为截瘫或四肢瘫，即下肢或四肢有不同程度的肌力下降或丧失，是影响患者活动的主要方面。

3.括约肌障碍

可表现为便秘、大便失禁、小便潴留、小便失禁等。

4.自主神经功能障碍

可表现为出汗异常、体温调节异常等。

此外，高位损伤患者可伴呼吸困难。有并发症的患者，如骨折、脱位、压疮等可出现相应的症状。

(二)临床体征

主要表现为肌力减弱或消失、肌肉张力异常（低张力、高张力、痉挛）、腱反射异常（无反射、弱反射、反射亢进）、出现病理反射（霍夫曼征和巴宾斯基征阳性）、皮肤感觉异常（无感觉、感觉减退、感觉过敏）、皮肤破损或压疮等。

1.步态和姿势

部分患者可表现为臀中肌步态、臀大肌步态等，部分患者完全不能行走和站立，甚至不能坐稳。部分患者扶拐，大部分使用轮椅，早期可能卧床。

2.脊柱体征

受伤早期可能有脊柱压痛和叩痛，手术后可有瘢痕，手术后可有脊柱活动受限。脊髓炎症者和血管病者等可有相应的脊柱体征。

3.神经体征

损伤水平以下可出现所支配的运动、感觉和腱反射的异常。临床应确定运动和感觉完全正常的皮区和肌群，运动和感觉部分丧失的区域，运动和感觉完全消失的区域。

此外，高位脊髓损伤可导致呼吸运动障碍和自主神经过反射现象。

(三)完全性脊髓损伤

脊髓休克结束后，损伤水平以下运动感觉完全丧失，包括最骶端的运动（肛门括约肌）和感觉（肛门皮肤黏膜交界处的感觉和肛门深部的感觉）全部丧失，为完全性脊髓损伤。

感觉和运动完全正常的脊髓节段与感觉、运动完全消失的脊髓节段不一定连续，两者之间的脊髓节段所支配的区域可能有部分运动和部分感觉。有部分运动和（或）部分感觉的脊髓节段所支配的区域称为部分保留带。若有部分保留带，完全性脊髓损伤应不超过 3 个脊髓节段。

(四)不完全性脊髓损伤

损伤水平以下包括最骶端的运动（肛门括约肌）或感觉（肛门皮肤黏膜交界处的

感觉和肛门深部的感觉）存在或两者都存在，称为不完全性脊髓损伤。不完全性脊髓损伤有几种特殊类型。

1. 中央束综合征（central cord syndrome）

常见于颈脊髓血管损伤。上肢神经受累和功能障碍重于下肢。患者有可能步行，但上肢部分或完全麻痹。

2. 半切综合征（brown sequard syndrome）

常见于刀伤或枪伤。损伤同侧肢体本体感觉和运动丧失，对侧温痛觉丧失。

3. 前束综合征（anterior cord syndrome）

脊髓前部损伤，损伤平面以下运动和温痛觉丧失，而本体感觉存在。

4. 后束综合征（posterior cord syndrome）

脊髓后部损伤，损伤平面以下本体感觉丧失，而运动和温痛觉存在。

5. 脊髓圆锥综合征（conus medullaris syndrome）

主要为脊髓骶段圆锥损伤，可引起膀胱、肠道和下肢反射消失。偶尔可以保留骶段反射。

6. 马尾综合征（cauda equina syndrome）

椎管内腰骶神经根损伤，可引起膀胱、肠道及下肢反射消失，表现为外周神经损伤的特征（迟缓型瘫痪）。

7. 脊髓震荡（spinal concusion）

指暂时性和可逆性脊髓或马尾神经生理功能丧失，可见于只有单纯性压缩性骨折，甚至放射线检查阴性的患者。脊髓并没有机械性压迫，也没有解剖上的损害。另一种假设认为脊髓功能丧失是由于短时间压力波所致。缓慢的恢复过程提示反应性脊髓水肿的消退。此型患者可有反射亢进但没有肌肉痉挛。

(五)临床合并症

脊髓损伤涉及全身多数系统和器官，合并症较多。常见的合并症有尿路感染、尿路结石、肺部感染、心血管问题、异位骨化、迟发性神经功能恶化、压疮、骨质疏松症、肌肉萎缩、关节挛缩/僵硬、体温调节障碍、性功能障碍、直立性低血压、自主神经反射异常、深静脉血栓。

◐三、脊髓损伤的功能障碍

脊髓损伤导致的功能障碍主要有运动功能障碍、感觉功能障碍、膀胱控制障碍、直肠控制障碍、自主神经调节功能障碍、性和生殖功能障碍、平衡障碍、转移障碍、步行障碍、体温调节障碍、日常生活活动能力受限、社会参与能力受限及心理障碍等。

(一)运动功能障碍

根据损伤部位不同主要表现为四肢瘫或截瘫。运动功能障碍的原因主要有以下几方面。

1.肌肉瘫痪

肌肉瘫痪是运动功能障碍的主要原因。主要来源于失去神经支配的肌肉失能，也可以由于长期不活动导致失用性萎缩。患者可以通过功能训练、矫形器应用、步行辅助器、功能性电刺激等得到不同程度的康复。

2.关节挛缩畸形

长期缺乏活动后由于肌肉纵向萎缩和肌腱弹力纤维的缩短，常导致关节挛缩，甚至骨关节畸形，从而影响患者的步行和活动。纠正挛缩畸形是应用矫形器的必要前提。牵张训练、理疗、手法治疗等都是纠正挛缩的有效方法。

3.肌肉痉挛

上运动神经元病变往往合并脊髓中枢兴奋性失控，导致肌肉张力过高、活动过度活跃或痉挛。肌肉痉挛一般在损伤后3～6周开始发生，6～12个月达到高峰。常见诱因是膀胱充盈或感染、结石、尿路阻塞、压疮及机体的其他感染或损伤。因此患者反复发生痉挛时要注意是否有并发症。

肌张力增高可能带来的问题：导致较强的皮肤剪力，从而增加皮肤擦伤或压疮的发生率；可限制关节活动度，影响肢体活动；股内收肌紧张，影响排便和会阴部卫生；可诱发疼痛不适等。但肌张力增高对于脊髓损伤患者的功能活动也可有益处，如站立和行走需要股四头肌具有一定张力。因此肌张力的处理需要综合考虑。

(二)感觉功能障碍

感觉障碍主要有感觉丧失、减退、过敏(感觉异常和疼痛)。感觉功能障碍的主要原因有以下3个方面。

1.完全性脊髓损伤

完全性脊髓损伤患者损伤平面以下的感觉功能完全消失。

2.不完全性脊髓损伤

不完全性脊髓损伤患者的感觉障碍表现不同，患者残留的感觉功能多少不一，身体两侧28对皮区关键点针刺觉和轻触觉表现为缺失、减退或过敏，至少肛门黏膜皮肤连接处或深部肛门有感觉。

3.疼痛

脊髓损伤后的疼痛很常见，原因复杂，主要为中枢性和躯体性疼痛，影响患者生活质量。中枢性疼痛主要由神经损伤所致。躯体性疼痛可以由感染、压疮、痉挛、膀胱和肠道问题、极度温度变化、吸烟、情绪波动等因素诱发。

4. 压疮

压疮与脊髓损伤患者的感觉障碍、身体活动障碍、血液循环障碍、营养障碍等有密切关系。压疮的皮肤损害往往是感染的来源，同时也使患者比较难以保持必要的训练姿势，甚至影响卧位。康复治疗可以使大多数压疮问题得以解决。

(三)膀胱控制障碍

失神经支配性膀胱功能障碍严重影响患者日常生活自理能力，小便失禁给患者沉重的心理压力，影响社交和日常活动。

1. 反射性膀胱（reflex bladder）

由骶髓以上的脊髓损伤所致，属于上神经元麻痹。由于反射弧是完整的，患者逼尿肌的反射功能恢复后，经一定程度的膀胱充盈，可以引起它的收缩，克服括约肌的阻力，完成排尿。

2. 非反射膀胱（non reflex bladder）

是骶髓排尿中枢遭到破坏所致，属于下神经元麻痹。患者膀胱反射性收缩功能被破坏，使逼尿肌不能反射性收缩，膀胱呈弛缓状态。

如果腹肌神经支配正常，患者可通过腹式呼吸用力增加腹压，帮助排尿。

(四)直肠控制障碍

失神经支配性直肠功能障碍严重影响患者日常生活自理能力，大便失禁给患者沉重的心理压力，影响社交和日常活动。

(五)自主神经调节功能障碍

自主神经调节功能障碍包括自主神经功能丧失和过度反射，T5以上节段多见，导致突发性严重高血压。控制自主神经障碍往往是进行康复治疗的必要前提。

(六)性和生殖功能障碍

脊髓损伤患者多数有不同程度的性功能和生育功能障碍，影响患者的心理和生活质量，是康复治疗的重要内容之一。

第二节　康复评定

一、关于损伤的评定

1. 神经平面的评定

神经平面是指身体双侧有正常的运动和感觉功能的最低脊髓节段。如C6损伤，意味着 C1～C6 节段仍然完好，C7～S5 节段有损伤。确定损伤平面时应注意：

（1）脊髓损伤神经平面主要以运动损伤平面为依据，但 T2～L1 节段，运动损伤平面难以确定，故主要以感觉损伤平面来确定。

（2）运动损伤平面和感觉损伤平面是通过检查关键肌的徒手肌力、关键感觉点的痛觉（针刺）和轻触觉来确定的。美国脊髓损伤学会（American Spinal Injury Association，ASIA）和国际脊髓学会（International Spinal Cord Society，ISCoS）根据神经支配的特点，选出一些关键肌和关键感觉点，通过对这些肌肉和感觉点的检查，可迅速地确定损伤平面，关键肌和关键感觉点如表 8-1、表 8-2 所示）。

表 8-1 感觉评分

	针刺		轻触			针刺		轻触	
	左	右	左	右		左	右	左	右
C2：枕骨粗隆					T8：第 8 肋间				
C3：锁骨上窝					T9：第 9 肋间				
C4：肩锁关节顶部					T10：第 10 肋间（脐）				
C5：肘前窝外侧					T11：第 11 肋间				
C6：拇指近节背侧皮肤					T12：腹股沟韧带中点				
C7：中指近节背侧皮肤					L1：T12 与 L2 间的 1/2 处				
C8：小指近节背侧皮肤					L2：大腿前中部				
T1：肘前窝内侧					L3：股骨内髁				
T2：腋窝顶部					L4：内踝				
T3：第 3 肋间					L5：足背第 3 跖趾关节				
T4：第 4 肋间（乳线）					S1：外踝				
T5：第 5 肋间					S2：腘窝中点				
T6：第 6 肋间（剑突）					S3：坐骨结节				
T7：第 7 肋间					S4～S5：肛门周围				

感觉等级：0，缺失；1，障碍；2，正常；全身分为 28 个关键点，左右侧分别检查针刺及轻触觉

表 8-2 运动评分

	左	右		左	右
C5：屈肘肌群			L2：屈髋肌群		
C6：伸腕肌群			L3：伸膝肌群		

续表

	左	右		左	右
C7：伸肘肌群			L4：踝背伸肌群		
C8：中指屈肌群			L5：长伸趾肌群		
T1：小指外展肌群			S1：踝跖屈肌群		

肌力 0～5 级，0，完全瘫痪；1，可触及肌肉收缩；2，非重力体位下可主动活动关节；3，抗重力体位下能完成全关节主动活动；4，抗中度阻力完成全关节主动活动；5，完全正常

（3）确定损伤平面时，该平面关键肌的肌力必须≥3 级，该平面以上关键肌的肌力必须正常。如脊髓 C7 节段发出的神经纤维（根）主要支配肱三头肌，在检查 SCI 患者时若肱三头肌肌力≥3 级，C6 节段支配的伸腕肌肌力 5 级，则可判断损伤平面为 C7。

（4）损伤平面的记录：由于身体两侧的损伤水平可能不一致，评定时需同时检查身体两侧的运动损伤平面和感觉损伤平面，并分别记录（右－运动，左－运动；右－感觉，左－感觉）。

2. 损伤程度评定

根据 ASIA 的残损分级来判定如表 8-3 所示。

表 8-3 ASIA 分级

A	完全性损伤	脊髓损伤后骶髓节段 S4～S5 无任何运动感觉功能保留
B	不完全性损伤	脊髓损伤平面以下包括骶段 S4～S5（鞍区）无运动功能保留，但有感觉残留
C	不完全性损伤	脊髓损伤平面以下有运动功能的保留，但主要特征关键肌肉的肌力在 3 级以下
D	不完全性损伤	脊髓损伤平面以下有运动功能保留，且多数特征关键肌肉的肌力在 3 级或 3 级以上
E	正常	运动、感觉功能正常

损伤是否完全性的评定以最低骶节（S4～S5）有无残留功能为准。残留感觉功能时，刺激肛门皮肤与黏膜交界处有反应或刺激肛门深部时有反应。残留运动功能时，肛门指检时肛门外括约肌有自主收缩。完全性脊髓损伤：S4～S5 既无感觉也无运动功能。不完全性脊髓损伤：S4～S5 有感觉或运动功能。

3. 脊髓功能部分保留区（zone of partial preservation，ZPP）

完全性脊髓损伤患者在脊髓损伤平面以下 1～3 个脊髓节段中仍有可能保留部分感觉或运动功能，脊髓损伤平面与脊髓功能完全消失的水平之间的脊髓节段，称为脊髓功能部分保留区。

4.脊髓休克的评定

球海绵体反射是判断脊髓休克是否结束的指征之一，此反射消失为休克期，反射的再出现表示脊髓休克结束。但需注意的是极少数正常人不出现该反射，圆锥损伤时也不出现该反射。具体检查方法：用戴手套的食指插入肛门，另一手刺激阴茎头（女性刺激阴蒂），阳性时手指可以明显感觉肛门外括约肌的收缩。脊髓休克结束的另一指征是损伤水平以下出现任何感觉、运动功能或肌肉张力升高和痉挛。

▶二、运动功能的评定

1.运动评分

脊髓损伤的肌力评定不同于单块肌肉，需要综合进行。ASIA 和 ISCoS 采用运动评分法（motor scores，MS）。

评定时分左、右两侧进行。评定标准：采用 MMT 法测定肌力，每一组肌肉所得分值与测得的肌力级别相同，从 1 分至 5 分不等。如测得肌力为 1 级则评 1 分，5 级则评 5 分。最高分左侧 50 分，右侧 50 分，共 100 分。也可将上肢、下肢分开计分，上肢双侧最高 50 分，下肢双侧最高 50 分，共 100 分，这是 ASIA 和 ISCoS 2006 版推荐的运动评分方法。评分越高表示肌肉功能越佳，据此可评定运动功能。

2.痉挛评定

目前临床上多用改良的 Ashworth 量表。评定时检查者徒手牵伸痉挛肌进行全关节活动范围内的被动运动，通过感觉到的阻力及其变化情况把痉挛分成 0～4 级。

▶三、感觉功能的评定

采用 ASIA 和 ISCoS 的感觉评分（sensory scores，SS）来评定感觉功能，选择 C2～S5 共 28 个节段的关键感觉点，分别检查身体两侧各点的针刺和轻触觉，感觉正常得 2 分，异常（减退或过敏）得 1 分，消失为 0 分。每侧每点每种感觉最高为 2 分。每种感觉一侧最高为 56 分，左右两侧为 112 分。两种感觉得分之和最高可达 224 分。分数越高表示感觉越接近正常。

▶四、ADL 能力评定

截瘫患者可用改良 Barthel 指数，对四肢瘫患者用四肢瘫功能指数（quadriplegic index of function，QIF）来评定。QIF 评定的内容有转移、梳洗、洗澡、进食、穿脱衣服、轮椅活动、床上活动、膀胱功能、直肠功能、护理知识，共 10 项，评分采用 0、1、2、3、4 分的五级制，每项最高得分为 4 分，经权重处理后得出总分。

▶五、心理障碍的评定

焦虑自评量表（self-rating anxiety scale，SAS）见表 8-4。

表 8-4 焦虑自评量表

评定项目	没有或很少有	有时有	大部分 时间有（经常有）	绝大多数 时间有
1. 我感到比往常更加神经过敏和焦虑	1	2	3	4
2. 我无缘无故感到担心	1	2	3	4
3. 我容易心烦意乱或感到恐慌	1	2	3	4
4. 我感到我的身体好像被分成几块，支离破碎	1	2	3	4
5. 我感到事事都很顺利，不会有倒霉的事情发生	4	3	2	1
6. 我的四肢抖动和震颤	1	2	3	4
7. 我因头痛、颈痛、背痛而烦恼	1	2	3	4
8. 我感到无力且容易疲劳	1	2	3	4
9. 我感到很平静，能安静坐下来	4	3	2	1
10. 我感到我的心跳较快	1	2	3	4
11. 我因阵阵的眩晕而不舒服	1	2	3	4
12. 我有阵阵要昏倒的感觉	1	2	3	4
13. 我呼吸时进气和出气都不费力	4	3	2	1
14. 我的手指和脚趾感到麻木和刺痛	1	2	3	4
15. 我因胃痛和消化不良而苦恼	1	2	3	4
16. 我必须时常排尿	1	2	3	4
17. 我的手总是很温暖而干燥	4	3	2	1
18. 我觉得脸发烧发红	1	2	3	4
19. 我容易入睡，晚上休息很好	4	3	2	1
20. 我做噩梦	1	2	3	4

评定采用 1~4 制计分；20 题得分相加得总分，总分乘以 1.25，四舍五入取整数，即得标准分。焦虑评定分界值为 50 分，50~59 分为轻度焦虑，60~69 分为中度焦虑，70 分以上为重度焦虑

▶六、其他

对脊髓损伤的患者，还需进行神经源性膀胱的评定、性功能障碍的评定、心肺功能的评定。

第三节　康复治疗

一、基本活动的功能训练

在床上、轮椅上的活动及借助矫形器和拐杖行走，上、下楼梯等活动，都是 SCI 患者的基本活动。瘫痪后重新训练和完成这些活动，对于患者将来的生活和工作都是至关重要的。

(一)床上、垫上活动

1.翻身

学会翻身有助于患者进行床上自主翻身减压、起床、穿脱衣物等活动。翻身动作也是患者开始离床活动的基本动作之一，几乎是所有主动活动的必要准备。所以患者应在骨折愈合良好、躯干支持和固定充分等病情允许的情况下及早进行主动翻身活动。

翻身的训练：

（1）不抓物品的翻身方法。可以通过双侧上肢伸直上举及左右摇摆帮助患者从仰卧位向俯卧位翻身。患者节律性地快速摆动上肢和头颈，能够产生躯干旋转的惯性，患者可以借助这种惯性驱动躯干和骨盆的旋转实现翻身。

（2）利用床挡的方法。①抓住翻身侧床挡，拉起上身旋转；②旋转到一定程度，对侧上肢也钩住床挡，进一步旋转；③骨盆充分旋转，取得稳定的侧卧位，结束动作。

（3）四肢瘫的翻身训练。基本方法与截瘫者相同，但四肢瘫要学会翻身动作需要很多时间。训练中康复治疗人员给予的辅助力量可以增减，开始的体位不是侧卧位而是半侧卧位，采取分阶段进行。在翻身训练前，先被动改善其躯干的旋转活动范围，进而使动作易于完成。

2.截瘫患者起坐动作的训练

（1）用肘的起坐方法（图 8-1，视频 8-1）：①仰卧位将头抬起；②头颈部屈曲的同时肩部伸展与内收使肘呈支撑位；③用单侧肘移动体重并伸展对侧肘；④手撑在后方承重；⑤另一侧肘亦伸展，用两手支撑。

（2）翻身起坐的方法：上肢肌力弱及训练开始早期时使用的方法。①抓床挡或上肢努力摆动而翻身；②翻身侧肘支起，然后转动躯干，对侧手再支撑于床面；③体重过渡到支撑于床面的手上，用另一侧肘伸展坐起。

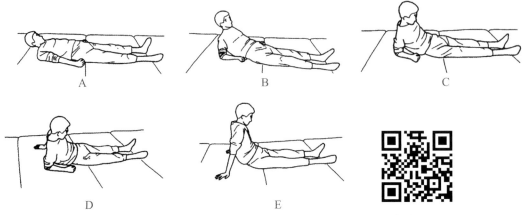

图 8-1　用肘的起坐方法　　　　　　　　视频 8-1

（3）截瘫者的翻身起坐训练：①利用反作用进行动作，准备向翻身相反方向摆动上肢；②上肢用大力气向翻身侧摆动并翻身；③用翻身侧的肘支撑体重，然后在躯体转动时以对侧的手支撑。

3. 四肢瘫患者起坐训练

四肢瘫患者起坐动作的方法有数种，根据瘫痪水平和残存肌力、关节活动范围等来选择合适的方法进行训练。为了能够在任何情况下都能坐起，要学会多种方法。

（1）抓住几根绳的起坐方法（图 8-2）：①将脚侧床栏用结实的带子（或绳子）做成吊环，左手腕抓住床栏，拉起身体；②用右前臂拉绳，进一步将身体拉起；③用右上肢强力拉起身体，利用瞬间左肘靠近躯干，用单肘支撑。

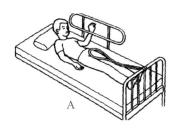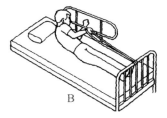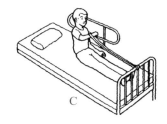

图 8-2　抓住绳的起坐方法

（2）抓住床栏的起坐方法：①右前臂拉住床栏；②大摆动左上肢，身体旋转，手腕拉住床栏；③左手抓住床栏，拉起身体，用右肘支撑床面，拉起身体；④拉起床栏的左上肢用力，强力屈曲后拉起躯干，利用瞬间伸展右肘，手掌支撑在床上。

（3）不抓物体的起坐方法：①双上肢从左至右用力摆动成右侧卧位；②将左上肢尽快转向背后，呈仰卧位，用单肘撑起；③身体左侧倾斜，右肘支撑，两肘支持体重；④重心加在左肘上，右肘伸展，手掌撑在床上；⑤右手掌移向后方正中侧，重心加上后左肘伸展；⑥长坐位。

（4）用双上肢撑起上身的方法：双手或放入裤兜中或放在臀部下，在屈曲双肘的同时，屈曲头颈部，抬起上半身，左右肘边移动体重、边移向后方。

（二）转移

1. 平面转移

平面转移是指在两个高度相同的支持面之间转移。平面转移中主要利用双上肢的支撑使臀部抬离支持面，然后利用头－髋位置关系将臀部移至另外一个支持面。

（1）无设备帮助下的平面转移：对于双上肢神经支配完整、肌力正常的患者，平面转移容易完成。而对于高位损伤（特别是第 5 颈椎、第 6 颈椎节段平面损伤）、缺乏有效肱三头肌收缩的患者，在独立转移的过程中将面临较大的困难，因为在独立的转移过程中将躯干抬离支持面的上肢支撑非常关键，而肘关节的锁定对于保证上肢负重支撑异常重要。对于高位损伤患者，缺失了肱三头肌的神经支配，要实现独立转移需要寻求代偿的方式保证肘关节的锁定。

（2）滑板帮助下的平面转移（图 8-3）：肌力受损、肥胖、痉挛、挛缩等因素会阻碍患者实现独立的功能转移，在这种情况下患者可以借助滑板或者悬吊绳的帮助实现独立转移。①开始位；②向滑板扭转臀部并扭离轮椅坐垫，向床方向移动；③重量压在双肘上完成转移。

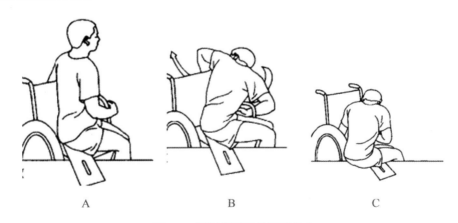

A　　　　　　　　B　　　　　　　　C

图 8-3　滑板帮助下的平面转移

2. 非平面转移

非平面转移是指在两个高度不同的支持面之间进行转移。相对于平面转移，非平面转移要求患者有更强大的肌肉力量、更高的技能。我们生活环境中的支持面高度是变化多样的，对于一个轮椅使用者来说，如果不能有效掌握不同高度平面间的转移，将一定程度地限制其日常生活的功能独立。以下将介绍一些非平面转移的方式。

1）地面－轮椅转移。

掌握地面－轮椅转移的技能能够帮助患者在摔倒后重回轮椅，也可以为患者的日常生活带来更多选择（患者可以参加地面野餐或在地面与孩子玩耍）。在进行地面－

轮椅转移之前，患者需要先将轮椅竖起并锁定刹车。有 3 种方式可以帮助患者实现地面 – 轮椅之间的转移：侧方转移、前方转移和后方转移。

（1）侧方转移法：侧方转移对上肢（特别是肱三头肌）的力量、技巧及腘绳肌柔韧性的要求较高，所以用此方式的转移仅适用于第 7 颈髓节段及第 7 颈髓节段以下损伤平面的患者。在侧方转移中，患者侧坐于轮椅前方，双下肢与轮椅成角约 30°，膝关节屈曲。患者的一侧上肢支撑于地面，另一侧上肢支撑于轮椅坐垫，并尽可能地贴近身体中心。转移时，患者置于轮椅坐垫的上肢用力下推，同时头颈和上躯干向下扭转，将臀部提起。此过程中上肢的下推及头颈的向下扭转要迅速有力，保证足够的动能将臀部提起至坐垫水平。置于地面的上肢可以前伸下沉肩胛骨，帮助促进躯干的抬起。

（2）前方转移法：前方转移对技巧和腘绳肌柔韧性的要求较低，但相对于侧方转移需要更大的力量，完整的上肢神经支配是完成这种转移的必要条件。在前方转移中，患者调整自身姿势，膝跪于轮椅前方，双上肢置于轮椅坐垫两侧或扶手用力下推，将躯干和臀部抬离地面，当臀部达到坐垫高度时释放一侧上肢，并扭转躯干，将臀部落于轮椅坐垫中。

（3）后方转移法：后方转移是第三种地面 – 轮椅转移方式，这种转移对患者有较高的上肢力量和肩关节活动度要求。在这种转移过程中，患者背对轮椅坐于其前，双髋置于两侧小轮中央，膝关节屈曲，肩关节后伸，双手置于轮椅坐垫前缘，转移时通过双上肢支撑将臀部抬离地面。

2）轮椅 – 低支持面转移。

从轮椅向较低的支持面转移，方法和相同高度平面间转移相似。转移中将一侧上肢置于侧前方的支持面上，躯干侧前倾，将重心承负于该侧上肢，然后通过头颈、上躯干的扭动移动臀部实现转移。在这种转移中，由于两个平面间的高度差，患者可以利用重力做功帮助转移。

3）轮椅 – 高支持面转移。

掌握轮椅与高支持面间的转移技能对于促进患者的日常生活功能独立具有重要意义。在患者的家居环境中，很多时候床高于轮椅，在患者掌握了这个技能之后从轮椅至床的转移便不再需要他人的帮助。从低支持面至高支持面的转移对患者的上肢和躯干有更高的力量和控制要求。在这种转移中，首先需要将轮椅尽可能地靠近高支持面放置，患者一侧上肢前侧方放于该支持面上，另一侧上肢放于轮椅坐垫或扶手上（取决于两者的高度差，高度差较大选择扶手），患者的躯干向前侧方倾斜，将重心移向高支持面侧上肢。转移时，该上肢用力下推，同时患者头颈、上躯干用力快速向下扭转，尽可能高地将臀部抬离轮椅、实现转移。

4）卫生间转移。

大部分的卫生间空间较小，患者无法在其中便利的操控轮椅。针对这样的情况患者需要根据卫生间的设计情况选择适当的转移方式。如果卫生间空间允许，而且马桶、轮椅高度相仿，患者可以直接选择平面转移的方式实现轮椅和马桶间转移。如果卫生间空间太小，无法实现轮椅的位置调整，患者可以通过直接骑跨的方式转移。在这种方式中，患者将轮椅脚踏移开，置双足于马桶两侧，轮椅贴近马桶前缘放置，双手置于马桶边缘两侧，身体前倾，通过上肢的支撑和头颈扭转实现转移。

5）汽车转移。

平面转移技术和非平面转移技术均可以应用于轮椅和汽车的转移中。在该转移过程中，患者先将轮椅最大可能地靠近汽车放置，将脚踏和扶手移开，一侧上肢向前侧方置于汽车的坐垫之上，身体前倾，通过该侧上肢支撑和头颈下方扭转实现转移。在上车后，将轮椅折叠放置身后，汽车至轮椅的转移过程相反。

（三）步行训练

功能性步行是实现独立日常生活的基本技能，脊髓损伤患者最关心的问题往往是能否重新获得步行能力。步行训练受到很多因素的影响，诸如患者是否具备足够的肌肉力量、关节活动度、良好的躯体对线和身体耐力，重获功能性步行能力对于一个完全性脊髓损伤患者来说非常困难。完全性脊髓损伤患者在步行过程中，需要依赖下肢矫形器和步行辅助工具的帮助。下肢矫形器沉重而且限制下肢关节的活动，穿戴矫形器后患者需要良好的躯干对线和足够的髋关节后伸才能实现稳定站立，步行中，下肢的摆动动力往往全部来源于上肢和躯干的代偿。穿戴矫形器的步行速度很慢，步行能耗是正常步行的 2～4 倍，所以脊髓损伤患者要实现功能性步行需要良好的呼吸循环系统耐力。虽然患者可以通过上肢的耐力训练改善躯体的耐力状况，但患者的年龄、体重及呼吸循环系统的疾病往往是很大的限制因素。另外患者的痉挛、本体感觉缺失、疼痛、关节挛缩畸形和其他并发症使得实现功能性步行更为困难。

1. 训练前的准备

（1）穿脱矫形器：在进行独立的功能步行之前，患者需要学会独立地穿脱矫形器。如果上肢保留完整的神经支配并有良好的躯干坐位平衡，实现独立穿脱矫形器并不困难。患者可以选择床上坐位或轮椅坐位进行矫形器的穿脱。在穿戴矫形器之前需要将所有扣带和鞋带解开并放置于下肢一侧，然后患者将下肢提起，放入矫形器中，膝关节屈曲，足跟沿矫形器慢慢下滑，穿进鞋中。然后系上矫形器扣带和鞋带。脱矫形器的过程相反。需要注意的是，在矫形器的使用过程中患者需要监控骨突的压力情况，特别在脱去矫形器后，需要检查皮肤情况。

（2）坐 - 站转移：患者可以利用轮椅在平行杆中进行坐 - 站转移训练。在站起之前，患者需要移动躯干至轮椅坐垫前缘、解锁矫形器。患者可以通过双上肢在平行杆的支撑和头颈、上躯干的摆动站起。在训练之初，患者可能没有足够的上肢力量支撑体重，可以渐进性地在轮椅扶手上进行支撑训练。

（3）维持站立平衡：站立平衡是进行步行训练的基础，在步行训练之前，患者需要掌握维持躯干直立姿势的能力。脊髓损伤患者，双下肢瘫痪，膝踝足矫形器可以帮助其控制膝关节和踝关节，要维持站立平衡，患者需要控制髋关节。在缺失髋周肌肉主动收缩的情况下，患者可以通过髋关节的过伸维持躯干的平衡。

①平行杠内立位练习，髋关节伸展位。②抬起躯干后充分进行大折刀样运动练习（图8-4）。

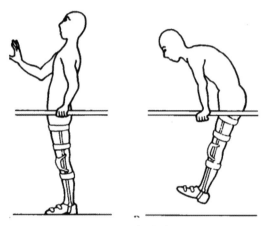

图8-4　平行杠内站立练习

2. 步行训练

以下步态主要描述在 KAFO 和拐杖或平行杠内辅助下的平面步行训练方式。

1）四点步（步行速度较慢，但是保证了较大的支撑面积和步行的安全性）：平行杠内步行，左手出前方，骨盆提肌起作用抬起右腰部，右下肢摆出着地，然后换右手、左下肢。

在拐杖帮助下四点步→在步行过程中，患者可以先将重心移一侧拐杖，并将该拐杖提起迈出，然后将重心移离对侧下肢并迈对侧下肢，紧接着以相同的方式迈出另一只拐和对应的下肢，四点步的迈步顺序可以是：左拐—右下肢—右拐—左下肢。

2）两点步（两点步和四点步比较，步行速度更快）：平行杠内步行，用左手、右足承重、躯干向右前方倾斜，右手与左足同时出向前方。

3）摆过步（摆过步比四点步及两点步都快，但对患者的力量及平衡控制要求更高，能量消耗更多，也有更大摔倒的风险）：平行杠内步行，双手扶于平行杠，体重加在前方的双手上，努力抬起身体，双下肢离地，摆至手稍前方的位置，髋关节与躯干伸展而落地。

在拐杖帮助下摆过步：①在站位上取得平衡；②双拐前置；③双肘伸展，压低肩胛骨和低头以提起骨盆和双腿；④双腿一并提起躯干和腿即像钟摆一样向前摆动；⑤足跟迈过双拐的着地点后着地，故称摆过步（也称迈越步）；⑥抬头，收缩肩胛骨，以及向后推拐杖来把骨盆推向前而重新获得站位平衡。

4）摆至步（摆至步与摆过步的操作过程相似，区别是摆至步每次迈步下肢都不会超过双拐的位置。摆至步与摆过步相比，步行速度较慢，但摔到的风险也较小）：平行杠内步行，双手扶于平行杆，体重加在前方的双手上，抬起身体，双下肢离开地面向前摆，在双手位置稍前方落地。

在拐杖帮助下摆至步：①平衡站姿；②双拐前置；③通过伸肘，压低肩胛骨及低头来提起骨盆和双下肢；④双脚迈至而不迈过双拐的着地点，故称摆至步（也称迈至步），重建站位平衡；⑤拐杖迅速前置以获得更大的稳定性。

5）拖至步（拖至步是一种不需要上提躯干和下肢的步行方式，在整个步行过程中，双下肢都保留于地面，患者通过交替的拖拽下肢实现步行。这种步行模式，速度较慢，因为不需要上提躯干，能量消耗和力量要求较低）：双手扶与平行杆上，保持骨盆后倾，髋关节伸展，身体前倾，双手移向前方，然后双下肢在地面上拖动向前方移动。

6）后方及侧方迈步（后方及侧方迈步可以用于后方和侧方步行，也可以用于调整单侧足的位置，当患者从站立位坐回轮椅时候需要掌握这些技术）：在向后方或侧方迈步之前，患者需要上提该侧下肢。上提一侧下肢主要通过上肢的支撑、背阔肌、腰方肌及腹肌的收缩上提该侧骨盆。上提该侧下肢之后，患者需要将足重新放置于后方或侧方，主要通过该侧骨盆的运动实现足的位置重置。患者可以通过头颈和上躯干的位置变化调整骨盆的位置。

3.过障碍物训练

社区的步行环境较室内更为复杂，步行的支持面往往高低不平，患者要实现独立的社区步行需要掌握过障碍物技能。

1）坡道：对于需要 KAFO 辅助进行步行的脊髓损伤患者，上下斜坡时遇到的最大的挑战便是无法控制重心而向下坡方向摔倒，因为下肢矫形器的限制，患者无法调整膝、踝关节的角度，同时又缺乏髋关节的主动控制，在斜坡上，患者很容易失去重心而倒向下坡方向。患者在上斜坡时，要尽可能地将骨盆前挺、身体重心前移，最大限度地实现髋关节的过伸控制，尽可能地保证身体的重心在双足之前。始终使用摆至步，防止重心靠后而摔倒。在下斜坡时使用摆过步，通过斜坡使骨盆前挺，髋过伸，保证髋关节控制。

2）路崖（路缘石）：路崖是社区中的常见障碍物，脊髓损伤患者要实现独立社区步行，需要掌握独立上下路崖技能。上路崖之前，患者正对路崖并将双足尽可能靠近放置。患者通过髋过伸方式实现站立平衡，之后将双拐提起并迈上路崖，患者躯干前倾将重心转移至双拐，通过双肘支撑、肩胛下沉后撤、头颈前下方扭转将骨盆和下肢抬离地面，迈上路崖。下路崖时，患者正对路面，通过髋过伸方式实现平衡，之后将双拐迈下路崖，身体前倾将重心移至双上肢，通过上肢支撑将下肢提起迈出，双足迈出路崖时将其放下。

3）楼梯：①背对楼梯，手握扶手，一手握腋杖；②以肩为中心轴，躯干向后上方旋转，腰抬高（屈体运动），双足跟上到上一阶楼梯；③躯干抬起，握扶手的位置与握腋杖的位置在同一高处，将身体向上方提起。下楼梯时，向后做动作，相当于上楼梯的动作。

4. 摔倒

脊髓损伤患者通过下肢矫形器和辅助工具的帮助的步行总有摔倒的风险。摔倒可能会对患者的身体造成伤害，为了尽可能地减少伤害，患者需要掌握安全摔倒的方式，并在摔倒后掌握从地面站起的技能。

腋杖卧倒训练：①面向垫子站立；②腋杖离开腋窝，倒向前外侧，身体前倾；③髋、躯干前屈，双手伸向前方；④双手撑地屈肘，注意颜面不要碰地。

安全跌倒：当患者用拐杖步行突然摔倒时，必须记住两件事以减少损伤。一是推开拐杖，以免摔在拐杖上或拐杖产生过大的反作用力伤及上肢；二是要在摔倒时上肢收于胸前，用双手掌着地，用肩和肘缓冲一下，避免上肢僵直地倒在地上。

5. 地面站起

腋杖起立训练：①腹爬位；②保持俯卧撑的姿势，手一点点移向后方，腰向上方抬起；③腰部抬高需强而有力的上肢肌力与髋屈曲的活动范围；④右手握住两根拐杖的把手，支撑体重；⑤左手拿腋杖，抬起躯干；⑥双手使躯干垂直，髋关节过伸，保持平衡，腋杖置腋下（图 8-5，视频 8-2）。

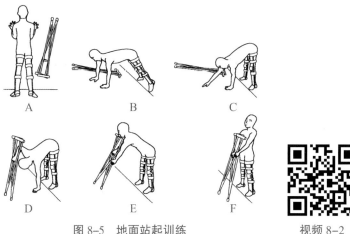

图 8-5　地面站起训练　　　　　　　　视频 8-2

二、不同损伤平面的治疗

(一)C4及以上损伤的患者

生活完全不能自理，几乎全靠他人帮助。

1.C1～C3 特点

C3 或 C3 平面以上的四肢瘫患者因其颅神经并未受损，其面肌、咽喉肌肉的主功能完好。当损伤平面在 C2 时，胸锁乳突肌部分有神经支配，而损伤平面在 C3 时，此肌肉神经支配完好。

C3 平面以上损伤保留的肌肉包括颈椎旁肌、胸锁乳突肌、颈椎辅助肌群和部分神经支配的膈肌。在功能上，这些肌肉允许颈部屈曲、伸展和旋转。C3 平面的损伤还保留有部分肩胛提肌和斜方肌功能。

支配膈肌的神经来源于 C3～C5 脊髓节段。因此，C3 或 C3 平面以上的四肢瘫患者如没有呼吸机或膈肌起搏神经刺激器的帮助是不能生存的。

C3 及其以上平面的四肢瘫患者，任何转移、垫上和床上活动、生活自理均不能完成。

对运动而言，由于这类患者头、口仍有一定的功能，乘坐轮椅时可用舌或颏控制的带有呼吸机的电动轮椅。也可训练他们用口棍或口棒来操纵一些仪器，或进行书写等其他活动。

2. 对 C1～C3 损伤患者的训练

C1～C3 损伤患者的训练：①训练坐在轮椅上的耐力。②学习用舌、颏开关控制带呼吸机的电动轮椅。③用口棍或头棍做力所能及的各种活动。④用口棍、头棍或颏控制 ECU。⑤用颏或口棍控制外动力式矫形器做拣拾物品的活动。但训练患者应用时，应先让他充分了解其结构、性能，由工作人员反复示范，然后从简单的动作开始，抓住物品往往从抓 2.5～3.75cm³ 大小的泡沫塑料方块开始，以后再抓较光滑的方块积木、核桃、较小的水果等，但实用价值不大。⑥学习控制可倾斜靠背的电动轮椅给臀部定期减压等。

3. C4 损伤的特点

C4 损伤患者由于能完全控制头的活动（包括 C1～C3 不能做的颈后伸），因此可以更有效和自如地使用口棍；C4 损伤患者口、舌功能比 C1～C3 损伤患者强。

C4 平面损伤的患者保留了部分屈肘肌和三角肌力量。这类患者，可以使用活动的上肢支架（mobile arm support，MAS）或平衡的前臂矫形器（balanced forearm orthosis，BFO）协助完成进食、梳理和洗漱。对于此类患者，还应该配备长吸管或瓶子用来喝液体类的东西。

C4 损伤时膈肌有部分功能，若肺活量在 1 000ml 以上，则可不用呼吸机。

4. 对 C4 损伤患者的训练

①面部肌肉训练，下巴运动、面部表情脸颊运动及借助镜子眉毛运动，尝试肩关节运动。②集中进行嘴巴附近肌肉的活动，如舌头的活动（使用吸管作为一个反馈的工具）。③通过被动运动保持全身各处关节的全范围活动，并教会家属或照看者，坚持每天做 2 次。④教会家属如何摆放患者的体位，来防止压疮的发生及洗刷。⑤通过直立训练改善心血管状况。⑥胸部治疗，主动呼吸训练增强上呼吸道肌肉，刺激咳嗽反射，刺激性肺量测定法训练和加压呼吸训练。⑦训练他们用嘴咬住一根小棍（口棍）来操作一些仪器、打字、打电话、翻页和绘画等。

(二)C5损伤的患者

基本上不能自理生活,需大量帮助。

1. 特点

①C5损伤平面的患者,由于膈肌有功能,肺活量常在1 000ml以上,故不需使用呼吸机。②C5平面增加了关键肌群中肱二头肌(屈肘肌),以及三角肌、菱形肌和部分神经支配的肱肌、肱桡肌、冈上肌、冈下肌、前锯肌。这些肌肉使肩关节屈曲、外展和内收,肘屈曲、旋后,轻度的肩胛内收和外展。患者可以通过一些技能如带着夹板吃饭和梳洗,来达到部分自理的目的。③由于二头肌和三角肌有功能,故可以完成垫上和床上的各种活动,如翻身、起坐、垫上移动和腿的控制,但这些均需利用床栏、吊环等的帮助。④该节段患者需要完全的辅助肠道管理。膀胱管理方法由脊髓损伤专家和泌尿科医生的讨论结果、尿动力学检查结果、所需的辅助数量及生活方式环境所决定。患者通常不能独立完成间歇导尿(IC)。如果使用附腿尿袋,需要使用电子设备来辅助排空。

2. 对C5损伤患者的训练

①强制性递增性直立训练计划和直立坐位训练,来为患者使用轮椅做准备。②呼吸治疗时,应该主要采取主动呼吸训练和膈肌刺激,从而保证最佳的呼吸状态,并使分泌物能顺畅地排出。③根据反馈信息进行刺激性肺量测定法训练。④如果患者感到疲倦,应考虑正压通气处理。⑤若第5颈髓节段水平受损,则进行肩关节外展和肘关节屈曲的主动助力训练。⑥保持肩关节的活动范围,防止肩关节过度负荷,以及站立位时肩关节半脱位。⑦给患者戴上手套来防止伸指肌的挛缩。⑧教会患者和看护者如何防止轮椅患者产生压疮。⑨教会患者和看护者如何正确地完成从床到轮椅的转移。⑩给患者介绍并教会患者使用上肢的辅助设备。⑪教会患者熟练使用自助具。

(三)C6损伤的患者

基本上能部分自理生活,需中等量帮助。

1. 特点

其三角肌、肱二头肌、肱肌、肱桡肌的神经支配是完好的,胸大肌的锁骨部分亦有有意义的神经支配,这些强有力的肌肉存在使患者能更好地操作他周围环境中的设备(如开关电灯、电视,打电话等),并可完成身体转移动作。更为重要的是,其桡侧伸腕肌具有功能,通过腱固定术,伸腕肌可使患者完成抓握动作。前锯肌有神经支配时,可使肩胛骨稳定于躯干上。肩胛骨稳定可以大大提高患者在转移、臀部减压、床上和垫上移动时抬起身体的能力。由于他们同时具备抓握功能和肩胛骨稳定的条件,使C6损伤水平的患者有可能学会独立生活所需的多种技巧。

2. 对 C6 损伤患者的训练

对患者可进行以上所有训练，还可以进行以下训练。①驱动轮椅的训练。②单侧交替地给臀部减压（用肘勾住轮椅扶手，身体向同侧倾斜，使对侧减压），每 30 分钟进行 1 次，每次 15s。③利用床脚的绳梯从床上坐起，利用头上方的吊环和滑板从床上向轮椅移动。

(四) C7 损伤患者

基本上能自理生活，需少量帮助，有可能在轮椅上独立。

1. 特点

其肱三头肌有部分神经支配，有可能完成伸肘功能。即使肱三头肌肌力较弱，其伸肘功能也比三角肌前部纤维提供的强。背阔肌和胸大肌的胸骨部分肌力存在，所增加的肌力使得他们很容易学会和进行很多动作。因此，许多很困难的转移也可能完成。

三头肌有功能使得患者能完成不同平面上很大距离的转移，很多患者能完成地板到轮椅的转移。

所有垫上和床上活动（翻身、坐起、垫上、床上移动），C7 损伤患者都可独立完成。所有生活自理活动几乎都可独立完成。

大多数 C7 损伤患者可学习在轻度不同的平面（低台阶和标准公共斜坡）上使用手动轮椅，也可通过较陡的斜坡，部分可练习上、下 10cm 高的台阶。

但 C7 患者仍由于手的内在肌的神经支配不完整，抓握释放和灵巧度受限，不能捏。下肢完全瘫痪，呼吸储备仍较低。

2. 对 C7 损伤患者的训练

患者还可以进行以下训练。①上肢残存肌力增强训练，使用弹力带等器材来训练。②坐在轮椅上可把双手撑在扶手上进行减压，每 30 分钟 1 次，每次 15s。③用滑板进行转移。④可训练手控开车。

(五) C8～T2 损伤

能自理生活，在轮椅上能独立，但不能走路，只能做治疗性站立。

1. 特点

上肢功能（特别是腕和手的功能）完全完好，但躯干控制无力，下肢完全瘫痪，呼吸储备亦不足。

这类患者在床上活动、轮椅转移、生活自理方面均能完全独立，能驱动标准轮椅上、下马路镶边石，能用轮椅在后轮上平衡，能独自照料大、小便和察看容易发生压疮部位的皮肤，能独立使用通信工具、写字、穿衣，能进行轻的家务劳动，可从事在家中能够进行的工作或轮椅可以靠近的坐位工作，少数人能用背支架及 KAFO 在步行双杠内站立。

2. 对 C8 ～ T2 损伤患者的训练

患者还可以进行以下训练。①加强上肢肌肉强度和耐力的训练，可通过使用哑铃、拉力器等各种器材来达到这一目的。②坐位注意练习撑起减压练习。③尽力进行各种轮椅技巧练习，以提高患者的适应能力。④转移训练仍然必要。⑤由于上肢功能完好，应进行适宜的职业训练。

(六)T3～T12损伤患者

能自理生活，在轮椅上能独立，并能进行治疗性步行。

1. 特点

上肢完全正常；肋间肌亦正常，呼吸因而改善，耐力增加；躯干部分麻痹，下肢仍完全瘫痪。

这类患者生活能自理，能独立进行轻的家务劳动，能进行轮椅上的体育活动，可以从事坐位的职业，并可在坐位上举起较重的物品。在步行方面能用 KAFO 和拐杖做治疗步行。

2. 对 T3 ～ T12 损伤患者的训练

此类患者除进行第 8 颈髓至第 2 胸髓节段患者所有的训练之外，应主要进行站立和治疗性步行，其中包括使用长下肢支具、助行器双腋拐，先在步行双杠能站立平衡和行走，然后在杠外练习行走。除以上训练计划，还可做更多的训练。①不同高度和距离的转移。②独立完成穿衣等日常生活行为。③教会患者自我训练，来保持关节的活动范围。④上肢的肌力训练和肌肉量增加训练。⑤患者长距离移动的轮椅技巧。⑥使用站立架来进行平衡训练和肌肉张力控制训练。⑦使用轮椅时防止摔倒。⑧轮椅定向运动 – 耐力训练。⑨选择三轮车改装动力车。

(七)L1～L2损伤患者

能自理生活，在轮椅上独立，并能进行家庭性功能性步行。

1. 特点

上肢完全正常，躯干稳定，呼吸肌完全正常，身体耐力好，下肢大部分肌瘫痪。

这类患者能进行 T3 ～ T12 患者的一切活动；能用 AFO（踝 – 足矫形器）和肘拐或手杖在家中进行功能性步行。但长久户外活动或在户外活动时为了减少体力消耗和方便仍应使用轮椅。

2. 对 L1 ～ L2 损伤患者的训练

患者还可以进行以下训练。①使用 KAFO 矫形器，拐杖和双杠进行功能性步行训练。②使用站立架进行平衡和肌肉控制训练。③训练患者用四点步态行走，这是一种很稳定的步态。④练习从轮椅上独自站起。⑤上、下楼梯。⑥身体条件优越者应练习安全地跌倒和重新爬起，这对借助支具和拐杖行走的患者非常重要，以免跌倒时损伤和倒地后不能独立爬起。⑦其他训练同第 3～12 胸髓节段损伤的患者。

(八)L3 及以下损伤的患者

能自理生活，并能进行社区功能性步行。

1. 特点

其下肢仍有部分瘫痪，可用手杖及 AFO，甚而不用任何辅助用具（L3 以下）做社区功能性步行。

2. 对 L3 及以下损伤患者的训练

患者还要进行如下的训练。①因这类患者残疾程度相对较轻，康复训练主要以双下肢残存肌力为主，可利用沙袋等各种方法来提高肌力。②用双拐练习四点步态。③使用 AFO 和前臂杖进行长距离的功能性步行训练。④早期的训练方法同第 1～2 腰髓节段损伤的患者。总之，当患者不再需要重点监护后，他就必须学会一些运动技能，这些技能可以让他提高在床上的活动能力，提高从病床转移到轮椅的活动能力，如果有可能，还能提高其进入社区的能力或者学会如何行走。这个时期非常关键，治疗人员应重视提高患者独立运动的能力。

（陈正宏　古小辉　杜雪晓）

第九章

颅神经损伤的康复

第一节 三叉神经损伤

▶一、三叉神经解剖

三叉神经属于混合性神经，包括一般躯体感觉纤维和特殊内脏运动纤维。三叉神经由眼支、上颌支和下颌支汇合而成，具体分布及功能如下。①眼神经：为感觉支，其分支分布于硬脑膜、眼眶、眼球、泪腺、结膜、部分鼻黏膜及额顶区、上睑和鼻背的皮肤。②上颌神经：为感觉支，分布于眼裂与口裂之间的皮肤及上颌牙与牙龈，上颌窦与鼻腔黏膜、口腔腭部和鼻咽部的黏膜等。③下颌神经：为混合神经，在翼外肌的深面分为前、后两干。前干细小，以运动纤维为主，发出数条肌支配咀嚼肌、鼓膜张肌等，前干的感觉支为颊神经，分布于颊区的皮肤与黏膜。后支粗大，以感觉纤维为主，发出数条感觉支分布于硬脑膜、下颌牙及牙龈、舌前 2/3 及口底黏膜、口裂以下及耳颞区的皮肤，细的肌支支配下颌舌骨肌。

1.检查方法

（1）面部感觉：闭眼后，检查痛觉、温度觉、触觉，根据三叉神经分布范围，分别用大头针、棉丝测试痛觉和触觉，两侧及上、中、下三支对比。

（2）角膜反射：嘱向一侧注视，以棉丝从另一侧轻触角膜，引起眼睑迅速闭合。同侧反应称直接反射，对侧为间接反射。三叉神经第一支、面神经或脑干病变均可引起角膜反射消失。

（3）咀嚼运动：观察颞肌、咬肌有无萎缩；测试咀嚼运动时两侧肌力是否相等；观察张口时下颌有无偏斜。三叉神经运动支毁坏性病变，除咀嚼肌萎缩外，尚有咀嚼无力，张口困难；若一侧受累，张口时下颌偏向病侧。

2.临床意义

临床上多为单侧受损，表现出三叉神经痛或三叉神经麻痹，常见病因有异位动脉或静脉，动静脉畸形，动脉瘤对三叉神经根的压迫扭转，脑桥小脑角或半月节部位的肿瘤，蛛网膜炎所致的粘连、增厚，颅骨肿瘤，转移癌等。

二、三叉神经痛

原发性三叉神经痛（primary trigeminal neuralgia，PTN）是神经内科常见的一种慢性颅神经疾病，表现为三叉神经支配区出现明显的阵发性疼痛，具有短暂性、反复、突然发作等特点，病情严重时可诱发面肌反射性抽搐，若治疗不当或不及时治疗，随着病程延长会造成疼痛程度进一步加重。PTN 常因进食、洗漱或说话等动作而引起，疼痛发作时患者多无法忍受，对其生活、睡眠及工作造成严重影响。

1. 三叉神经痛的病史及检查

（1）病史：三叉神经痛（TN）是临床最常见的颅神经疾病，以三叉神经分布区反复发作性、阵发性、剧烈性疼痛为主要表现，多数为单侧面部发病、少数为双侧面部发病，严重影响患者生活质量、工作及社会交往能力。

（2）检查与评估：①三叉神经反射电生理学检测有助于诊断原发性三叉神经痛。②影像学检查（包括头部 CT 和 MRI）有助于明确诊断继发性三叉神经痛。电生理学和影像学检查对鉴别诊断原发性与继发性三叉神经痛具有重要意义。临床上应注意与原发性三叉神经痛相鉴别的疾病主要包括继发性三叉神经痛、牙痛、三叉神经炎、舌咽神经痛和蝶腭神经痛等。准确评估疼痛程度是评价治疗 TN 是否有效的前提，临床有 3 种常用方法，即数字等级量表（numerical rating scales，NRS）、视觉模拟评分（visual analogue scale，VAS）及面部表情疼痛量表法。

2. 三叉神经痛的影响因素

目前，尚不清楚 PTN 具体发病机制，可能与微血管压迫、免疫因素所致的三叉神经脱髓鞘、三叉神经脊束癫痫样改变而降低三叉神经抑制机制和体液中血浆 P 物质释放、β 内啡肽不足等因素有关。

3. 三叉神经痛的分类

根据病因和发病机制可以分为原发性和继发性三叉神经痛。原发性三叉神经痛的病因和发病机制尚不清楚，多数认为病变位于三叉神经半月节及其感觉神经根内，也可能与血管压迫、岩骨部位骨质畸形等对神经的机械性压迫、牵拉和营养代谢障碍等有关。继发性三叉神经痛的病因较为明确，主要由脑桥小脑角（CPA）及其邻近部位肿瘤、炎性反应、外伤和三叉神经分支病变所致。

4. 三叉神经痛的症状

三叉神经痛是临床常见的颅神经疾病，三叉神经的一个或多个分支突然、反复发作，呈刀割样、电击样、烧灼样疼痛。常单侧发病，可因刷牙、洗脸、大笑或触碰扳机点而诱发，发病时间持续数秒至几分钟。

5. 三叉神经痛的治疗

TN 的治疗主要包括药物保守治疗和外科手术干预治疗两种方式。抗癫痫药物（anti-epileptic drug，AED）被认为是 TN 的一线治疗用药，卡马西平是首选药物。外科治疗主要针对内科治疗无效者和不能耐受药物者。

1）药物治疗。

一线药物中卡马西平为有效（A级证据），奥卡西平为可能有效（B级证据）。一般建议的剂量为卡马西平200～1 200 mg/d，奥卡西平600～1 800 mg/d。奥卡西平相对于卡马西平，患者的耐受性更好。大约有25%的患者对卡马西平和奥卡西平存在交叉过敏反应的风险，因此，当卡马西平过敏明显时，尽量不再使用奥卡西平，而对于卡马西平反应轻微的患者，则可以尝试奥卡西平治疗。

两者对于发作性三叉神经痛效果最好，而对持续性三叉神经痛的治疗效果则较差。二线治疗药物包括拉莫三嗪、巴氯芬、吡莫嗪。目前对于二线用药尚缺乏足够的医疗证据和临床实验数据。

2）外科治疗。

应用至少3种药物治疗后，疼痛难以缓解，或者缓减未达到患者预期的要求，或者患者服药后出现不能耐受的副作用，则可积极进行外科干预。目前认为微血管减压术（MVD）、经皮穿刺三叉神经半月节球囊压迫术（PBC）、神经射频术和伽马刀放射外科（GKRS）是治疗TN的有效方法，而周围神经切除术则效果较差。

3）康复治疗。

有研究表明，超短波作用于人体引起的温热效应，可以降低感觉神经的兴奋性，温热觉冲动传入中枢可干扰痛觉的传入，因而可以镇痛。而中频电通过闸门控制学说、掩盖效应、皮质干扰学说等镇痛机制，在一定程度上缓解三叉神经痛。针刺疗法可提高痛阈，激活体内的内源性镇痛系统，产生镇痛效应。同时针刺通过神经、体液调节的作用改善局部的供血情况，使三叉神经的缺血得以改善。此外，针刺应用重手法、强刺激，直接作用于产生疼痛的三叉神经干，达到阻断三叉神经异常发电的作用及疼痛的传导。

第二节　面神经损伤

▶一、面神经解剖

面神经属于混合性神经，主要由感觉神经及运动神经元和副交感神经纤维组成。面神经在头颅的分布走行可划分为颅脑内段、颞骨内段和颅脑外段3个部分。其作用在于支配面肌及内外耳道等处的皮肤感觉，同时还分别主管了部分味觉、下颌下腺等腺体的分泌功能，以及舌前2/3味觉的分泌功能。

▶二、面神经炎

面神经炎，在现代医学上称为周围性面瘫或特发性面神经麻痹，又称Bell麻痹。

1. 面神经炎的病史及检查

（1）病史：面神经炎是神经系统疾病中一种发病率比较高的疾病，其主要以单侧周围性面神经麻痹为主要临床表现，一般从起病后数小时或 1～2d 内即能达到疾病的高峰。

（2）检查：①对于特发性面神经麻痹的患者不建议常规进行化验、影像学和神经电生理检查。②当临床需要判断预后时，在某些情况下，神经电生理检测可提供一定帮助。对于面肌完全瘫痪者，在发病后 1～2 周进行测定，对预后的判断有一定指导意义。当面神经传导测定复合肌肉动作电位波幅不足对侧 10%，针极肌电图检测不到自主收缩的电信号时，近半数患者恢复不佳。

2. 面神经炎的影响因素

（1）病毒感染：目前有报道证明面神经麻痹与病毒感染有关，部分 Bell 麻痹患者会出现与病毒感染相似的前驱症状，如受凉、精神欠佳、纳差等自身免疫力下降的表现，这提示 Bell 麻痹可能与病毒感染有关。目前研究的与 Bell 麻痹相关的病毒包括疱疹病毒、巨细胞病毒、EB 病毒、流行性腮腺炎病毒、风疹病毒和 HIV 病毒等。

（2）免疫性因素：Bell 麻痹的发病机制可能是细胞免疫介导的自身免疫机制。有研究认为神经的脱髓鞘病变有巨噬细胞参与，Bell 麻痹患者面神经出现水肿是一种自身免疫反应参与的结果。在急性期，检测 Bell 麻痹患者的外周血，发现 B 淋巴细胞比例显著增加而 T 淋巴细胞比例显著下降。

（3）氧化应激：氧化应激是体内氧化与抗氧化作用失衡的一种状态，与许多炎性疾病及免疫性疾病相关，最近一项研究发现，糖尿病患者和孕妇为 Bell 麻痹的高发人群。

（4）内分泌因素：有学者在研究探讨面神经炎患者卵巢类固醇激素假说中发现女性妊娠晚期 3 个月内的面神经炎发病率为最高，女性的经期前几天发病率也明显较高，从而研究分析了雌二醇和黄体酮这两种卵巢激素与妊娠期面瘫的发病率呈正相关。

3. 面神经炎的分类

现代医学中将面神经炎分为周围性面神经麻痹、中枢性面神经麻痹两类，其中周围性面神经麻痹按病变部位又可划分为核性麻痹和核下性麻痹两种。①核性麻痹的病位主要在于脑桥面神经核，也常同时累及与之相毗邻的展神经核、锥体束及内侧丘系，从而表现出患侧表情肌的运动会受到相同程度的影响。脑桥泌涎核病变引起唾液、泪液分泌功能障碍。②核下性麻痹是非常常见的类型，核下性面瘫病变部位主要发生于脑桥面神经核的下运动神经元，其主要由内耳道、乳突及膝状神经节等组成，这类面瘫各部位可单独发病，也可牵连受累。

面瘫还可根据其发病临床的表现特点及病变累及部位划分为 3 种类型。①单纯性面神经炎：这一类面瘫的病变部位主要由于鼓索以下的面神经受损，其主要的临床表现为面部肌肉运动的功能障碍。②贝尔面瘫，主要的病变位于面神经颅外段的五大分支，其分布的肌肉则失去神经支配而肌肉麻痹，主要表现为面肌的运动功能麻痹及部分味觉丧失等。③Hunt 氏面瘫，又称为 Hunt 氏综合征，其主要病变位于面神经管内段时，除上述颅外段五大分支的症状外，常常伴有面神经管内段分支的一些症状。

4. 面神经炎的症状

临床主要表现多为一侧的面部表情肌瘫痪，不能皱眉，伴有额纹消失、变浅及不对称，上下眼睑闭合不能，或者用力闭合眼睑时露出白色巩膜。患者无法完成鼓腮或吹口哨等动作，有少部分患者可出现轻微的听觉过敏、耳后疼痛或压痛，以及味觉丧失等症状。

5. 面神经炎的康复

1）药物治疗。

（1）糖皮质激素：对于所有无禁忌证的 16 岁以上患者，急性期尽早口服使用糖皮质激素治疗，可以促进神经损伤的尽快恢复，改善预后。通常选择泼尼松或泼尼松龙口服，30～60 mg/d，连用 5d，之后 5d 内逐步减量至停用。发病 3d 后使用糖皮质激素口服是否能够获益尚不明确。对于面肌瘫痪严重者，可以根据情况选择。

（2）抗病毒治疗：对于急性期的患者，可以根据情况尽早联合使用抗病毒药物和糖皮质激素，可能会有获益，特别是对于面肌无力严重或完全瘫痪者，但不建议单用抗病毒药物治疗。抗病毒药物可以选择阿昔洛韦或伐昔洛韦，如阿昔洛韦口服每次 0.2～0.4g，每天 3～5 次，或伐昔洛韦口服每次 0.5～1.0g，每天 2～3 次；疗程 7～10 d。

（3）神经营养剂：临床上通常给予 B 族维生素，如甲钴胺和维生素 B_1 等。

2）眼部保护。

当患者存在眼睑闭合不全、闭合不拢、瞬目无力时，导致异物容易进入眼部，泪液分泌减少，使得角膜损伤或感染的风险增加，必要时应请眼科医生协助处理。建议根据情况选择滴眼液或膏剂防止眼部干燥，合理使用眼罩保护，特别是在睡眠中眼睑闭合不拢时尤为重要。

3）外科手术减压。

关于外科手术行面神经减压的效果，目前研究尚无充分的证据支持有效，并且手术减压有引起严重并发症的风险，手术减压的时机、适应证、风险和获益仍不明确。

4）神经康复治疗。

①训练原则：当肌力 0 或 1 级时以被动运动为主，肌力 2 或 3 级时应做适量的主动运动，肌力 4 或 5 级时可用手指给予阻力协助抑制健侧的肌肉运动，每次肌肉收缩持续 10s，连续 10 次，每次休息 10s，重复 10 遍，每次训练以感到疲劳为度。②训练的方法：抬眉——前额部做吃惊、恐惧样动作，不能运动时在眉中央处向上加力，协助运动；皱眉——两眉向中间集中，不能运动时在眉的内侧面向内加力协助运动；闭眼——用力闭，在眼角形成皱纹，不能完全闭合时，用手指加力协助；皱鼻——向上拉鼻部皮肤，形成横跨鼻梁的皱纹，不能运动时，用手指协助；微笑——让患者像笑

时那样，引口角向外上方；示齿——引口角向外上方，加深鼻唇沟，力量不足时，用手指压嘴角外侧向外上方用力协助运动；噘嘴——做吹口哨状闭唇，并向前喊起，力量不足时手指压住嘴角向内加力协助；鼓腮——用手指捏住嘴角以防漏气，另一手按住健侧颊部，向外吹气。训练时每个动作均要做到最大限度，3 次 /d。③面部肌肉运动是两侧对称的，在训练患侧肌力时健侧可同时进行训练。患侧肌力很弱或没有，因而不能完成某个动作时，可用手协助局部肌肉完成该动作。

5）其他。

在国内临床上，经常采用针灸和理疗等方法来治疗特发性面神经麻痹，但是不同的专家对针灸和理疗的疗效和时机尚持不同意见，还需要设计更加严格的大样本临床试验进行证实。

6. 预后

大多数特发性面神经麻痹预后良好。大部分患者在发病后 2～4 周开始恢复，3～4 个月后完全恢复。面肌完全麻痹的患者，即使未接受任何治疗，仍有 70% 在发病 6 个月后也可以完全恢复。部分患者可遗留面肌无力、面肌联带运动、面肌痉挛或鳄鱼泪现象。

▶ 三、面肌痉挛

面肌痉挛（hemifacial spasm，HFS）是一种临床常见的颅神经疾病，是一种面神经相关性疾病。

1. 面肌痉挛的病史及检查

（1）病史：面肌痉挛典型的临床表现为患者一侧或双侧面部肌肉（眼轮匝肌、表情肌、口轮匝肌）反复发作阵发性、不自主的抽搐，通常呈间歇性发作，痉挛症状发生时，持续时间有时为数秒，有时可持续数分钟。病情进展缓慢，一般不会自行好转，严重时可出现睁眼困难、口角歪斜及耳内抽动样杂音。并可能会随情绪改变及心理压力增大而进展，甚至在睡眠状态下持续发生。一些晚期患者，生活中一些不可避免的面部运动，如进食、说话等行为均可诱发 HFS 的发生，导致患者的生活质量严重下降。面肌痉挛好发于中老年，女性略多于男性，但发病年龄有年轻化的趋势。面肌痉挛虽然大多位于一侧，但双侧面肌痉挛也并非罕见。

（2）检查：面肌痉挛的诊断主要依赖于特征性的临床表现。对于缺乏特征性临床表现的患者需要借助辅助检查予以明确，包括电生理检查、影像学检查、卡马西平治疗试验。面肌痉挛患者在疾病的开始阶段一般都对卡马西平治疗有效（少部分患者可出现无效），因此，卡马西平治疗试验有助于诊断。

2. 面肌痉挛的影响因素

血管压迫面神经出脑干段（root exit zone，REZ）是面肌痉挛的常见病因，微血管减压术（microvascular decompression，MVD）目前已成为治疗 HFS 的主要方法。

面肌痉挛发病机制至今尚不清楚，主要存在两种假说：①血管压迫面神经后髓鞘受损，神经纤维间形成跨突触传递而产生异位冲动；②血管压迫类似于"点燃"机制，导致面神经运动核兴奋性增高。

3. 面肌痉挛的症状

面肌痉挛包括典型面肌痉挛和非典型面肌痉挛两种，典型面肌痉挛是指痉挛症状从眼睑开始，并逐渐向下发展累及面颊部表情肌等下部面肌。而非典型面肌痉挛是指痉挛从下部面肌开始，并逐渐向上发展最后累及眼睑及额肌。临床上非典型面肌痉挛较少，绝大多数都是典型面肌痉挛。

4. 面肌痉挛的康复

1）口服药物治疗。

①面肌痉挛治疗的常用药物包括卡马西平（得理多）、奥卡西平及安定等。其中，卡马西平成人最高剂量不应超过 1 200mg/d。备选药物为苯妥英钠、氯硝西洋、巴氯芬、托吡酯、加巴喷丁及氟哌啶醇等。②药物治疗可减轻部分患者面肌抽搐症状。③面肌痉挛药物治疗常用于发病初期、无法耐受手术或拒绝手术者及作为术后症状不能缓解者的辅助治疗。对于临床症状轻、药物疗效显著，并且无药物不良反应的患者可长期应用。药物治疗可有肝肾功能损害、头晕、嗜睡、白细胞减少、共济失调、震颤等不良反应。如发生药物不良反应即刻停药。特别指出的是，应用卡马西平治疗有发生剥脱性皮炎的风险，严重的剥脱性皮炎可危及生命。

2）肉毒素注射。

常用药物：注射用 A 型肉毒毒素（botulinum toxin A）。主要应用于不能耐受手术、拒绝手术、手术失败或术后复发、药物治疗无效或药物过敏的成年患者。当出现疗效下降或严重不良反应时应慎用。过敏性体质者及对本品过敏者禁止使用。疗效：90%以上的患者对初次注射肉毒素有效，随着病程延长及注射次数的增多，疗效逐渐减退。两次治疗间隔不应少于 3 个月，如治疗失败或重复注射后疗效逐步降低，应该考虑其他治疗方法。因此，肉毒素注射不可能作为长期治疗面肌痉挛的措施。不良反应：少数患者可出现短暂的症状性干眼、暴露性角膜炎、流泪、畏光、复视、眼睑下垂、瞬目减少、睑裂闭合不全、不同程度面瘫等。多在 3～8 周自然恢复。反复注射肉毒素患者将会出现永久性的眼睑无力、鼻唇沟变浅、口角歪斜、面部僵硬等体征。注意事项：发热、急性传染病者、孕妇和 12 岁以下儿童慎用；在使用本品期间禁用氨基糖苷类抗生素；应备有 1∶1 000 肾上腺素，以备过敏反应时急救，注射后应留院内短期观察。

3）微血管减压。

（1）手术适应证：原发性面肌痉挛诊断明确，经头颅 CT 或 MRI 排除继发性病变。面肌痉挛症状严重，影响日常生活和工作，患者手术意愿强烈。应用药物或肉毒素治疗的患者，如果出现疗效差、无效、药物过敏或毒副作用时应积极手术。MVD 术后复发的患者可以再次手术。

（2）手术禁忌证：同一般全麻开颅手术禁忌证。严重血液系统疾病或重要器官功能障碍（心、肺、肾脏或肝脏）患者、高龄患者选择 MVD 手术应慎重。

4）疗效评价。

面肌痉挛术后疗效判定标准，共分四级。①痊愈（excellent）：面肌痉挛症状完全消失。②明显缓解（good）：面肌痉挛症状基本消失，只是在情绪紧张激动时，或特定面部动作时才偶尔诱发出现，患者主观满意，以上两级均属"有效"。③部分缓解（fair）：面肌痉挛症状减轻，但仍比较频繁，患者主观不满意。④无效（poor）：面肌痉挛症状没有变化，甚至加重。对于无效和部分缓解的患者，建议复测 AMR。如果 AMR 阳性则建议尽早再次手术，相反，如果复测 AMR 阴性，则可以随访或者辅助药物、肉毒素治疗。

第三节　前庭蜗神经损伤

▶一、前庭蜗神经解剖

1. 前庭蜗神经的走行

前庭蜗神经传导 2 种特殊感觉，即前庭位置觉和听觉。感觉转换器为毛细胞，第 1 级感觉神经元胞体位于前庭神经节和蜗神经节。神经元为单极神经元和双极神经元，周围突分别位于前庭器和耳蜗的毛细胞基底部至前庭神经节和蜗神经节，中枢突组成前庭蜗神经，与面神经伴行通过内耳道进入颅后窝，终止于脑干的前庭神经核和蜗神经核。

2. 前庭神经

位觉斑和壶腹嵴毛细胞释放的神经递质影响第 1 级感觉神经元的周围突，该神经元的胞体组成前庭神经节。前庭神经节的中枢突组成前庭神经，与蜗神经伴行，止于脑干背侧面前庭神经核和小脑绒球小结叶。

3. 蜗神经

空气中的声波进外耳道，经外耳道传播至鼓膜并引起鼓膜振动，鼓室腔内 3 块听小骨（锤骨、砧骨和镫骨）构成的听骨链随之振动，振动被传递至耳蜗的前庭窗。

蜗螺旋神经节的周围突止于"毛细胞"，其中枢突组成蜗神经，与前庭神经伴行，止于脑干蜗神经核（蜗背侧核和蜗腹侧核）。

▶二、听觉病损

听觉系统自外耳道到听觉皮质中任意一处的功能障碍和（或）损伤都能导致听力

丧失。医学、环境和遗传因素都与听力丧失的发病原因密切相关。如果听力损伤发生于童年时期，那么患者的言语理解、语言、读写、认知、情感及社交技能都会受到影响。如果老年人出现听力丧失，则会出现严重的心理障碍，包括丧失独立性、抑郁、焦虑、倦怠、社交障碍及认知下降。最重要的是听觉障碍，会影响患者与照料者之间的交流，从而导致照料者在患者出现严重健康问题时做出不恰当的处理。

1. 听觉系统的病史及检查

（1）病史：病史对于听力筛查及诊断性听力测试都是非常重要的一部分。下面列出了向患者提问时用到的一些典型问题。

- 察觉到听力困难多久了。
- 听力丧失是突发的还是渐进性的。
- 听力丧失是伴随某些事件或创伤一起发生的吗。
- 听力丧失发生地点周围的情况。
- 是间歇性发病还是连续性发病。
- 一侧听力是否比另一侧好。
- 是否有疼痛或渗出。
- 是否有耳鸣、眩晕、失衡，头痛或其他异常症状。
- 之前是否做过听觉方面检查，结果如何。
- 是否正在或者曾经使用过任何形式的助听或辅助设备？常规佩戴吗？你对这个设备满意吗。

此外，需要采集病史及可能导致听力受损的职业经历。对于患者是否有噪声暴露史、耳外科手术、耳毒性药物／化学物质的摄入，以及家族史也十分重要。

（2）检查：临床常使用耳镜检查、纯音听力测试、言语听力测试等。

2. 听力损伤的影响因素

基因缺陷／突变、耳部疾病、环境因素如噪声暴露或摄入耳毒性药物、感染和妊娠引起的并发症都会造成听力障碍。其他因素如年龄、性别、饮酒、吸烟、糖尿病、高血压、脑卒中和冠心病也和听力损伤的发生有一定的关系。

1）获得性听力损失。

获得性听力损失可发生于任何年龄，原因包括耳部疾病，病毒性（风疹、巨细胞病毒、腮腺炎、获得性免疫缺陷综合征、疱疹）或细菌性（脑膜炎、梅毒）感染，血管病变导致耳蜗受损，听觉系统外伤，耳毒性药物或化学品摄入，创伤性噪声暴露及衰老。一些获得性听力损失和系统性疾病相关，如甲状腺疾病、糖尿病、肾脏系统疾病、多发性硬化、结缔组织病和神经纤维瘤。

2）耳鸣。

耳鸣是没有外界声音来源，耳部或头部所听到的声音。10%～15%的人有过耳鸣的体验。每个人感受到的耳鸣声音都可能不同。耳鸣有时可影响人的注意力和睡眠，从而导致严重抑郁。其确切机制尚未明了，但常和噪声暴露、头颈部物理性创伤、耳部疾病、耳垢嵌入、高血压、暂时性下颌关节功能障碍、心血管疾病及耳毒性药物有关。如果耳鸣由于耳部疾病引起，当耳部疾病治愈时耳鸣也会消失。耳鸣治疗手段包括调节饮食和生活习惯，戴助听器，针对知觉麻木性耳鸣的声音治疗，咨询和耳鸣再训练治疗。

3. 听力损失的症状

由于听觉障碍可能是非对称出现，患者常意识不到自己出现听觉障碍。一些患者认为出现听觉障碍可能代表着衰老，从而拒绝承认自己出现了听觉障碍，进而导致拒绝接受治疗。

听觉障碍可通过耳镜检查或相关量表进行筛查，如老年人听力障碍筛查量表和成年人听力障碍筛查量表，用以检查患者是否出现听力损失。此外需要医师注意可能和听力损失相关的征象。

4. 听觉康复

根据美国言语语言听力协会的定义，听觉康复是"用一个生态的、交互式过程来最大限度降低或防止听觉功能障碍导致的个人能力受到限制，影响其幸福感和交流，包括人际关系、社会心理教育和职业功能"。此外，听觉康复常应用于先天听力损失、出生时听力损失或在言语语言习得前听力损失的儿童（18岁以下）。由专家（如耳鼻喉科医师、耳科医师）、听力学家及言语语言病理学家共同为听力损失患者提供听觉康复/复原的服务。针对听觉障碍的主要康复方式分为技术性（如助听器、听力辅助设备、人工电子耳蜗植入）和感觉性（如言语和语言治疗、听觉训练），以下重点为技术性听力康复疗法。

（1）助听器：助听器是一种戴在耳部并能把入耳的声音放大的一种电设备。对于想提高言语理解能力的混合性型或 SNHL 型患者来说，助听器是常用的非侵入性声音放大器。除了增强听力之外，助听器还能减轻听觉障碍患者的生活负担。

（2）辅助听力技术：辅助听力技术（hearing assistance technology，HAT）是指帮助存在或不存在听力损失的人获得更有效交流的一种设备。这些设备可单独使用或作为助听器的辅助设备。

（3）外科治疗：外科治疗包括人工耳蜗植入（cochlear implant，CI）及骨固定助听器（bone- anch-ored hearing aid，BAHA）外科植入。后者的适用人群为传导性或混合性型听力损失、单侧耳聋、耳道无法耐受传统助听器。

5. 交流策略

代偿性的交流策略会对听力损伤的患者提供很大帮助。这些策略可同助听器一起使用，也可单独使用。交流过程鼓励说者和听者最好都能用到交流策略以增进理解。

代偿性交流策略：

（1）与听力损失患者的说话技巧。与他们说话前先使他们注意到你。他们的大脑必须准备好注意和倾听。

（2）面对面交流。①高声调的声音方向性强（当说话者位于对面时传播效果好）及发出高声调声音使唇运动能被看到。②说话时不要用手或其他物品遮住唇。③确保说者的面部是有光线照射的，不要站在说话者背后。

（3）开始交谈。如果听者熟悉语境。他们容易将错过的内容补充。

（4）使用稍慢的语速。①使听者的大脑有更多时间加工信息及跟上交流。②避免大喊大叫，因为对于交流没有任何帮助。

（5）适当的距离。如果距离较远，高声调话语将变弱及无法被听者收到。

（6）控制噪声（无意义的声音）。噪声总是会干扰到交流，并且很多无意义的声音也会被助听器接收到。

（7）拼出单词。使用手或将话语写在纸上。

（8）将听者没听明白的话语重复，问者换种说法叙述。

（9）如果可以，对着听者听力较好的侧耳说话。

◉三、前庭觉病损

外周和中央前庭系统主要负责平衡功能、空间定位、移动时视觉稳定性和维持姿势及肌张力等功能。前庭功能障碍可导致眩晕、失去平衡和跌倒等一系列的问题。

耳聋或其他交流障碍国家研究所（National Institute on Deafness and other Communication Disorders，NIDCD）发现平衡感觉问题是75岁以上老人就医时最常反映的问题，也是引起老年人群跌倒的主要原因。

1.病史及体格检查

（1）病史：通过眩晕问卷调查可收集患者的基本病史信息。重点信息包括患者对症状的描述、发作时的伴随症状及其他。

对于眩晕相关的基本病史收集，有如下问题。

●请描述你的发病经过。

●眩晕持续了多长时间？

●多长时间眩晕发作一次？

●做什么事情会引起眩晕的发生（诱发因素）？

●当眩晕发作时是否还伴随其他症状（相关症状）？

●是否还有其他方面疾病？

●现在正在服用什么药物？

从这些问题收集总结的信息可提供鉴别诊断依据。

（2）体格检查：用来评估前庭系统常见的体格检查，有可视化的凝视眼球震颤、Romberg测试、福田踏步测试法和Dix－Hallpike试验。

这里重点介绍Dix－Hallpike测试法，该法常用来评价后半规管里耳石移动导致的良性阵发性位置性眩晕（benign paroxysmal positional vertigo，BPPV）。BPPV 是最常见的前庭疾病，也是导致 50% 以上老年人眩晕发作的原因。Dix - Hallpike 测试法是嘱咐患者坐在检查床上，头向患侧转动 45°，然后迅速躺下变为仰卧位，使头部悬空与床沿水平面成 30°。患者的这个位置和后半规管的垂直定向相关，后半规管的潜在耳石碎屑可能会受到重力的影响，并可能导致耳道内液体的反常流动。患者检查过程中需要始终保持睁眼以便检查者能观察是否出现眼球震颤。典型的 BPPV 患者会出现旋转性眼球震颤，如果出现眼球震颤需在回复到坐立位之前保持仰卧位，直到眼球震颤消失。这种 BPPV 征象和症状容易疲劳，因此如果眼球震颤需要尽快重复测试并评价对疲劳的反应。

此外还可进行计算机前庭测试、眼震电流描记法 / 视频眼震图测试、旋转椅试验、计算机动态姿势描记、颈前庭诱发肌源性电位、视频头脉冲试验及主观量表评价等。

2. 前庭障碍的危险因素、并发症及流行病学

常见的前庭疾病包括 BPPV、前庭神经炎、前庭偏头痛及梅尼埃病。前庭神经炎是继 BPPV 引起眩晕的第二常见的病因，伴有椎动脉发育不全可能是严重前庭神经炎的一个危险发病因素。

3. 前庭觉的康复

前庭觉的康复过程包括帮助眩晕或失衡的患者改善其症状及恢复其功能灵活性。通过训练以减轻眩晕或失衡的症状可分为如下阶段：区域目的适应性、VOR 适应或感觉替代。

1）适应性。

适应性是通过不断重复暴露在刺激状态下，从而使症状得以缓解。外周前庭损伤使前庭迷路的传入不对称导致双侧感觉出现差异。重复运动在一程度上可减轻这种前庭传入的不对称性。当患者不断重复越来越难的锻炼时，对不确定动作的接受度随之增高。进一步正确地训练可使患者习惯这种感觉，并因此减轻症状。

2）VOR 适应。

VOR 是刺激半规管产生的与头动方向相同和相反的眼球运动，是一种重要的动眼神经与前庭反射。正常人的 VOR 比值为 1:1，如果出现前庭功能障碍时 VOR 的比值会下降，且当头部快速运动时视觉画面模糊。

对于未代偿的单侧前庭障碍可以指导患者进行 VOR 适应性锻炼。这些动作主要是锻炼当头部运动时保持视觉对注视目标的稳定性。如要求患者左右摆动头部时保持对视觉目标的注视。这些练习的难度会不断增加，并且应当在头动速度小于视觉模糊的速度时实施。练习需在不同环境、不同姿势及不同头动速率下进行。

3）感觉替代。

感觉替代是指用未损伤的感觉替代受损的感觉。视觉和躯体感觉线索是前庭康复治疗重要的部分。增强视觉和躯体感觉的输入，有利于平衡或姿势的保持，可能无法完全代偿前庭的损伤，但是可以辅助其功能的恢复。

4）BPPV 的耳石复位疗法。

在不同前庭康复干预疗法中，对 BPPV 效果最显著的是耳石复位疗法（canalith repositioning treatment，CRT）。此疗法基于 Epley 提出且运用广泛的疗法，目的是移除后半规管自由活动的微粒。包括一系列身体及头部的运动，每个姿势至少保持 30s 或直到眼球震颤消失为止。首先，患者坐在检查床上保持头部向患侧旋转 45°，快速将身体变为仰卧位直到头部悬空距离床沿水平 30°。其次，将头旋转至对侧水平 45°。保持头不动，身体转向健侧使头与身体与平面均为 45°，最后使患者坐起。

4. 前庭康复的疗效

康复治疗对于单侧外周前庭功能障碍具有一定疗效，而中央前庭障碍的病程进展与外周前庭障碍相比更缓慢。

前庭康复治疗可使患者行走姿态、平衡、视觉和日常活动得到改善，同时前庭康复治疗尚未发现有任何副作用。研究表明结合复位疗法对于一般前庭康复治疗、提高长期功能康复都是有效的。

（丁晓虹　李艳武）

第十章

周围神经损伤的康复

第一节 周围神经损伤概述

周围神经损伤是临床上的多发病之一，多见于战创伤、糖尿病、肿瘤、药物、中毒、感染、变性疾病等原因。四肢开放性损伤伴有周围神经损伤的发病率为 5%，修复后功能完全恢复者仅占 10%～25%，周围神经损伤造成的残疾又使社会背负了沉重的经济负担，因此无论是战时还是平时，周围神经损伤都是人类社会面临的严肃问题。

一、定义

周围神经损伤是指周围神经干或其分支受到外界的直接影响或间接力量作用或其他疾病而导致的损伤。周围神经多为混合性神经，可分为运动神经、感觉神经和自主神经。损伤后引起受该神经支配区域出现感觉障碍、运动障碍和自主神经障碍。常见的周围神经损伤有臂丛神经损伤、尺神经损伤、正中神经损伤、桡神经损伤、腋神经损伤、坐骨神经损伤、胫神经损伤、腓总神经损伤、枕大神经损伤、臀上皮神经损伤等。常见的损伤类型为挤压伤、牵拉伤、切割伤、医源性损伤、糖尿病、变性疾病等。

二、解剖

周围神经是指中枢神经以外的神经，包括 12 对颅神经、31 对脊神经和自主神经，分布于皮肤黏膜、肌肉、骨关节、血管及内脏等。本节主要讨论与脊髓相连的脊神经。它是神经元的细胞突起，又称神经纤维，由轴突、髓鞘和施万鞘组成。神经最外层即神经鞘，又称施万鞘，它与施万细胞形成连续性施万管，对神经的再生起关键作用。位于脑、脑干和脊髓内的神经纤维无施万鞘，因此很难再生。神经的血管分为外来系统和内在系统。外来系统即局部的营养血管和神经外膜血管，它们来源于邻近组织的伴行血管。内在系统是指神经内膜内纵行走行的微血管网。两个系统有丰富的吻合，内在系统的血管平滑肌发育较差，缺乏自我调节功能，外来系统的血管壁上有神经丛，对血管有一定的调节作用。在周围神经的神经外膜中有神经组织的存在。这些神经的神经也称为神经鞘神经。神经鞘神经可以保证神经内在的敏感性，即可以调控外来的机械刺激和自身的营养代谢。另外，神经的血管外膜上也有神经支配，可以用来调控血管的收缩和舒张。

▶ 三、损伤的原因

周围神经损伤的原因很多，如外伤、感染、压迫、缺血、肿瘤和营养代谢障碍等。大多可以分为两大类：一是解剖因素，二是损伤因素。

解剖因素：神经在穿行骨纤维管过程中，或深入浅出筋膜，或穿过肌肉内部等部位，容易出现神经的卡压损伤。如正中神经在腕管中，正中神经在旋前圆肌下，肌皮神经穿过喙肱肌，腓浅神经在小腿中远 1/3 处穿出筋膜处等。根据卡压的性质可分为急性神经卡压和慢性神经卡压。急性神经卡压会造成神经内血管的阻塞而影响神经功能，同时也会机械性地损伤神经的结构。慢性神经卡压后神经外膜会增厚，有髓鞘的神经会脱髓鞘改变，甚至造成神经纤维变性。另外，神经卡压后运动神经传导速度先出现加快，随着病变的进展，神经传导变慢。神经多处卡压综合征是指神经在走行过程中受到多处卡压，每处压迫均不足以产生任何症状，而它们加起来可以出现神经卡压症状。如腕横韧带已对正中神经产生压迫，但是没有症状，随着年龄增加，一旦出现颈椎病或胸廓出口综合征，此时将出现典型腕管综合征的表现。

损伤因素：主要是指外力直接或间接导致的神经损伤。主要有神经摩擦伤、切割伤、挤压伤、医源性神经损伤、电击伤、放射性伤、火器伤及缺血性神经损伤等。

▶ 四、损伤后的病理

1. 神经内血流量

周围神经的血供由沿着神经走向进入大血管供应，神经束膜的血管基本上是与周边神经干的方向成一斜角穿入，而神经内膜的血管又是平行周边神经的方向，血管间相互吻合。这些血管在正常情况下是松弛的，当神经受到外力牵拉延长时，张力增高、管径变小。正常的关节生理活动会影响神经的张力，只有在某些情况下才会改变支配神经的血管供应。长时间的血管管径变小或血管压迫持续，会导致神经元缺氧，进而诱发症状。

当对神经的压力达到 30～50mmHg 时，营养神经的动静脉血流量受到影响，其移除代谢废物的静脉流量减少，血流局部淤滞，因为动脉血压比静脉血压高，动脉血流能够持续流入，造成压力进一步增高，局部肿胀形成，使得神经组织获取氧气的能力减弱。神经组织周围的肌肉或肌腱重复性收缩也会使神经的压力增高。

2. 轴突运输

轴浆包含了细胞器和各种对神经功能至关重要的物质。轴浆的运输是一个耗能的过程，并且对缺氧状态极其敏感。神经压迫导致低氧甚至缺氧状态，限制了轴浆运输过程。这种可能限制轴浆运输的压力最低为 30mmHg，只需要收缩压 1/4 的压力就可以引发腕管综合征。因此，很多日常的动作很可能引发短暂的轴突运输改变。

3. 机械敏感性

机械敏感性指神经组织在机械刺激如压力或张力的影响下兴奋激活的表现。在正常情况下，背根神经节对轻柔的压力比较敏感。当神经损伤或处于易激状态时，神经更容易产生兴奋冲动。

4. 交感神经激活

对神经的手法牵拉和压迫可以激活交感神经的动作电位，引起皮肤出汗增多。

▶五、损伤分级

神经损伤包括内源性损伤和外源性损伤。内源性损伤包括神经内纤维化、血肿形成。外源性损伤包括骨纤维管、肌筋膜等的卡压，主要是由于神经周围的软组织（主要是肌筋膜）损伤、粘连后压迫神经，卡压点多位于神经深入、浅出肌筋膜部位，或在血管供血较差的结缔组织较多的部位。

周围神经损伤根据 Seddon 分类分为 3 种类型：神经失用、轴网断裂和神经断伤。

①神经失用：是指神经轻度损伤，同时伴有运动和感觉功能损害。轴突无损伤，而髓鞘暂时损伤。神经失用最常见于卡压性神经病变或压力性麻痹。预后良好，常在几天到几周内完全恢复。②在轴网断裂中，神经轴突受到损伤，但神经内、神经周围和神经外膜的大部分覆盖结缔组织仍部分或完全完整，神经再生可在神经管内进行。轴网断裂常见于挤压和拉伸伤。③神经断伤是神经损伤最严重的情况，对轴突、髓鞘和结缔组织成分有严重损害。轴突几乎不可能充分生长。神经断伤多见于大面积创伤、锐器损伤、牵引或撕脱伤及注射有毒药物，手术修复是促进神经再生和恢复的关键。

当患者出现感觉减退伴随运动障碍提示神经组织受累。单根外周神经的受累（如正中神经）称为单神经病变，系统性疾病（如糖尿病）可累及多个外周神经，此时称为多神经病变。检查者需要通过仔细检查感觉减退区域和肌肉受累情况以区分外周神经受损和神经根受损。

▶六、损伤的疼痛类型

神经病变疼痛的类型可分为感觉型和运动型。感觉型的特点为"烧灼、刺痛、麻木、电击般、烧烫般、割裂般（范围明确）"，变换姿势一般不会减轻或加重疼痛，疼痛的位置通常按照神经根或者外周神经分布，典型的疼痛范围不受触诊的影响，除非触诊到真正神经受损的部位才会出现疼痛。运动型疼痛（又称肌病变型）特点为"钝痛（范围模糊）、酸痛、深部、持久、可能偶尔如割裂般"，在做动作时，症状会加重，通常疼痛分布在明确肌肉群，且由单一神经根或外周神经支配。

第二节 康复评定

一、周围神经损伤的临床表现

周围神经损伤后，主要临床特点为受损伤神经支配的运动、感觉、交感神经及反射功能出现不同程度的障碍。周围神经在不同部位损伤引起的功能障碍也是不同的，损伤越靠近端，对神经功能的影响越大，损伤部位越靠远端，对神经功能的影响相对较小，行神经修复术后效果也较好。

1. 运动功能障碍

神经损伤后其支配的肌肉呈弛缓性瘫痪，主动运动、肌张力及反射均消失或减弱，随着时间的延长，肌肉逐渐出现萎缩，程度和范围与神经损伤的程度和部位有关。从而导致日常生活能力的下降。由于关节活动的肌力平衡失调，出现一些特殊的畸形，如桡神经损伤后的垂腕畸形、腓总神经损伤导致的足下垂等。

2. 感觉功能障碍

可因神经损伤的部位和程度不同而有不同的表现。如局部麻木、刺痛、灼痛、感觉过敏、感觉减退、感觉消失或深感觉消失等。痛觉增加常与损伤局部直接受压有关。

3. 疼痛

是周围神经损伤后的主要临床特点之一，可发生在神经损伤后的各个阶段。主要表现：灼性神经痛，刺激性神经痛，还有幻觉痛及神经瘤引起的残端疼痛等。

4. 皮肤营养障碍

神经损伤后，其支配区皮肤无汗，光泽消失，表面粗糙并出现脱屑，指甲可发生嵴状隆起。坐骨神经或胫神经损伤在足底的负重区可出现压迫性溃疡。由于皮肤痛觉减退或消失，易发生冻伤或烫伤。

5. 血管功能障碍

周围神经损伤后由于交感纤维同时受到了损伤，损伤神经支配的肢体血管的收缩及舒张功能减弱，最常见于正中神经、尺神经及胫神经损伤。最初表现为损伤神经支配区皮肤发红、干燥、发亮。数日后逐渐转为皮肤发凉，自觉怕冷。外界温度低时，患肢温度也随之下降，正常肢体侵入冷水中后，出现血管收缩现象，皮肤温度也随之降低，但离开冷水后肢体温度很快恢复。而神经损伤的肢体侵入冷水后，很少出现血管收缩现象，皮温无明显的升降，离开温水后皮肤温度恢复较慢。

6. 骨质疏松

周围神经损伤和中枢神经损伤一样，可以引起支配的肢体发生骨质疏松。最常见于周围神经的高位完全性损伤，如全臂丛神经损伤、坐骨神经高位损伤等。神经损伤的时间越长，患肢的骨质疏松越明显，主要表现为骨皮质变薄，髓腔扩大。有研究证明：感觉神经损伤后骨质改变以皮质为主，表现为骨基质胶原减少；运动神经损伤后主要以松质骨改变为主，表现为骨基质中无机盐减少。

二、常见外周神经损伤

1. 臂丛神经损伤

上肢的运动和感觉几乎均由臂丛神经支配。臂丛神经由 C5、C6、C7、C8 及 T1 神经根组成，神经根在前斜角肌外侧缘形成神经干；C5、C6 神经合成上干，C7 神经单独为中干，C8、T1 神经合成下干。每一神经干在相当于锁骨中 1/3 处分为前、后两股，按照它们与腋动脉的位置关系，上干与中干的前股合成外侧束，下干的前股单独形成内侧束，上、中、下三干的后股合成后束。在神经的根、干、束的部位有神经分支发出，这些分支对于臂丛神经损伤的定位诊断有重要意义。C5 神经根主要形成腋神经，支配三角肌；C6 神经根主要形成肌皮神经，支配肱二头肌；C7 神经根主要形成桡神经，支配上肢伸肌群；C8 神经根主要形成正中神经，支配指屈肌群；T1 神经根主要形成尺神经，支配手内部肌群。臂丛神经损伤临床并不少见，如上肢的过度牵拉、锁骨或第 1 肋骨的骨折、肩关节脱位、刀刺伤、切割伤、压砸伤、医源性损伤、火器伤、放射性损伤等。根据损伤的部位可分为根性损伤、干性损伤、束性损伤和全臂丛神经损伤。上臂丛神经损伤，包括腋神经、肌皮神经、肩胛上下神经、肩胛背神经、胸长神经麻痹，桡神经和正中神经部分麻痹。主要表现为肩不能上举、肘不能屈曲、屈腕力减弱，上肢伸面的感觉大部分缺失。三角肌和肱二头肌萎缩明显，前臂旋前障碍，手指活动尚可。下臂丛神经损伤，包括前臂及臂内侧皮神经、尺神经麻痹，正中神经和桡神经部分麻痹。表现为手功能丧失或严重障碍，肩肘腕关节功能尚好。出现患侧 Horner 征。检查时，可见手内部肌群萎缩，尤以骨间肌为显著，有爪形手、扁平手畸形。前臂及手尺侧感觉缺失。全臂丛损伤的后果严重，在损伤早期，整个上肢呈弛缓性麻痹，各关节不能主动运动。由于斜方肌功能存在，有耸肩动作。上肢感觉除了臂内侧尚有部分区域存在，其余全部丧失。上肢腱反射全部消失。肢体远端肿胀。

2. 正中神经损伤

正中神经由 C5、C6、C7、C8 和 T1 神经纤维组成，以内外侧头分别起于臂丛神经的内外侧束。在前臂分出肌支支配旋前圆肌、桡侧腕屈肌、掌长肌、指浅屈肌。在前臂平对桡骨粗隆处正中神经分出骨间掌侧神经，其发出肌支支配食指和中指的指深屈肌部分、拇长屈肌和旋前方肌。正中神经向下经腕管至手掌，在掌腱膜的深面分成桡、尺两部分；桡侧有大鱼际支，拇指和食指桡侧的指神经。尺侧部分为第二及第三掌骨间隙的指掌侧总神经。多见于切割伤、碾压伤、枪弹伤、骨关节损伤和因骨折处理不当所致的缺血性损伤。正中神经在肘以上无分支，如果是肘以上损伤，则其支配的前臂肌群及手的部分内在肌发生麻痹。感觉方面，手桡侧 3 个半手指的皮肤感觉减退,实体感觉缺失,单一神经支配区的食指末节,其浅、深感觉障碍。腕部正中神经损伤,其临床表现则呈现拇指不能对掌和外展,手桡侧 3 个半手指的皮肤感觉减退,实体感觉缺失,单一神经支配区域的食指末节浅、深感觉消失。

3. 尺神经损伤

尺神经由 C8、T1 神经纤维组成,于胸小肌下缘起自臂丛神经内侧束。尺神经在腋窝和上臂无分支,在前臂上端分出关节支到肘关节,肌支到尺侧腕屈肌和指深屈肌的无名指和小指部分,在前臂下 1/3 处先后分出较小的掌侧皮支和较大的手背支。掌侧支分布于小鱼际部的皮肤,手背支分为 5 条指背神经,分布于小指和无名指的背侧两缘及中指背侧的尺侧缘。尺神经穿过腕尺神经管后分成浅支及深支。浅支除支配掌短肌外,全为感觉纤维,在掌腱膜深面分为内、外两支,内侧支分布于小指掌面的尺侧缘,外侧支为指掌侧总神经,后分为 2 条指掌侧固有神经,分布于无名指和小指掌侧的相对缘。尺神经深支为肌支,在拇内收肌两头间支配拇内收肌及拇短屈肌的深头,深支还发出肌支支配第 3 蚓状肌、第 4 蚓状肌及所有骨间肌。尺神经损伤常由于臂丛神经损伤时累及该神经,在上臂肘部、前臂和腕部多为切割伤、刺伤、枪弹伤或肘部骨折造成,也可见于靠近肘管处的腱膜增厚或创伤造成的尺神经炎。肘关节以上的尺神经损伤,因尺侧腕屈肌和指深屈肌的无名指和小指部分麻痹,临床检查当令患者做尺侧屈腕时可发现尺侧腕屈肌无收缩,无名指和小指的指深屈肌虽然麻痹,但由于它们的指深屈肌腱与正中神经支配的中指指深屈肌腱有腱的联系,仍可做手指末节屈曲,如将无名指、小指及其他手指的近侧指关节固定于伸直位,再让患者屈曲无名指或小指末节时,将发现其肌力明显减弱或消失。由于小指展肌和掌、背侧骨间肌麻痹,当手指完全放平时,手指的外展和内收功能丧失。由于小鱼际肌、第 3 蚓状肌、第 4 蚓状肌和所有骨间肌发生麻痹,无名指和小指因受正常的屈、伸指肌的牵拉,造成掌指关节过伸、指间关节屈曲,呈现典型的爪形指畸形。如尺神经损伤发生于肘部,因无名指和小指的指深屈肌也发生麻痹,手部爪形畸形较尺神经在腕部损伤者为轻。小指和无名指尺侧感觉障碍,小指中、末节单一神经支配区感觉缺失。

4. 腋神经损伤

腋神经由 C5、C6 神经纤维组成,在腋部腋动脉后面发自臂丛后束,绕肩胛下肌的下缘,经四边孔与旋肱后动脉伴行出腋窝,绕肱骨外科颈至三角肌深面。首先发出关节支至肩关节,发出肌支至三角肌和小圆肌。皮支为臂外侧皮神经,绕三角肌后缘穿出深筋膜,分布于三角肌止点附近和臂上半外侧的皮肤。腋神经损伤多合并臂丛神经损伤,肩关节骨折脱位或肱骨上端骨折可造成腋神经麻痹,但多数可自行恢复。腋神经损伤后,因三角肌麻痹,肩关节不能外展,肩外侧三角肌止点附近有小面积皮肤感觉减退区。

5. 桡神经损伤

桡神经由 C5、C6、C7、C8 神经根组成,平对胸小肌下缘起于后束。在腋窝,于腋动脉之后和肩胛下肌、大圆肌、背阔肌之前向下、向外，经腋窝下口至臂部。在臂的上部经肱骨的内侧，继而与肱深动脉相伴行，进入肱骨肌管，在肱骨的中 1/3 与下 1/3 交界处出肱肌管下口，穿外侧肌间隔向前下至肘前外侧沟，在沟内分为深、浅两支。桡神经浅支为皮支，在前臂桡侧的中部伴行于桡动脉的外侧，经肱桡肌腱深面转至背侧。穿过深筋膜，越经腕背伸肌支持带表面至手背，分布于桡侧半各指背侧的相对缘，但于食、中两指只至手指近节，其缺陷部分由正中神经的分支自掌侧补充。桡神经深支为肌支，穿旋后肌深、浅两头间绕过桡骨颈的外侧，至前臂后面的浅深伸肌之间称为骨间背侧神经，并下至腕背。桡神经深支在肘前外侧沟发出分支支配桡侧腕短伸肌和旋后肌，在前臂发出肌支至指伸肌、小指伸肌、尺侧腕伸肌、拇长展肌、拇长伸肌、拇短伸肌和食指伸肌。在腕背发出分支支配腕关节。桡神经损伤多见于肱骨干骨折或骨痂、内固定压迫。桡骨小头脱位可引起桡神经深支损伤。桡神经损伤后，因前臂伸肌群麻痹，出现垂腕、垂指畸形。腕关节不能背伸，食指、中指、无名指和小指的掌指关节不能伸直，拇指不能伸直，手背桡侧皮肤感觉障碍，桡神经如发生高位损伤，因肱三头肌麻痹肘关节不能伸直并有垂腕、垂指畸形。如发生桡神经深支损伤，因桡侧腕长、短伸肌正常，不出现垂腕畸形，而只出现垂指畸形。

6. 坐骨神经损伤

坐骨神经是人体最大的神经，呈带状，宽约 2cm，来自 L4、L5 和 S1、S2、S3 神经，由数个神经束合并于一公共薄鞘中，坐骨神经由梨状肌下孔出骨盆，在股骨大粗隆和坐骨结节间向下行至股部，于近腘窝处分为胫神经和腓总神经两大支。坐骨神经在臀下部由内侧发出肌支至半腱肌、半膜肌、股二头肌长头和大收肌的坐骨部；在股上部由外侧发出肌支至股二头肌短头。坐骨神经损伤常见于刀刺伤、枪弹伤、手术误伤、股骨头后脱位、骨盆骨折和股骨干骨折、梨状肌损伤、腘绳肌附着点炎、臀部注射药物致伤。坐骨神经损伤后对下肢功能影响的范围和程度，取决于神经损伤的部位。如坐骨神经于梨状肌下缘处损伤，则股后侧肌群、小腿和足部的肌肉全部麻痹，不能屈膝，足和足趾的运动完全丧失。小腿外侧及足部感觉缺失。如坐骨神经于股中、下部损伤，因腘绳肌肌支未完全受损，屈膝功能仍可保存。

7. 胫神经损伤

胫神经来自 L4、L5 和 S1、S2、S3 神经的前支。在股后部下 1/3 处与腓总神经分离后，沿腘窝正中的全长，经小腿腘管的上口入该管，出其下口后，绕内踝的后方至足底分为足底内侧神经和足底外侧神经。胫神经在腘窝处分出 3 条关节支分别伴随膝上内、膝下内和膝中动脉至膝关节；在其分为足底内、外侧神经处分出关节支至踝关节。当胫神经行经腓肠肌深面时发出肌支至腓肠肌的内外侧头、腘肌、比目鱼肌和跖肌。发出分支后继续下行支配趾长屈肌、胫骨后肌和拇长屈肌。胫神经发出的感觉支有腓肠内侧皮神经，合并来自腓总神经的腓肠外侧皮神经形成腓肠神经，腓肠神经继续向下沿足外侧缘向前成为足背外侧皮神经至小趾末节。腓肠神经沿途分支分布于小腿下 1/3 后面和外侧、踝部和跟部的外侧、足的外侧和小趾外侧的皮肤。足底内侧神经分为 4 支：内侧第 1 支为趾底固有神经；其他 3 支为趾底总神经，各分为 2 支趾底固有神经。足底内侧神经分出肌支至展肌、趾短屈肌、拇短屈肌和第 1 蚓状肌。足底内侧神经的皮支分布于足心的内侧部。足底外侧神经分为浅、深两支。浅支入足底外侧沟分为内外两支：外侧支为趾底固有神经，分布于小趾外侧缘皮肤；内侧支为趾底总神经，在跖趾关节处分为两趾底固有神经，分布于第 4、第 5 趾的跖侧相邻缘的皮肤。深支分出肌支支配足底方肌、小趾展肌、趾短屈肌、全部骨间肌、收肌和 3 个蚓状肌。膝以上胫神经损伤与坐骨神经损伤相同，膝部与膝以下胫神经损伤多见于膝部周围有移位的股骨髁上骨折、胫骨上端骨折、腘窝囊肿、小腿骨折和小腿骨 – 筋膜室综合征的缺血性神经损伤。胫神经于腘窝部损伤，因小腿屈肌和足部屈肌麻痹，临床表现为足不能跖屈、内收。由于腓肠肌及腘肌麻痹可使屈膝力量减弱。由于足部内在肌麻痹，足趾不能跖屈、内收和外展，足趾呈现爪形畸形（跖趾关节过伸和趾间关节屈曲），不能用足趾站立。胫神经损伤如发生于小腿下部，则只发生足部运动障碍。膝以上胫神经损伤感觉障碍可表现为小腿后侧、足外缘、足跟外侧和足底皮肤感觉障碍。

8. 腓总神经损伤

腓总神经来自 L4、L5 和 S1、S2 神经的前支，在股后部下 1/3 与胫神经分离后，于腘窝的外侧壁，沿股二头肌腱内侧斜向下外，继行于股二头肌与腓肠肌外侧头之间，在腓骨长肌深面绕腓骨小头分为腓浅和腓深两神经。腓总神经在腘窝处分出两支关节支，伴随膝上外和膝下外动脉至膝关节。腓总神经的感觉支在腘窝处分出腓肠外侧皮神经，分布于小腿上部背面外侧的皮肤，分出吻合支或其本干与腓肠内侧神经吻合形成腓肠神经。腓浅神经在小腿下 1/3 的上方穿出深筋膜分为内外两支。腓浅神经尚分出肌支至腓骨长、短肌。腓深神经在踝关节上方分为内外侧两支至足背。腓深神经在小腿发出肌支至胫骨前肌、趾长伸肌、拇长伸肌和第 3 腓骨肌。在踝关节处发出关节支至踝关节。腓深神经在足背的内侧支为两趾背神经，分布于第 1、2 趾相邻背侧缘的皮肤。外侧支越跗部向外侧至趾短伸肌与拇短伸肌的深面。膝以上腓总神经损伤的原因与坐骨神经相同，膝部及膝以下腓总神经损伤多见于膝部周围有移位的股骨髁上骨折，腓骨小头骨折，不恰当的石膏和夹板固定小腿骨折时被压迫损伤，以及小腿骨 – 筋膜室综合征的缺血性神经伤和手术误伤。腓总神经损伤后，因小腿部伸肌中的胫骨前肌麻痹，足外翻肌的腓骨长、短肌麻痹，患足呈现内翻下垂，不能背屈及外翻。由于趾长、短伸肌及拇长、短伸肌麻痹，患足的足趾屈曲畸形，不能伸直。单纯腓浅神经损伤，因腓骨长、短肌麻痹使患足呈现内翻足畸形，患足不能外翻。单纯腓深神经损伤，因胫前肌，趾长、短伸肌，拇长、短伸肌麻痹，患足呈现下垂、稍外翻、足趾屈曲畸形，不能背屈及内翻，足趾不能伸直。小腿前外侧和足背感觉障碍。

三、周围神经损伤的诊断

1.病史

有无明确的外伤史，注意损伤的部位，特别注意常见能引起周围神经损伤的部位，如肱骨干骨折导致桡神经损伤、肩关节脱位致腋神经损伤、腓骨小头骨折致腓总神经损伤等。仔细检查有无运动及感觉功能障碍。

2.体征

检查患者的运动及感觉障碍的分布区域，确定神经损伤的部位。典型的畸形如正中神经在肘关节以上损伤可出现猿手畸形；桡神经在上臂中部损伤可出现腕下垂；尺神经在前臂损伤可导致爪形手等。

3.特异性检查

（1）神经干叩击试验（Tinel征）：即按压或叩击神经干，局部出现针刺样疼痛，并有麻痛感，向神经支配区放射为阳性，表示此处为神经损伤的部位。或从神经修复处向远端沿神经干叩击，Tinel征阳性则是神经恢复的表现。Tinel征既可帮助判断神经损伤的部位，亦可检查神经修复后，再生神经纤维的生长情况。

（2）汗腺功能的检查：汗腺功能的检查对神经损伤的诊断和神经功能恢复的判断亦有重要的意义。手指触摸局部皮肤的干湿和显微镜放大观察指端出汗情况虽然可帮助做出判断，但化学方法的检测更为客观。

碘淀粉试验：即在患肢检查部位涂抹2.5%碘酒，待其干燥后再铺以淀粉，若有汗则局部变为蓝色。

茚三酮试验：即将患手指腹压在涂有茚三酮试纸上，出现蓝紫色指纹，则表示有汗。还可以用固定液将指纹形态固定并将其保存，以供日后多次检查进行对比观察。无汗则表示神经受损，从无汗到有汗表示神经功能恢复，恢复早期为多汗。

4.神经电生理检查

肌电检查和体感诱发电位对于判断神经损伤的部位和程度，以及帮助观察损伤神经再生及恢复有重要的帮助。

四、运动功能恢复评定

神经完全损伤后，肌肉的肌力完全消失，但在运动神经不完全损伤时，肌力多表现为肌力减退。伤病后的神经恢复或手术修复后，其肌肉的肌力可能将逐步恢复。首先应做MMT检查，正确地评价肌肉的肌力。英国医学研究会（BMRC）1954年提出神经损伤后的运动功能恢复情况分为6级，尤其针对高位神经损伤（表10-1）。

表10-1 周围神经损伤后的运动功能恢复等级

恢复等级	评定标准
0级（M0）	肌肉无收缩

续表

恢复等级	评定标准
1级（M1）	近端肌肉可见收缩
2级（M2）	近、远端肌肉均可见收缩
3级（M3）	所有重要肌肉能抗阻力收缩
4级（M4）	能进行所有运动，包括独立的或协同的
5级（M5）	完全正常

▶五、感觉功能评定

周围神经损伤后，其分布区域的触觉、痛觉、温度觉、振动觉和两点辨别觉可出现完全丧失或减退。由于各皮肤感觉神经有重叠分布，所以其分布区的皮肤感觉并不是完全丧失，而是局限于某一特定部位，称为单一神经分布区。正中神经损伤，开始时它的桡侧3个半手指，即拇指、食指、中指和无名指桡侧有明显感觉障碍，后来仅有食指和中指末节的感觉完全消失，即为正中神经单一神经分布区。尺神经损伤后，开始时是小指和无名指尺侧感觉发生障碍，后来只有小指远端两节感觉完全消失的单一神经分布区感觉丧失。桡神经单一神经分布区是第一掌骨、第二掌骨间背侧的皮肤。在神经不完全损伤的情况下，神经支配区的感觉（触觉、痛觉、温度觉、振动觉和两点辨别觉）丧失的程度不同。在神经恢复的过程中上述感觉恢复的程度也有所不同。目前临床上评定感觉神经功能多采用英国医学研究会1954年提出的评价标准，感觉功能恢复的情况也分为6级（表10-2）。

表10-2　周围神经损伤后的感觉功能恢复等级

恢复等级	评定标准
0级（S0）	感觉无恢复
1级（S1）	支配区皮肤深感觉恢复
2级（S2）	支配区浅感觉和触觉恢复
3级（S3）	皮肤痛觉和触觉恢复，且感觉过敏消失
4级（S3+）	感觉达到S3水平外，两点辨别觉部分恢复
5级（S4）	完全正常

▶六、电生理评定

对于周围神经损伤的诊断，通过详细地询问病史，准确的临床检查，做出正确的诊断并不困难。但对于神经损伤部位、程度和损伤神经修复后其恢复情况的准确判断，则需要周围神经电生理学检查作为辅助的检查手段，为评价提供更加准确的客观依据。

1. 强度 – 时间曲线检查

这是一种神经肌肉兴奋性的电诊断方法。通过时值测定和曲线描记判断肌肉为完全失神经支配、部分失神经支配及正常神经支配。它可对神经损伤程度、恢复程度、损伤的部位及病因进行判断，对康复治疗有指导意义。

2. 肌电图检查

通过针极肌电图检查，可判断神经受损的程度是神经失用或轴突断离或神经断离。通过纤颤电位、正峰波数数量减少、出现多相新生电位可判断神经再生。神经传导速度测定，对损伤以外的神经系统疾病具有极为重要的价值，在肌肉获得神经支配的早期，往往看不到明显的肌肉收缩或肢体运动，此时可用肌电图测定。肌电图一般比肉眼或手法检查早 1～2 个月发现肌肉重新获得神经支配。

3. 体感诱发电位

体感诱发电位（SEP）是刺激周围神经上行至脊髓、脑干和大脑皮质感觉区时在头皮记录的电位，具有灵敏度高、对病变进行定量估计、对传导通路进行定位测定、重复性好等优点。对常规肌电图难以查处的病变，SEP 可容易诊断，如周围神经靠近中枢部位的损伤、在中枢神经病变和吻合神经的初期测定神经的传导速度等。

七、ADL 能力评定

ADL 是人类在生活中反复进行的最必需的基本活动。周围神经损伤后，会不同程度地出现 ADL 能力困难。ADL 评定对了解患者的能力，制订康复计划，评价治疗效果，安排重返家庭或就业都十分重要。

第三节　康复治疗

周围神经损伤康复治疗主要解决以下问题：防止并发症、促进受损神经再生、保持肌肉质量、促进神经再生，促进运动功能及感觉功能的恢复，解除心理障碍等。康复时，应根据不同时期、不同症状进行有针对性的处理。

一、早期的康复

通常早期 1～2 周的康复主要是针对致病因素去除病因，消除炎症、水肿，减少对神经的损伤，预防挛缩畸形的发生，为神经再生准备一个好的环境。治疗时应根据不同病情进行有针对性的处理。尽早去除致病因素，减轻对神经的损伤。

1. 药物治疗

（1）神经营养因子：神经营养因子（NTFs）是一组能对中枢和周围神经系统发挥营养作用的特殊物质。神经生长因子（NGF）对神经的生物效应：保护神经元、促进神经元生长和轴突长芽、促进移植的神经组织生长。

（2）神经节苷脂（GM1）：神经节苷脂富含于神经细胞膜上，外源性神经节苷脂能被神经细胞摄取，对维持神经细胞膜的正常功能及其稳定性起重要作用。

（3）B 族维生素（维生素 B_1、维生素 B_6、维生素 B_{12}）：参与神经组织的糖和脂肪代谢，也用于周围神经病损的辅助治疗。甲钴胺是辅酶型维生素 B_{12} 的衍生物，更易进入神经元细胞器，动物实验发现其能促进轴突运输功能和轴突再生。

2. 保持功能位

周围神经病损后，为了预防关节挛缩，保留受累处最实用的功能，应将损伤部位及神经所支配的关节保持良好的姿位，在大多数情况下，应保持在功能位。

3. 运动疗法

运动疗法在周围神经损伤的康复中占有非常重要的地位，应注意在神经损伤的急性期应用，动作要轻柔，运动量不能过大。

（1）主动运动：如神经病损程度较轻，肌力在 2 级以上，在早期也可进行主动运动。注意运动量不能过大，尤其是在神经创伤、神经和肌腱缝合术后。

（2）被动运动：借助治疗人员或器械的力量进行的运动为被动运动，患者用健康部位帮助患肢运动为自我被动运动。被动运动的主要作用为保持和增加关节活动度，防止肌肉挛缩变形。其次能保持肌肉的生理长度和肌张力、改善局部循环。推拿按摩的主要作用是改善血液循环、防止软组织粘连，也能延缓肌肉萎缩。（图 10-1、图 10-2）

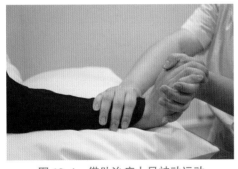
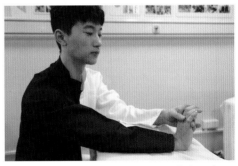

图 10-1　借助治疗人员被动运动　　　图 10-2　患者健侧帮助患侧被动运动

0～1 级肌力，用低频电刺激疗法，诱发肌肉收缩；当肌力达到 2～3 级时，就应进行助力运动；4～5 级时，进行抗阻训练。被动运动时应注意：①只在无痛范围内进行；②在关节正常活动范围内进行，不能过度牵拉麻痹肌肉；③运动速度要慢；④周围神经和肌腱缝合术后，要在充分固定后进行。

4. 物理因子治疗

（1）高频电疗法：早期应用短波、超短波疗法，无热或微热量，每天 1 次，每次 10min，注意治疗部位机体内有金属固定物时禁用，可以消除炎症、促进水肿吸收，有利于神经再生。

（2）温热疗法：应用热敷、红外线照射等，每天 1 次，每次 10～20min，可改善局部血液循环、缓解疼痛、松解粘连、促进水肿吸收。治疗时要注意温度适宜，尤其是有感觉障碍和局部血液循环差时，容易发生烫伤。

（3）激光疗法：常用氦 – 氖激光（1～20mW）或半导体激光（200～300mW）照射病损部位或沿神经走向选取穴位照射，每部位照射 5～10min，有消炎、促进神经再生的作用。

（4）水疗法：用温水浸浴、漩涡浴，可以缓解肌肉紧张，促进局部循环，松解粘连。在水中进行被动运动和主动运动，可防止肌肉挛缩。水的浮力有助于瘫痪肌肉的运动，水的阻力使患者在水中的运动速度较慢，防止运动损伤发生。

5. 矫形器的使用

周围神经病损特别是损伤后，由于神经修复所需的时间很长，很容易发生关节挛缩。因此，早期就应将关节固定于功能位。在周围神经病损的早期，矫形器（图 10-3，图 10-4）的使用目的主要是防挛缩等畸形发生。在恢复期，矫形器的使用目的还有矫正畸形和助动功能。若关节或肌腱已有挛缩，矫形器的牵伸作用具有矫正挛缩的功能，动力型矫形器可以提供或帮助瘫痪肌肉运动。

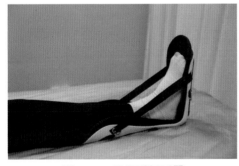
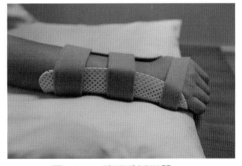

图 10-3 足下垂矫形器　　　　图 10-4 腕下垂矫形器

矫形器应用时，要注意矫形器对骨突部位特别是无感觉区的压迫，防止发生压疮。应根据患者的具体情况选择合适的矫形器，相同的神经损伤并不都用相同的矫形器，也并不是每个患者都需要矫形器，不必要的关节固定也是引起关节僵硬的原因。

▶二、恢复期的康复

急性期炎症水肿消退后，一般在伤后 1～2 周，即进入恢复期。此期康复的重点在于促进神经再生和神经传导功能恢复，促进感觉和运动的恢复，促进肌力、耐力及运动协调性恢复，解除心理障碍，预防残障的发生。

1. 物理因子治疗

（1）低频电疗法：神经肌肉电刺激（NMES），使失神经肌肉收缩，延迟萎缩的发生，从而改善血液循环，减轻水肿的发生，抑制肌肉纤维化。一般先刺激 3～5min，肌肉收缩 10～15 次，休息 10min 后再刺激，反复 4 次，达到总收缩 40～60 次。失神经严重者，开始每分钟收缩 1 次，每次治疗收缩 10～15 次。病情好转后肌肉不易疲劳，可逐步增加肌肉收缩的次数，达到每回 20～30 次，缩短休息时间，延长刺激时间，使总收缩次数达到 80～120 次。每天治疗 1～2 次，15～20d 为 1 个疗程。

（2）中频电疗法：音频电疗法防止粘连，电极置于粘连部位或瘢痕两侧，并置法；或放于瘢痕上及其对侧部位，对置法。20min/ 次，每天 1 次，15～20d 为 1 个疗程。

（3）肌电生物反馈疗法：肌电生物反馈帮助患者了解在神经再支配早期阶段如何使用肌肉。一般每次先训练 5min，休息 3～5min 后再训练，反复训练 4 次，共训练 10～15min，放松或收缩 75～100 下，每次训练 1～2 次。随着神经的再支配，肌肉的功能逐渐恢复，因此电刺激的波宽和断电时间逐渐缩小，每次治疗肌肉收缩的次数逐渐增加。当肌力达到 4 级时，就可停止电刺激治疗，改为以抗阻运动为主。

2. 运动疗法

（1）当肌力为 1～2 级时，使用助力运动。可以由治疗人员帮助患者做；患者健侧肢体辅助患侧肢体运动；借助滑轮悬吊带、滑板、水的浮力等减轻重力运动。

（2）当肌力为 3 级时，采用范围较大的助力运动、主动运动，逐渐减少辅助力量，但应避免肌肉过度劳累。

（3）当肌力增至 4 级时，就进行抗阻运动，同时进行速度、耐力、协调性和平衡性的训练。多用哑铃、沙袋、弹簧、橡皮条，也可用组合器械来抗阻负重。增加肌力的抗阻运动方法：渐进抗阻运动、短暂最大负载等长收缩练习、等速练习。原则是大重量、少重复。

3. 神经松动术

神经松动术是根据神经组织结构和机械性质，在分析神经对病症的关联性之后，针对特定的神经组织，施加一定的伸展和放松手法。神经松动术可以增加神经组织活动性，促进神经组织血液循环，减轻疼痛，促进组织复原，对特定神经损伤是一种行之有效的治疗手段。

1）神经松动术的操作要点。

临床上主要应用滑动和张力的方式进行神经松动操作，其操作要点如下：

（1）滑动手法指在关节活动的中段范围内进行大幅度的动作，一般固定神经一端而活动另一端，主要使神经组织与周围组织产生相对活动，避免粘连发生，对于减轻疼痛和增加神经移动性更加适合。

（2）张力手法指在关节活动的末端范围进行松动，两端固定并同时多个关节活动，产生神经组织内的变化，可以调节神经张力，主要用于损伤的恢复期。单个关节活动对神经张力影响较小，因为神经容易向活动的关节处滑动，从而减少施加在神经上的张力，而多关节活动则避免这种情况，这也是滑动手法和张力手法主要的区别点。

神经松动技术操作速度要均匀，并按照一定的顺序进行，每次牵拉时间为1～10s。过强的牵张力、过快的频率可能会导致神经的损伤。

2）神经松动术操作。

临床常用的神经松动技术一般针对正中神经、尺神经和桡神经等评估或治疗，基本操作方法如下。

（1）正中神经松动术：患者仰卧，将患侧肩关节外展至出现症状或感觉到局部组织张力增加的位置，操作者站在患侧，用一只手固定患者的大拇指，另一侧上肢的肘关节和大腿固定上臂，腕关节背伸，前臂旋前，肩关节外旋至出现症状或感觉局部组织张力增高时，令患者颈椎向对侧屈曲。

（2）尺神经松动术：患者仰卧，将患侧肩关节外展，操作者站在患侧，患者的肘关节放置于操作者的大腿部，操作者一手固定患者前臂，另一手将患者手腕和手指背屈，前臂内旋，肩关节内旋并确保手腕稳定，肘关节弯曲直到触碰患者耳朵，操作者通过另一手将肩胛骨向足部方向推动，肩外展，令患者颈椎向对侧屈曲。

（3）桡神经松动术：患者仰卧，操作者站在患侧，并将患者的肩关节放置于床外侧，用大腿将肩胛骨向下肢的方向推动，操作者一手放在患侧肘关节，另一手握住腕关节并逐渐将其肘伸直，接着握手腕的手将肩关节内旋，肩外展，腕关节尺偏伴掌屈，大拇指内收，颈椎向前屈曲。

（4）腓总神经松动术：患者仰卧，操作者站在健侧，一手放在膝关节处，另一手放在足部，将患侧腿处于伸膝位并抬高至90°，继而髋关节内收、内旋，躯干向对侧屈曲，足内翻并跖屈。

（5）胫神经松动术：患者仰卧，操作者站在健侧，一手放在患侧膝关节，另一手放在足部。将足外翻并背屈，继而膝伸直，将患侧腿抬高至90°。

（6）股神经松动术：患者侧卧，健侧下肢在下方并屈曲，躯干屈曲并用双手抱住其健侧腿，操作者站在患者后方，膝关节屈曲，大腿后伸并外展。

4. 感觉再教育

周围神经病损后，出现的感觉障碍主要有局部麻木、灼痛，感觉过敏，感觉缺失。不同症状应用不同的治疗方法。

（1）局部麻木感、灼痛：包括药物（镇静、镇痛剂，维生素）、交感神经节封闭（上肢做星状神经节、下肢做腰交感神经节封闭）、物理疗法（TENS、干扰电疗法、超声波疗法、磁疗、激光照射、直流电药物离子导入疗法、电针灸等）。

（2）感觉过敏：皮肤感觉过敏是神经再生的常见现象，而反复刺激敏感区可以克服敏感现象。常采用脱敏疗法，教育患者使用敏感区，在敏感区逐渐增加刺激。具体方法有漩涡浴疗法、按摩及适应性刺激。

（3）感觉丧失：在促进神经再生的治疗基础上，采用感觉重建方法治疗，将不同物体放在患者手中而不靠视力帮助，进行感觉训练。①早期训练，一旦患者对固定物体接触有感觉，应立即进行慢速适应性感觉纤维的训练，即对固定的触觉或压力的反应。如用手指接触一些钝性物体，先在直视下，然后在闭眼时练习。下一步进行快速适应性感觉纤维的训练，即对移动物体的反应。让患者先在直视下，然后在闭眼时接触、识别移动的物体。②后期训练，在直视下或闭眼时触摸各种不同形状、大小的物体，如硬币、纽扣、绒布、手表等常用物品，使患者能区分物品的大小、形状、重量、质地等。一般患者在训练 4～5d 后就有改善，原来没有两点辨别能力的患者在 2～6 周内可获得正常功能。

5. 作业治疗

根据功能障碍的部位及程度、肌力和耐力的检测结果，编排一些有目的的活动，增加患者的肌力、耐力和协调性。针对上肢可进行手的各种主动运动训练、简单的作业治疗，必要时可采用上肢的固定性、矫形性及功能性等矫形器，以较好地改善肢体活动功能。注意在治疗的过程中需不断增加训练的难度和时间，并防止由于感觉障碍引起的机械摩擦性损伤。

6. 心理康复

周围神经病损患者，往往伴有心理问题，担心病损后不能恢复、就诊的经济负担、病损产生的家庭和工作等方面的问题。主要表现有急躁、焦虑、忧郁、躁狂等。可采用医学教育、心理咨询、集体治疗、患者示范等方式来消除或减轻患者的心理障碍，使其发挥主观能动性，积极地进行康复治疗。

7. 健康教育及注意事项

必须让患者认识到单靠医生和治疗人员，不能使受伤的肢体完全恢复功能，患者应积极主动地参与治疗。同时周围神经损伤的恢复过程中有许多注意事项：如早期就应在病情允许下，在肢体受限范围内尽早活动，以预防水肿、挛缩等；对于有感觉缺失的患者必须教育其不要用无感觉的部位去接触危险的物体，如运转中的机器、搬运重物，对有感觉缺失的手、手指，应经常保持清洁、戴手套保护。

8. 并发症的处理

1）肿胀。

肿胀是由病损后循环障碍、组织液渗出增多所致，是创伤后必然出现的组织反应。慢性水肿渗出液内富有蛋白质，在组织内沉积形成胶原，引起关节挛缩、僵硬。因此，应采取下列措施减少水肿发生的倾向。

（1）抬高患肢：将肢体抬高至心脏水平以上，可促进静脉和淋巴回流。

（2）向心性按摩和被动运动：可促进静脉和淋巴回流，减轻水肿。

（3）顺序充气式四肢血液循环治疗：几个气囊按顺序依次从远端向近端充气挤压肢体，促进血液回流，对肢体肿胀疗效较好。

（4）热疗：温水浴、电光浴等，必须注意温度不能太高，以免烫伤感觉缺失的部位。

（5）高频透热疗法：短波、超短波、微波等，能改善局部血液循环，促进水肿吸收，但治疗部位机体内有金属固定物时禁用。

（6）低中频电疗：如 NMES、干扰电疗、正弦调制中频电疗等。

（7）其他：可用弹力绷带压迫，但压力不能太高。必须指出，以往大量应用的悬吊带并不是一个好的消肿方法。悬吊带的使用相应地减少了上肢的活动，会加重上肢的水肿和肌肉萎缩，增加患者的惰性而忽视功能锻炼。

2）挛缩。

在伤口愈合过程中，如果受伤处保持活动就会形成疏松结缔组织。若伤口处制动，就会形成致密瘢痕。制动使疏松结缔组织发生短缩变成致密结缔组织，失去了弹性和伸缩性能。正常关节固定 4 周，运动功能就会降低或丧失，受伤的关节固定 2 周就会导致致密结缔组织纤维融合，关节运动功能丧失。一旦发生了挛缩，治疗比较困难，所花的时间很长。因此，重点在于预防。

3）继发性外伤。

周围神经病损患者常有感觉丧失，因此失去了对疼痛的保护机制，加上运动功能障碍，无力抵抗外力，故感觉消失区容易被灼伤、受外伤。感觉消失的骨突部位，如腕部、腓骨小头、外踝、足跟部位等，更易与矫形器、鞋子发生慢性磨损。一旦发生了创伤，由于伤口有营养障碍，较难愈合。

（廖军锋　孙建峰　刘　宇）

第十一章

神经系统战创伤的康复

康复医学是在第二次世界大战后，得以确立概念、迅速发展起来的一个学科。第二次世界大战期间，主要的医学问题从第一次世界大战的促进创面愈合转为促进战伤员的各方面功能恢复，使大量幸存的残疾者最大限度地恢复其身体的、精神的、社会的、职业的和经济的能力。从某种意义上讲，康复医学的高速发展实际是由战创伤康复带动的。

古代战争时期，以刀、剑等冷兵器为主，战伤形式主要是冷兵器伤；自火药诞生，火器应用于军事后，"火器"伤比例逐渐上升，战伤形式由冷兵器伤转向火器伤。而现代化战争是全方位、立体化的高技术战争。现代战争武器的多样化使战创伤类型构成发生了变化，导致火器伤发生率大幅度上升，核武器损伤、激光武器损伤等高科技损伤开始出现，导致颅脑、脊髓等神经系统创伤发生率增加。而且，由于医疗水平及医疗后送方式的改进，战创伤伤员死亡率下降，伤残比例上升，战后生活质量普遍下降（神经系统创伤影响较大），对战创伤的高质量康复需求明显上升。

神经系统战创伤康复（neurological war and trauma rehabilitation，NWTR），是利用现代康复医学的理念、技术与手段，最大限度地恢复或改善战创伤伤员的神经系统功能，促进神经功能、心理及社会功能恢复，提高战创伤伤员的生活质量，使之重返部队或者社会，是战创伤康复的重要组成部分。

神经系统战创伤是战争中常见的损伤。神经系统损伤无论在中枢还是外周，都存在治疗困难、自然恢复缓慢和结局不如意的现象。遭受这类创伤的军人，在身体、认知和情感功能等各个方面会受到不同程度的影响，从而导致其难以重新融入或重返家庭、职业和社会生活，并因此产生各种各样的心理问题。随着康复医学的快速发展和对神经创伤机制研究的增多，一方面表明了神经系统战创伤的治疗需要早期开始，另一方面也提示我们后期康复的重要性与必要性。

神经系统战创伤按照受伤部位分类：①颅脑战创伤；②脊髓战创伤；③周围神经战创伤。按照致伤原因分类：①火器伤；②核复合伤；③激光伤；④电磁伤；⑤其他新概念武器伤。

第一节 火器伤康复

火器伤（firearm wound，FW）是指火药燃烧、炸药爆炸等产生动力高速发射弹头、弹片、弹珠等物体击中机体所造成的损伤。它是一般战争中最多、最常见（占60%～90%）的损伤类型。尤其自第二次世界大战后，高速小质量轻武器和高爆武器相继投入战争，促使现代火器伤伤情变得更加复杂与严重。

神经系统火器伤在火器伤中存在发生率高、后遗症重的显著特点。其中：

（1）颅脑火器伤发生率在10%～17%，死亡率30%～40%，伤残率约40%。

（2）脊髓火器伤发生率在1%～12%，死亡率40%～80%，且完全性截瘫的发生率高达50%以上。

（3）周围神经火器伤发生率2%～3%，且四肢战创伤中神经损伤可高达40%。

1.致伤机制与特点

致伤机制：①冲击力造成的直接损伤。②使周围组织获得动能膨胀所导致的瞬时空腔损伤。③投射物高速穿过人体时，部分能量以压力波形式向周围传递，超过组织承受能力而形成的压力波损伤。

伤情特点：损伤广泛，伤道复杂，多处损伤，污染严重。

2.救治原则

①早期救治，减少即时死亡；②快速后送，减少救治阶梯；③连续治疗，减少转运死亡；④止血补血，减少失血性休克；⑤控制感染，减少感染性死亡；⑥早期清创，早期神经修复。

3.康复治疗与训练

由于火器损伤所致损伤遍布全身，且遗留残疾与平时创伤后遗症接近，故其康复评定及功能康复参见颅脑康复、脊髓康复、周围神经康复，心理康复也应注意。

4.防护原则

①穿戴单兵防护装备：如防护头盔、防弹衣等。②构建防御工事、掩体等。

第二节 核复合伤康复

以核裂变或核聚变或两者兼容而制成的大规模杀伤性武器，可在爆炸瞬间释放出巨大能量，发挥杀伤、破坏作用。基本类型包括原子弹（核裂变）、氢弹和中子弹（核聚变）。核武器按照爆炸火球是否接触地（水）面，可分为地（水）爆炸和空中爆炸。其威力大小常用TNT当量（10^3t～10^7t级）表示。

10^4t 级当量以上核武器爆炸时，3 种瞬时杀伤因素（光辐射、冲击波、早期核辐射）中，以光辐射的杀伤范围最大，冲击波次之，早期核辐射最小。在近爆心的极重度杀伤区内，主要发生放烧冲复合伤和烧放冲复合伤，稍远处的中度、轻度杀伤区，主要发生烧冲复合伤。

10^4t 以下当量的核武器爆炸时，以早期核辐射的杀伤范围最大，冲击波次之，光辐射最小，暴露人员主要发生放烧冲复合伤。

1. 致伤机制与特点

1）放射性损伤。

受照剂量在 50Gy 以上，中枢神经损伤突出，称为脑型放射病。10～50Gy，以肠损伤为主。10Gy 以下，以骨髓损伤为主。不同型之间常有交叉。

2）烧伤。

细胞：热能会损伤细胞脂蛋白膜，高热可使细胞内蛋白质变性、凝固，抑制细胞内酶的活性而使细胞坏死和炭化。血流：热能会使血液温度升高，高热造成的血流温度上升甚至会对心、脑产生直接热效应而致死。

3）冲击伤。

（1）内爆效应：当冲击波通过含空气组织时，气体先是被压缩，待冲击波通过后被压缩的气体极度膨胀，形成多个爆炸源（压力值高达 10^7kPa），向四周放射状传播能量，使周围组织发生损伤，如肺泡组织或胃肠道的损伤。

（2）剥落效应：当压力波自较致密的组织传入较疏松的组织时，交界面的压力波反射会使较致密组织的局部压力突然增高而发生损伤，如肺泡、心内膜、膀胱黏膜及含气胃肠道的损伤。

（3）惯性效应：压力波传递在疏松组织中传递较快，在致密组织中传递较慢，这种差异造成冲击波在密度不同的交界面易出现分离现象，从而造成撕裂与出血。如肋间组织与肋部交界面等。

（4）血流动力学效应：超压作用于体表后，对胸、腹壁造成压迫，使胸、腹腔内压上升，膈肌上移，上腔静脉血骤然涌入心、肺，造成心肺血容量急剧上升的同时并发胸廓的超 - 负压急剧交替，使胸腔内发生复杂的血流动力学变化，导致心肺损伤。

（5）压力差效应：组织两侧形成较大的压力差时所发生的损伤。

（6）负压效应：肺组织负压所致的扩张性损伤。

致伤特点：多处受伤，外轻内重，发展迅速，骨髓增生异常综合征及白血病风险上升。

2. 救治原则

早期脱离杀伤区。早期救治并转移。抗休克、防治感染、出血与造血障碍的治疗与外科处理。

3. 康复治疗与训练

1）放射病的治疗与康复。

放射性脑损伤：临床表现主要为认知、言语、执行能力及记忆力受损。治疗包括：高压氧治疗，药物治疗（贝伐单抗、神经营养蛋白），针灸治疗，康复训练。康复训练主要围绕症状进行，包含认知障碍评定与康复、言语障碍评定与康复、执行能力评定与康复、记忆障碍评定与康复。

放射性肠道损伤：临床表现主要为腹痛、腹泻及黏液血便，严重者可出现肠梗阻、肠穿孔、脓毒血症及多器官功能障碍。治疗及康复包括药物治疗（放射性防护剂、益生菌等）、高压氧治疗、内镜治疗、手术治疗等。

放射性骨髓损伤：临床表现主要为骨周围软组织纤维化、活动受限、骨坏死、死骨暴露、瘘管形成，伴有剧烈疼痛。治疗及康复包括、药物治疗（抗生素）、高压氧治疗及手术治疗。

2）烧伤康复。

烧伤早期的康复：以减轻水肿、疼痛，改善肌力、耐力，预防挛缩，减少瘢痕增生为主。

（1）体位摆放：利用就便器材如棉垫、枕头、泡沫垫、矫形器、约束带等辅助器具维持体位，防止肢体挛缩和体位不当导致的神经牵拉损伤。

（2）压力治疗：利用压力衣、弹力绷带等给予瘢痕压力，减轻控制烧伤部位的肢体肿胀、限制瘢痕增生、促进瘢痕软化、减轻瘙痒疼痛等，是大面积烧伤瘢痕治疗的首选方案。

（3）矫形器治疗：根据伤员情况，制定合适的矫形器以维持烧伤部位的良好体位、预防瘢痕挛缩、抑制瘢痕增生及矫正畸形。

（4）运动疗法：以治疗不对伤员生命体征造成明显干扰、不扰乱临床病理生理过程、避免运动损伤为原则，根据伤员关节活动度、肌力、耐力等情况，合理运用主动运动与关节活动末端的被动牵拉，以保持关节的灵活性、组织的柔韧性、阻止肌力下降及预防骨质疏松。一般在烧伤休克复苏后进行。

（5）虚拟现实技术（VR）：运用虚拟现实技术，协助烧伤伤员（尤其是儿童）进行心肺训练、肌力训练及生活训练等，使伤员在康复过程中更加愉快和积极，从而得到更好的康复训练效果，改善生活质量。

烧伤治疗期康复：以改善关节肌肉力量及关节活动度，逐渐恢复身体转移、行走能力为主。主要采取运动康复，遵循循序渐进的原则，关节活动范围从小到大，从被动运动到主动运动。

（1）牵伸训练：采取循序渐进、持续牵伸训练的方式，对皮肤、肌肉和关节囊进行牵拉，逐步使关节活动度增加。可采用的形式如徒手牵伸技术、滑轮牵伸技术、放松技术及保持–放松技术等。

（2）协调性训练：通过视觉引导下，从粗到细，不断重复一个运动的皮质下活动模式建立协调的运动，有益于消除机械性姿势及烧伤特有动作。

（3）肌力训练：运用抗阻训练、渐进式抗阻训练及负重式抗阻训练等方式，采取从健侧到患侧、训练强度从小到大的顺序，逐步增强失用性萎缩肌肉。另外针对疼痛，还可先进行肌肉等长训练。

（4）步行训练：在身体条件允许情况下，应尽早开始步行。

烧伤后期康复：以实现伤员良好的家庭和社会回归为主。

（1）作业疗法：主要进行 ADL 训练（生活自理训练）、功能性作业训练和职业前作业训练。

（2）心理治疗：利用音乐治疗、社会支持等方式对烧伤伤员心理障碍如恐惧、焦虑、幻觉、敏感、睡眠障碍及情感情绪问题等进行疏导，促进心理健康状态，更好地适应家庭、工作环境等。

（3）社会康复：从社会学角度依靠社会帮助和残疾人自身力量，采取有效措施以减少和消除不利于残疾人进入社会的各种障碍，使残疾人充分参与社会生活并为社会发展做出力所能及的贡献。包括制订保障残疾人权益的法律和法规；建立残疾人与健全人之间的和谐关系；为残疾人提供在教育、劳动、经济、娱乐等方面的平等权利和机会；建立无障碍环境，包括住宅、交通、道路等。

4. 防护原则

动作防护：如就地卧倒；爆炸时张口、掩耳及背向爆心等。利用地形地物、工事等进行减压。简易防护器材：如佩戴耳塞、耳罩；穿戴冲击波防护服、头盔、鞋等。

第三节　激光伤康复

激光即"通过受激辐射而放大的一种光"。某些物质如红宝石、含钕玻璃、氦气、氖气等，在受到外来能量（如光、热、电、化学能或原子核等）激发后，处于"受激状态"，原子中的电子吸收能量从低能级跃迁到高能级，而后回落到低能级，所释放的能量以光子的形式放出，就是激光。

激光武器利用高能量密度的激光来烧蚀目标，从而实现对目标的毁伤或去功能化。高能激光武器主要产生 3 种效应：烧蚀效应、激波效应和辐射效应。

1. 致伤机制与伤情特点

1）致伤机制。

（1）烧蚀效应：指目标受到激光照射后，受照射表层吸收激光而被加热软化、熔融后气化形成的蒸气高速向外膨胀喷溅，同时冲刷和带走熔融目标液态或固态颗粒，从而在目标上造成凹坑甚至穿孔的过程。

（2）激波效应：指目标表面受到激光照射而产生熔化、气化并向外喷射时，在极短的时间内会对目标本身产生一个反冲作用，在固体材料中形成激波，这种激波可以将目标拉断，并产生层裂破坏。

（3）辐射效应：指目标表面因气化而形成高温等离子体云。等离子体产生的辐射可造成目标结构及其内部的电子元器件、光学元器件的损伤。

2）伤情特点。

（1）眼对激光的聚焦作用与视网膜可吸收激光所引起的角膜灼伤、焦化、溃疡、穿孔、组织蒸发，甚至永久性失明。

（2）激光照射皮肤后，可发生水疱、渗出、结痂等，类似于Ⅱ度烧伤。

（3）高能量的激光照射动物胸部，引起的外轻内重损伤。通常脑血管及其邻近的细胞及大脑皮质中的锥体细胞对激光更敏感，更易损伤。

2. 救治原则

早期应用激素、血管扩张剂抑制炎症、促进水肿吸收。晚期应用激素促进瘢痕吸收。根据激光照射部位进行对症治疗。

3. 功能康复

与颅脑、脊髓及周围神经系统康复一致。

4. 防护原则

采用警报系统，对激光及时采取防护措施。利用滤光片和快门或黑色挡眼片进行防护。采用电视系统、热成像仪等间接观察。发生眼损伤后应及时休息，避免强光刺激。早期消炎、晚期抗瘢痕治疗。

第四节　电磁伤康复

电磁波（electromagnetic wave）是由方向相同且互相垂直的电场与磁场在空间中衍生发射的振荡粒子波，即以波动的形式传播的电磁场，包含非电离辐射（无线电波、微波、红外线等）与电离辐射（X射线及γ射线等）。

微波是指频率300～300 000MHz（波长1～1 000mm）的电磁波，属于非电离辐射中的一种。

高功率微波武器（microwave beamweapon），即射频武器或电磁脉冲武器，是以辐射微波为特征，利用高功率微波能量束（强电磁脉冲）打击敌方电子设备或人员的武器，属于定向能武器中的一种。

1. 致伤机制与伤情特点

1）致伤机制：非热效应和热效应。

①非热效应：功率密度低于$1mW/cm^2$的微波所造成的生物效应。弱微波反复照射

后可导致人类神经紊乱、行为失控、烦躁等变化。②热效应：功率密度高于 $10mW/cm^2$ 的微波会产生热效应。热效应会使局部温度升高，严重时会导致体温失调，甚至致死。

2）伤情特点：多脏器、多系统损伤；神经系统损伤出现早且重。

2. 功能康复

与颅脑、脊髓及周围神经系统康复，烧伤治疗与康复一致。

3. 防护原则

应用反射性屏蔽材料。佩戴防微波装备。尽早脱离强微波源。休息后仍未恢复者，需行对症治疗。

第五节　其他新概念武器伤康复

一、声波武器伤

声波是机械纵波，在固体、液体和气体中均可以传播。通常将共振频率低于20Hz的声波称为次声波，在20～20 000Hz的声波成为可听声波，20 000Hz以上的声波称为超声波。目前军事领域中，声波武器主要分为次声武器、噪声武器和超声武器。其中以次声武器的杀伤作用最强，并且具有在传播过程中能量衰减缓慢、隐蔽性好、不易被敌人察觉的优点。

次声武器（infrasonicweapon）是利用与人体器官固有频率相近的次声波与人体器官发生共振，使几乎全身器官变形、移位，甚至破裂，导致目标心烦意乱、头晕目眩、恶心、呕吐，甚至神志不清、疯癫狂躁，从而丧失战斗力。

1. 致伤机制与特点

"神经型"：频率与人体大脑的固有节律（8～12Hz）极为接近，与人体产生共振过程强烈刺激大脑。轻者出现神经行为异常，重者出现癫狂不止，甚至休克昏厥。

"器官型"：频率与人体内脏器官的固有频率（4～8Hz）极为相近，在引起人体内脏器官共振时引起生理功能障碍或器质性病变。轻者肌肉痉挛，全身颤抖；重者血管破裂，甚至死亡。

2. 功能康复

与颅脑、脊髓及周围神经系统康复一致。

3. 防护原则

采取消声、隔声措施。抗氧化制剂如生育酚、抗坏血酸等的应用。音乐干扰。

二、贫铀武器伤

贫铀武器（depleted uranium weapon）常指贫铀弹，是指以贫铀为主要原料制成的各种导弹、炸弹、炮弹、子弹。贫铀弹中的贫铀成分是致癌物质，且具有放射性与化学性毒性，贫铀弹爆炸所形成的铀粉尘会对机体和环境造成严重的破坏。

1. 致伤机制与特点

致伤机制：击中目标后形成大量弹片，造成弹片伤（空腔效应）和放射损伤（遗留体内）。击中目标后产生高温导致烧伤。击中目标后产生大量贫铀粉尘沉积肺部造成损伤。击中目标后，污染食品、环境和生物链。

致伤特点：贫铀气溶胶易损伤呼吸道；弹片损伤；皮肤毛发烧伤；贫铀化学毒性伤；进入机体内造成的长期放射性损伤；贫铀的长期致癌效应。

2. 治疗原则

止血、抢救生命。早期脱离贫铀现场。早期清创、去除贫铀弹片、减少吸收。促进排出。按急性肾衰竭处理。

3. 功能康复

与颅脑、脊髓及周围神经系统康复一致。

◯三、燃料空气炸弹

燃料空气炸弹（fuel air explosive，FAE），不同于常规化学爆炸性武器，其武器中所装填是挥发性燃料液体，当燃料与空气中的氧混合形成气溶胶云雾，进一步被引爆才能形成强烈的爆炸能力。

1. 致伤机制与特点

致伤机制：燃烧消耗大量氧气而造成空气中氧含量下降的同时形成高浓度一氧化碳与二氧化碳，爆区内以冲击波超压为主，爆区外是冲击波超压与动压的联合作用。爆炸高温造成皮肤烧伤。碎片引起弹片伤。

致伤特点：窒息缺氧，冲击波损伤，烧伤，弹片伤，多发伤及复合伤。

2. 救治原则

保持呼吸道通畅。及时止血。防治气胸。补液、抗感染。严密监控肺水肿、脑功能变化。镇静止痛。

3. 功能康复

与颅脑、脊髓及周围神经系统康复，烧伤治疗与康复一致。

4. 防护原则

修建坚固的防御工事与工程。使用体型护甲、筒靴等。

（廖军锋　黄　皓　龙桂花）

第十二章

帕金森病的康复

第一节 帕金森病概述

帕金森病（Parkinson's disease, PD）的发病率为（100～200）/10万人，是继阿尔茨海默病之后的第2位常见的神经退行性疾病。据报道，在50岁之后，患病风险每年增加9%，即60岁人群比50岁人群患帕金森病的风险约高90%。

帕金森病常见于中老年人，是以中脑黑质多巴胺神经元进行性退变为主、多系统受累的缓慢进展的神经系统变性疾病。其主要临床表现包括运动迟缓、静止性震颤、肌肉僵硬、姿势和步态障碍的运动症状，以及认知情绪障碍、睡眠障碍、二便异常、疼痛和疲劳等非运动症状。

药物治疗为帕金森病治疗的主要方式，可以改善患者的运动症状和相关并发症，但对平衡、步行、言语、吞咽和认知问题的长期疗效有限。近年来帕金森病的功能康复训练日益受重视，不仅能改善患者生活质量，还可延缓疾病进展。随着患者疾病的发展，功能训练运动疗法和作业疗法、吞咽及言语训练干预变得越来越重要。

目前的功能训练，在"以患者为中心"的基础上，遵循多学科合作的模式，强调全程化和自我管理。倡导为帕金森病患者提供专业和个性化的指导和建议，令他们在功能训练中扮演主动角色。功能训练的内容应结合患者的需求、爱好、功能障碍、活动限制、参与限制、外部因素等提供个体化方案。首先帮助患者建立行为改变的长期和短期目标。告知患者相应的疾病知识，令患者了解自身疾病进展情况，正确认识目前存在的功能障碍和发展趋势，提高患者训练的依从性和主动性。其次通过自我管理课程、患者小组和在线社区信息，帮助患者提高自我管理能力。实际操作中，要重视与照护者的沟通合作，推荐照护者及早和全程参与诊疗过程。

帕金森病患者存在自主运动模式的执行功能障碍。运动康复需要重点纠正运动自主和节律转换等障碍、运动迟缓和动作幅度变小，以及姿势和稳定性障碍。需重点关注体能、转移、手活动、平衡、步态等运动功能，另外姿势障碍与上述功能密切相关，呼吸功能和疼痛控制也非常重要。

第二节　康复评定

ICF 分类系统将功能状况分为 3 个维度，即身体功能与结构、个体完成任务或动作的能力和参与家庭及社会活动的能力。

应用 Hoehn-Yahr（HY）分期量表可对疾病严重程度进行粗略分期。该量表根据患者的症状和严重程度分为 1～5 期，其中帕金森病早期指 HY 1～2 期，中期指 HY 3～4 期，晚期指 HY 5 期。HY 分期：Ⅰ 期，单侧身体受影响，功能减退很小或没有减退。Ⅱ 期，身体双侧或中线受影响，但没有平衡功能障碍。Ⅲ 期，直立位反射受损，转动身体时出现明显的站立不稳或当患者于两脚并立、身体被推动时不能保持平衡。功能方面，患者的活动稍受影响，有某些工作能力的损害，但能完全独立生活。Ⅳ 期，活动能力差，但患者仍可自己走路和站立。Ⅴ 期，除非得到帮忙，否则只能卧床或坐轮椅。

应用 MDS 统一帕金森病评定量表（MDS-UPDRS），可对疾病严重程度进行全面和详细的评定，内容包括日常生活非运动症状、日常生活运动症状、运动功能检查和运动并发症四大部分。

1. 运动功能障碍的评定

运动功能障碍可分为原发性和继发性两大类。原发性障碍主要由疾病本身所致，而继发性障碍通常由活动减少或药物副作用等因素引起。

原发性功能障碍的评定，主要应用 MDS-UPDRS 第三部分运动功能检查条目，评定运动迟缓、僵硬、姿势平衡障碍、步态异常和手功能障碍等方面。姿势平衡障碍还可选择改良帕金森病活动量表（modified Parkinson activity scale，M-PAS）和 Berg 平衡量表、功能性前伸试验（functional reach test，FRT）、5 次坐立试验（five times sitto stand performance，FTSTS）、起立 - 行走计时试验进行评定，也可用平衡测试系统等进行检测；步态障碍可选择 10 米步行试验（10-metre walk test，10MWT）、6 分钟步行试验（6-minute walking test，6MWT）、新冻结步态问卷（new freezing of gait questionnaire，NFOG-Q）进行评定。评定应于"开"期和"关"期分别进行。

继发性功能障碍的评定，包括失用性肌肉萎缩无力、关节活动度受限和体能下降等。肌肉萎缩无力常发生于腹肌和腰背肌等躯干核心肌群，以及四肢近端大肌群，可用徒手肌力检查法评定。体能下降可选择 6 分钟步行试验、Berg 主观体力感觉等级量表等评定。

2. 言语和吞咽障碍的评定

帕金森病的言语障碍主要为运动过弱型构音障碍，可使用改良 Frenchay 构音障碍评定法进行评定。吞咽障碍主要为口腔期和咽期受累，表现为咀嚼和吞咽启动缓慢。

常用饮水试验或反复唾液吞咽测试（repetitive saliva swallowing test，RSST）进行快速筛查。筛查阳性者，可使用电视 X 线透视吞咽功能检查或纤维光学内窥镜吞咽功能检查。

3. 认知功能障碍的评定

帕金森病患者的认知功能障碍主要包括注意、执行、记忆和视空间等方面。常使用简易精神状态检查量表（MMSE）和蒙特利尔认知测试评估量表（MoCA）进行筛查。可结合帕金森病认知结局量表（SCOPA- COG）、帕金森病认知评定量表（PD-CRS）综合评定。

帕金森病的常见评定内容，还包括情绪障碍、疼痛、睡眠障碍、直立性低血压、疲劳、二便障碍、日常生活能力和生活质量等。其中情绪障碍可选用汉密尔顿抑郁量表（HAMD）和汉密尔顿焦虑量表（HAMA）。直立性低血压常用卧立位血压检测方法。排尿障碍可采用膀胱超声残余尿量测定，必要时行尿流动力学检查，以明确下尿路功能障碍情况。疲劳的评价首选疲劳严重度量表（fatigue severity scale，FSS），也可选帕金森病疲劳量表（Parkinson's disease fatigue scale，PFS）。

第三节　康复治疗

一、运动功能障碍的功能训练

帕金森病运动功能障碍的物理治疗一般包括 3 个方面：运动功能锻炼、运动技巧学习和运动策略训练。

（一）运动功能锻炼

运动功能锻炼的内容以改善体能、增强功能性活动为主。目的是预防继发性症状，发挥神经保护作用。指导可由康复医师、物理治疗师、专科护士进行评估后制定，含锻炼内容、强度和注意事项，并定期调整方案。帕金森病患者需要充足的功能锻炼时间。指导下家庭锻炼适合各期的帕金森病患者。

锻炼内容包括常规物理治疗、功能太极拳、舞蹈、运动跑台锻炼、健康锻炼操、渐进式抗阻训练（progressive resistance exercise，PRE）等，研究表明以上锻炼方法可有效提高运动功能，改善生活质量，减少或减轻并发症。其作用机制与神经可塑性和保护性相关，具体可能如下：增加多巴胺能神经递质水平改善运动症状；增加脑内 5-羟色胺、去甲肾上腺素和 γ- 氨基丁酸等非多巴胺能神经递质水平，以减轻或减缓非运动症状；增加脑源性神经营养因子（brain-derived neurotrophic factor，BDNF）以促进神经元再生，保护细胞，提高突触可塑性，增强学习和记忆功能；体育锻炼还可减少慢性氧化应激，刺激神经递质和营养因子的合成，促进免疫系统激活等。

常规物理治疗主要指基础性运动功能锻炼，建议每周 3 次，每次 45 min，持续 8 周以上。主要有 3 个方面。①身体功能：运动耐量、关节灵活性、肌张力、肌力和耐力，可使用每日运动计划表；②功能性活动：平衡、转移、手灵活性、步态，尤其是大肌群运动和快速运动；③渐进增加运动强度，坚持锻炼以达到最佳效果。锻炼方案应该包括大动作、大幅度、高重复次数的运动，如骑自行车训练，并培养主动活动的生活习惯。

针对帕金森病运动障碍的特点，物理治疗需要在肌力和肌耐力训练的基础上，提高运动稳定性、增加动作的幅度和速度。肌力是机体运动控制的基础，但帕金森病患者的肌力弱于同龄健康人。研究发现，下肢肌力是患者步行速度和跌倒的决定性因素。躯干和腿部力量训练可以改善轻中度患者异常步态。训练内容包括仪器上的伸膝肌群锻炼、利用自身体重进行的单腿锻炼、在不稳定平面上的躯干伸肌锻炼等（图 12-1 ～图 12-4，视频 12-1，视频 12-2）。

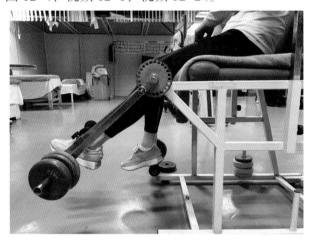

图 12-1　股四头肌训练仪训练

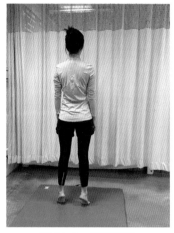

图 12-2　提踵训练

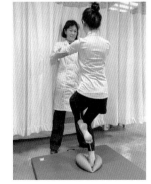

图 12-3　不稳定平面上的单腿站立训练

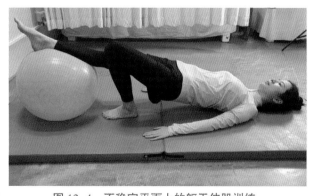

图 12-4　不稳定平面上的躯干伸肌训练

肌力训练还可采用渐进式抗阻训练，训练范围主要涉及躯干、肩胛带、下肢肌群，重点训练小腿三头肌、股四头肌、臀大肌和后躯干肌群（图 12-5～图 12-14，视频 12-3，视频 12-4）。渐进式抗阻训练常结合有氧训练、平衡训练、牵伸训练等其他运动疗法，能够促进肌肉激活，增强肌力并延缓肌萎缩，改善震颤，令患者能更好地完成肢体动作。

   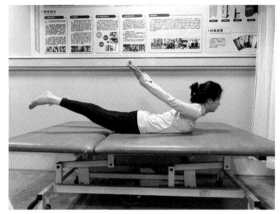

视频 12-1　　　视频 12-2　　　视频 12-3　　　视频 12-4

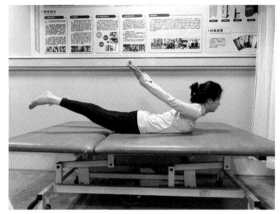

图 12-5　背肌训练

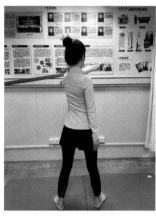

图 12-6　躯干旋转抗阻训练

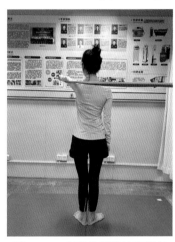

图 12-7　肩胛前锯肌抗阻训练

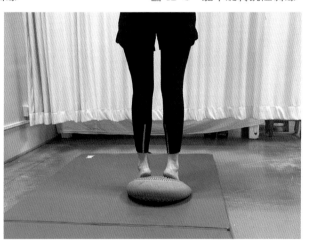

图 12-8　不稳定平面提踵

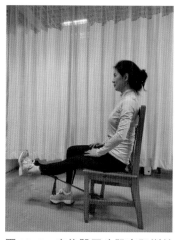

图 12-9　坐位股四头肌变阻训练

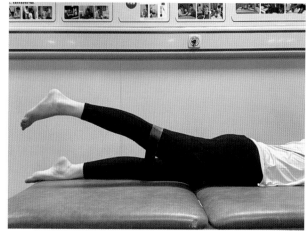

图 12-10　臀大肌抗阻训练

帕金森病患者典型的姿势倾向于短缩，肌力训练前应先进行肌群拉伸，拉伸范围包括躯干、躯干前部、肩部、腿部和颈部肌群（图 12-15～图 12-17，视频 12-5～视频 12-12）等。

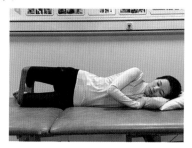

图 12-11　臀中肌抗阻训练

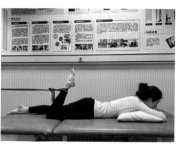

图 12-12　屈膝肌群抗阻训练

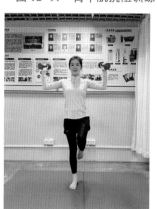

图 12-13　哑铃肌力训练

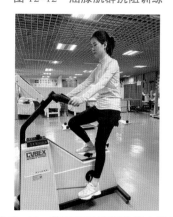

图 12-14　等速运动仪下肢肌力训练

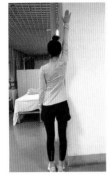
图 12-15　躯干前部拉伸

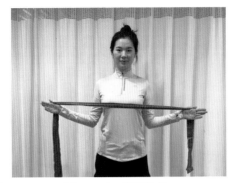
图 12-16　肩部拉伸

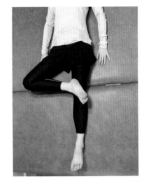
图 12-17　大腿内收肌群牵拉

视频 12-5

视频 12-6

视频 12-7

视频 12-8

视频 12-9

视频 12-10

视频 12-11

视频 12-12

运动跑台训练时，让患者集中注意力大步幅行进，可结合听觉或视觉提示；可同时进行双重任务锻炼，如同时让患者保持一定的跨步长；可在跑台前面放置姿势镜以提供身体姿势的视觉反馈。训练中逐渐增加强度，并注意保证安全。平衡功能较差者，可以使用减重保护装置，通过不同支持力量将负重、迈步、平衡三要素相结合。对于有冻结步态者，要注意加速和减速时的安全。建议训练 4 周以上，每次 30 min，每周 3 次。跑台训练可改进步行速度、步幅和稳定性。

舞蹈锻炼将音乐节奏的听觉提示与身体运动锻炼相结合，对认知注意力、步态、协调、平衡能力均有较高要求。可持续 4 ~ 12 周，每周 2 ~ 3 次。舞蹈可较好锻炼大幅度运动、动作转换等内容，如起步、前进、停止、转身、单腿站立、重心转移、退步走、各向运动、狭小空间内行走、复杂的运动组合等。

太极拳锻炼将深呼吸和缓慢有节律的运动相结合，对神经系统功能有很好的调节作用。内容包括单腿支撑重心转移、在重心支撑面上控制重心转移、多向跨步运动和复杂运动组合、大幅度运动等。推荐每周 2 次，每次 15 ~ 60 min，持续 24 周以上。

常用的帕金森病健康锻炼操包括以下内容。

（1）放松、热身运动：①深呼吸。②桥式运动。③仰卧起坐。④左右翻身。⑤下肢运动。⑥上肢运动。

（2）牵伸运动，调节肌张力：①躯干牵伸。②四肢牵伸。③双手抱单膝。

（3）协调平衡训练：各向踏步、提踵、侧向转腰够物、斜向击掌、直线及绕圈行走等。实施前先由专业人员评估、制定方案和指导训练，教导动作要领和注意事项。

（二）运动技巧学习

运动技巧学习以运动技能再学习为核心，包括参与认知任务的技能训练，在特殊环境下的技能练习，增加运动复杂性和"开期"到"关期"的训练等。锻炼内容包括原本就具备的运动技能和新运动技能的获得。需要较多的医疗训练干预，主要适用于HY分期2～3期的患者，此阶段患者还保留一定躯体运动能力，但部分涉及日常生活的技巧性活动能力开始下降。

LSVT BIG训练法，指导患者与治疗人员一起重复完成高振幅、夸张的大幅度动作。每次训练，完成12种以上的全身动作，每个动作重复10次以上。患者采用大于80%的最大力量完成动作。该疗法在帕金森病早期阶段即可开始，可开发患者的运动潜力，并促进患者有意识地在日常生活中应用运动技巧。对于有开关症状的患者，宜在"开"期进行。

运动技巧学习可分为3个阶段。①获得：经过几个阶段的练习取得运动功能显著改善。②自动化：技能行为仅需要最小的认知参与，长时间稳定并可抵抗双重任务等干扰。③保留：长时间不再进一步训练时，仍能无困难地执行运动技能。学习过程可结合行为观察治疗（action observation therapy，AOT）和运动想象训练（motor imagery practice，MIP）。综合应用可补偿大脑高级运作过程，增强大脑网络的神经冲动，改善运动控制，因此可延缓或改善帕金森病患者的运动能力退化，改善自发性运动表现。

帕金森病患者常表现为身体前倾，肘、腰、膝屈曲的"猿人"姿势。早期病变，步行一般呈现步幅小、速度慢、节奏差的小碎步步态；随后呈步幅逐渐减小、步行速度逐渐加快、欲停而不止的慌张步态；随着病情的加重，在起步时及狭窄的地方行走、转向或通过障碍物时出现冻结步态；最终，可丧失行走能力。

平衡是维持人体正常体位、完成各种转移动作和步行的基础。提高患者的平衡能力，能有效改善步态、预防跌倒。平衡障碍导致帕金森病患者跌倒的发生率为38%～73%，跌倒可引起患者独自运动的恐惧，进一步阻碍患者进行功能性步行和外出活动。步态训练应以增加肌力和改善平衡为主，形成合适的肌力和足够的平衡，协同完成步行这一重心不断前移的过程。患者在注意力分散时，将明显增加保持平衡的难度。因此平衡训练时，需要结合闭眼、头部运动、行走、利用不稳定表面等锻炼。以上多种锻炼方式结合，每种持续约30s，20～40min/次，2～3次/周。

帕金森病患者的步态平衡和步态训练：①大步直线行走，配合上肢节律摆动。②重心转移和平衡训练。③在软垫上站立和行走，伴或不伴平衡训练。④转弯训练。⑤绕障碍步行训练，步行时突然停住、转弯，包括退步走。⑥在平衡和步行训练时进行双任务，如谈话、手持物品，或左右转头看墙上的东西，并讲看到什么。⑦减少冻结发生的训练。让患者处于狭小空间、设置障碍物等易诱发冻结的环境，训练适应环境。训练重点是加快启动速度，增大步幅，保证躯干与上肢协调摆动。可辅助视觉、听觉及体感节律诱导等，引导患者重建步行模式。例如，在地板上按步长设计彩色线条增加视觉刺激（图 12-18），让患者跨步，控制步长和步速，避免小碎步和慌张步态。

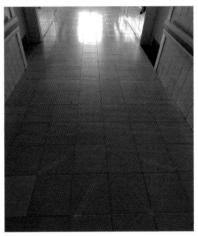

图 12-18　利用视觉刺激辅助迈步训练

各种转移中保持平衡的相关训练，可有效改善帕金森病患者的姿势稳定性。如保护下迈步选择训练，可明显改善迈步的幅度和反应时间。冻结步态显著增加帕金森病患者跌倒风险，并降低患者自信。可训练运用视觉、听觉和感觉刺激"触发"运动，并学习在日常生活中熟练使用技巧代偿。

运动再学习以功能性任务为导向，结合具体环境多次重复训练。可结合视觉、听觉等提示，并逐渐增加任务难度和环境复杂性，以增加认知参与。研究揭示，帕金森病患者做双重任务时，跌倒风险增加。明显认知功能障碍时可首选步行作为基础任务训练，采用运动跑台时，结合躲避电脑屏幕显示障碍物的视觉任务，或者结合听觉注意力任务（视频12-13）。双任务训练需注意训练和休息相结合，防止跌伤。

视频 12-13

（三）运动策略训练

运动策略训练核心内容包括提示、注意力策略和复杂运动分解策略等，把复杂运动内容分解为简单成分，逐渐增加训练难度，以及从"开期"训练到"关期"训练的过渡等。运动策略训练可诱导运动学习，通过代偿途径提高功能，常用于提高运动技能，减轻对跌倒和运动的恐惧。该训练方法主要适用于 HY 分期 2 ～ 5 期患者。

帕金森病患者常有难以自主地完成复杂运动的问题。如日常生活中的某些复杂运动可通过认知提示细分为单个成分，这些成分进一步细分为具有一定顺序的相对简单的运动成分。避免复杂的双重任务出现，将复杂动作分解成患者能完成的多个动作，并对单个动作进行锻炼和记忆。通过给予提示，可帮助患者启动运动和更好地活动。如从椅子上站立起来的日常活动，帕金森病患者并不能简单地站立起来。需要先反复训练体重在双足间左右转移，然后再增加数"1、2、3"或拍手等声音刺激提示，促进患者站起。

结合新理念、新技术进行训练，如结合强制性运动疗法（constraint-induced movement therapy，CIMT）、水中运动疗法、康复机器人和虚拟现实技术等。

▶ 二、言语、吞咽功能障碍的训练

1. 言语功能康复

重点针对言语产出的呼吸系统（腹式和胸式呼吸）、发声系统（声带和喉）和调音系统（唇、舌、齿、下颌和软腭等）进行训练，改善音强、音调和音质，以改善言语清晰度。主要包括呼吸、构音器官运动训练等。

（1）呼吸训练：采用呼吸训练增强腹式呼吸（膈肌）及胸式呼吸（肋间肌）的活动范围等。如反复进行深呼吸训练，以增大胸廓扩展度；通过增加肺活量提高音量；通过延长呼气时间增加言语长度等。

（2）构音器官运动训练：包括唇、舌、下颌、软腭、声带和喉等构音器官的运动训练，以改善僵硬，增加活动度、运动协调性和发音清晰度。励 - 协夫曼语音治疗是针对帕金森病的语音治疗技术。重视对声带和喉部的控制训练，以及延长元音持续发声时间训练。

2. 吞咽功能康复

训练目标为改善吞咽肌运动速度和协调性，加强吞咽器官感知能力，以便安全摄食。口腔期障碍主要进行唇、舌和下颌等的运动功能训练。咽期障碍以发声训练为主，通过强化声带闭锁、延长呼气，改善呼吸控制，实现声门上吞咽，改善咳嗽能力，减少误吸。轻度吞咽障碍患者，可使用增稠剂改变食物性状，或减少一口量；对咀嚼时间过长、吞咽启动缓慢者，可通过连续多次努力吞咽，或尝试吞咽时下颌回缩（点头吞咽）以代偿，增加吞咽力度，减少咽部食物残留；对流涎明显者，提醒和加强闭合口唇、脸颊内收肌力及吞咽唾液频率。

▶ 三、认知功能障碍的康复

主要方法包括认知训练、认知刺激和运动训练等。认知训练主要进行注意、执行和视空间等功能训练。将训练内容与日常生活工作任务相结合可更好促进认知功能改善。让患者参加系列群体活动和讨论，可提高患者认知功能和社会功能。运动训练对认知功能有促进作用，如骑脚踏车、跑步机、体感游戏和渐进性抗阻训练等。将认知训练与运动训练联合进行，对认知功能的改善作用更明显。

（谢　琪　石艺华　秦建岭　许爱虹）

第十三章

神经系统临床常见问题的功能康复

第一节 认知功能障碍的康复训练

一、认知康复训练原则

脑具有功能的重复性和普遍性。这样的特性使脑在损伤后拥有极强的自身重组能力。在进行认知康复训练时，应遵循以下原则：①以评定为基础制定针对性训练计划。②应有专业性训练方法，切忌将小学教材或游戏与专业训练混为一谈。③应有发展性设计的训练内容，训练程度由易到难，循序渐进。④应将传统的一对一、面对面训练与计算机辅助训练相结合，应用计算机平台进行日常生活工作环境的模拟，便于实施各种认知训练。⑤应将综合性训练，基本技能的强化训练与提高训练相结合，强化训练与代偿训练相结合。

二、认知功能障碍的康复训练方法

1. 注意力障碍康复训练

1）改善注意力障碍基本方法。

应根据以下几个因素制定康复计划：①首先考虑患者的生活环境和工作环境及所处社会关系，分清轻重主次。②对患者的注意障碍进行评估分析，对不同的注意障碍，应给予针对性的治疗策略。③考虑患者的个性、动机及洞察力，对于患者多大程度利用康复策略也很重要。

2）改善注意障碍的具体方法。

（1）舒尔特方格。

目的：提高患者注意力集中度，提高患者注意的稳定性。

方法：在一张方形卡片上画 1cm×1cm 的 25 个方格内，将数字 1～25 打乱顺序填入里面，然后让患者以最快的速度从 1 数到 25，要边读边指出，记录时间，正常成年人用时 25～30s，用时越短注意力水平越高。需注意同一张舒尔特方格不能反复使用，以免患者对方格内数字形成记忆，影响训练效果（图13-1）。

1	19	22	23	5
11	2	25	8	15
3	14	21	17	10
16	18	4	24	12
9	13	6	20	7

图13-1 舒尔特方格

（2）划消训练。

目的：提高患者注意集中度和稳定性；提高患者注意的分配能力和扩大注意的宽度。

方法：以数字为例，患者从一组无规则数字中划出某一指定数字，如划去"3"字或"3"字前面的数字；划去"3"字前一位"2"字或划去"4"和"9"中间的奇数或偶数，治疗人员记录患者完成时间及正确率（图13-2）。

3	6	5	4	8	9	3	4	6	2	1	0	3	6	7	8	9
4	8	5	9	3	3	4	2	7	1	0	2	3	3	5	4	9
7	8	2	2	1	4	6	2	3	6	7	8	3	6	9	3	1
1	2	7	8	3	8	7	2	3	1	9	3	1	0	4	1	3
1	2	3	4	5	6	7	8	9	0	9	8	7	6	5	4	3

图13-2 划消训练

（3）走迷宫。

目的：提高患者注意集中度及记忆力。

方法：首先要求患者单纯用眼睛找出正确路径，注意这个环节不能用手或笔做辅助。患者确认找到后，要求他用笔画出这条线路，只能一次画对不能出错，且画的线条不能接触到迷宫中任何的墙壁或边界（图13-3）。

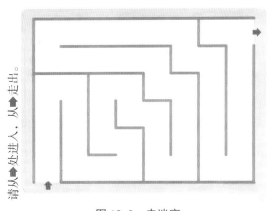

图 13-3　走迷宫

（4）双手同时写画。

目的：提高患者注意力的分配及记忆力与执行能力。

方法：患者双手各拿一支笔，按治疗人员口令完成左右手同时操作，如第一次左手写"1～3"、右手画"圆形"，第二次左手画"正方形"、右手写"1～3"，每次用时 15s，双手同时进行。

2. 记忆力障碍康复训练

记忆障碍明显地影响患者康复的整个进程。对于记忆力障碍的患者，康复的总目标应当是逐渐增加或延长刺激与回忆的间隔时间，最终使患者在相对较长时间后仍能记住应进行特定作业或活动，提高其日常生活活动能力。改善记忆障碍的方法大致分为基本训练和辅助训练两类。

1）改善记忆障碍基本训练方法：包含目的性训练、策略性训练。

（1）目的性训练：

A. 记住桌面上的物品（视频 13-1）。

目的：改善患者记忆的目的性。

方法：准备几件患者熟悉的物品放在桌面上，让患者观察一段时间并记住有哪些物品，然后把这几件物品遮住，请患者说出刚刚看到的物品名称。根据患者记忆的内容和记忆物品的数量来调整难度。

视频 13-1

B. 物品增减训练。

目的：改善患者有意记忆力。

方法：准备几件患者熟悉的物品放在桌面上，让患者观察一段时间并记住有哪些物品，然后取走一件或者增加一件，请患者说出刚才取走或者增加物品的名称。

（2）策略性训练：

A. 字母记忆。

目的：改善患者运用复述的记忆策略。

方法：选择 4 组字母或汉字、数字，每种可选择两组，依次念给患者听，1s 念一个，念完后让患者顺着或倒着复述出来（图 13-4）。

第一组：A——C　G——Z

第二组：B——D——F　G——K——Z

第三组：Z——A——F——B　Q——P——U——Y

第四组：Y——T——R——E——A　J——G——F——M——X

图 13-4　字母记忆

B. 想象记忆。

目的：改善患者表象记忆的策略。

方法：给患者一组词组，如"桌子、苹果、香蕉"，示范把这些词组造一句话，如"桌子放着香蕉和苹果"。让患者想象画面，再让患者看着下列词组回忆复述这句话（图 13-5）。

第一组：剪刀　毛巾　水盆　椅子

第二组：菠萝　葡萄　桌子　小狗

第三组：香蕉　梨子　西瓜　桌子

第四组：苹果　电脑　书本　水杯

图 13-5　想象记忆

C. 图形记忆。

目的：改善患者排序策略记忆能力。

方法 1：给患者一组图形，让患者记住图形排列的顺序，过 30s 后打乱图形顺序，让患者重新排序出来（图 13-6）。

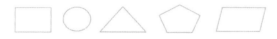

图 13-6　图形记忆

方法 2：计算机辅助训练（图 13-7，视频 13-2）。

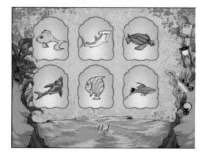
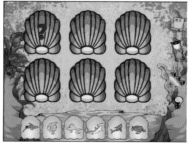

图 13-7　计算机辅助训练　　　　　　　　　　视频 13-2

2）改善记忆障碍辅助训练方法。

辅助工具：①清单（患者需要完成任务的清单）。②标签（在患者家中冰箱、门、柜子等常用家具地方贴上便利贴，写上内置什么物品及位置，补偿记忆的丧失）。③记事本（患者可以记下家庭地址、家人及常用联系人的电话号码、出行常用交通路线等，减轻记忆力下降带来的不利影响）。④日程表（每日活动表贴在患者床头或常见位置，开始由家属每天提醒看日程表，逐渐形成患者自行看表习惯，并在日程表上做相应记号刺激患者记住重要事情和日期）。⑤电子辅具（借助手机、智能手环等电子产品，设置闹钟、重要日期、备忘录等，以补偿患者的记忆能力）。

3. 执行能力障碍康复训练

执行能力是复杂、更高级的认知功能，指人独立完成有目的、自我控制的行为所必需的一组技能，包括计划、判断、决策、不适当反应（行为）的抑制、启动与控制有目的的行为、反应转移、动作行为的序列分析、问题解决等心智操作。

执行能力障碍主要表现：开始障碍，即启动障碍；抑制不恰当反应能力下降；行为刻板重复；计划、决策障碍等。

改善执行解决问题的能力训练如下。

（1）物品分类。

目的：改善患者的执行能力。

方法：给患者几份超市购物单据，患者需要完成超市里购买的食品进行分类，并将分类后的数量加起来，写下分类后各类物品合计的价格（可以使用计算器）。

（2）情景思考。

目的：改善患者创作适当解决问题能力。

方法：给患者几种不同的日常情景，每种情景的开头为患者的某种需求，结尾为患者满足了某种需求。患者需要补充故事经过所需步骤或可行方法，需首尾呼应。

第一组：开头——今早读报看到一则求职信息。结尾——第2天接到信息让我去上班。

第二组：开头——有一天坐的士到家后，发现手机不见了。结尾——当天晚上找到了手机。

第三组：开头——出门后发现钥匙锁在家里。结尾——过了几小时又回到了家里。

4. 知觉障碍康复训练

知觉障碍指在感觉传导系统特定区域完整的情况下，大脑皮质联合区特定区域对感觉刺激的解释和整合障碍。临床上常见的主要障碍有躯体构图障碍、空间关系障碍、失认症及失用症等。

1）躯体构图障碍康复训练方法。

（1）单侧忽略。

视觉扫描训练：如删除目标，目标可用文字、字母、数字或图形作为删除目标（图

13-8）。

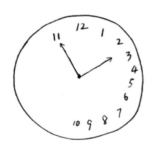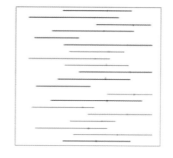

图 13-8　单侧忽略

感觉输入：对忽略侧肢体进行深、浅感觉刺激和运动训练。如在患者的注视下，对忽略侧肢体的皮肤进行冷热刺激和触觉刺激，患侧肢体负重训练等。

限制疗法：限制患者使用健侧肢体，诱导患者使用患肢或遮盖患者健侧的眼睛，提高患者对忽略侧物体的注意。

（2）左右分辨障碍。

感觉输入：在患者一侧手上加以浅感觉刺激或本体感觉刺激，如在左手腕上系有一定重量的沙袋或护腕，帮助患者分辨。

日常生活训练：在日常生活活动中，口头强调"左手、右手"；在患者左手戴上手环或手表，让他看到时想到是左手。

（3）手指失认。

作业活动：敲键盘或弹钢琴，使患者的指尖、指腹得到外界反复刺激，刺激需要有一定的强度，可先睁眼体会，再闭眼说出手指名。

（4）躯体失认。

感觉运动法：让患者用粗糙的布擦拭治疗人员所指或所叫部位；模仿治疗人员的动作，如左手放在右腿上或右手放在左膝上。

2）空间关系障碍训练方法。

（1）图形背景分辨。

辨认重叠图形：给患者出示 1 张将 3 种物品重叠在一起的图片，然后要求患者用手指勾画出或者说出所见物体的名称。如果患者不能确定，可进行提示（图 13-9）。

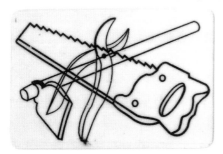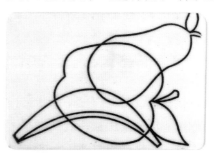

图 13-9　背景分辨

（2）空间关系（视频13-3）。

日常训练：让患者完成含空间成分的活动，如"把桌子后面的棍子拿来""请站在柜子和沙发中间""把梳子拿起来，放到杯子左边"。

拼图训练：让患者完成"蝴蝶拼图"。

（3）空间定位。

整理物品：让患者整理柜子内容物。

（4）地形失定向。

反复训练：首先用标记标出路径，让患者辨认，反复练习起点到终点，待患者掌握标记后取消，逐渐由患者单独完成。

日常生活训练：给予患者所在病区的平面图，让患者观察后实施定向任务，可逐渐增加难度。

代偿方法：患者外出时随身带上有名字、电话、住址的卡片。

3）失认症康复康复训练方法。

（1）视觉失认。

物体失认康复训练方法：给患者常用的必需品，将实物与图画或文字一一匹配，让患者反复识别并命名。代偿方法：教患者注意抓住物品的明显特征；鼓励其多运用感觉，如听觉和触觉；必要时在物品上贴上标签。

面容失认康复训练方法：给患者一些熟悉面孔、陌生面孔等照片让患者辨认或将照片和写好名字的卡片让患者配对。代偿方法：教会患者通过外在线索，如头发、胡须、身形等；声音线索，如音调等；行为线索，如步态、姿势等，帮助患者进行身份的识别。

同时失认康复训练方法：给患者一张带有小点或者圆形的纸张，让患者数点或者数出圆的个数；给患者一张简单的情景画，让患者描述或者复制出来。

颜色失认康复训练方法：给患者出示一种颜色，要求患者说出颜色的名称，如不能，给予提示；给患者常见水果的无色图形，要求患者填充颜色。

（2）听觉失认。

反复训练：可反复进行听声指物练习等。

代偿方法：运用其他感觉，如视觉，在门铃上加闪烁灯。

（3）触觉失认。

反复训练：反复触摸并分辨材质不同的物品，并命名或匹配。

代偿方法：运用其他感觉，如视觉或健侧手的感觉。

4）失用症康复训练方法。

（1）意念性失用。

辅助训练：治疗师可将作业活动采用故事图片排序，让患者口述或制定作业活动计划或执行作业活动。根据患者的进步可逐步增加完成作业活动程序的复杂性。如让患者口述或制定或执行"泡咖啡"这一作业活动，应是取咖啡→入杯→倒水→搅拌。

（2）意念运动性失用。

感觉输入：给予患者触觉、本体觉、运动觉输入，如在患者进行开门的动作时，让他用手触摸该物品，进行触觉和运动觉暗示。

辅助训练：治疗人员可带着患者手把手完成动作，在纠正错误动作时也同样用动作指导患者，减少指令性言语。

想象训练：在患者做相应动作前，让患者闭上眼睛想象动作过程，然后再睁眼尝试完成。

（3）穿衣失用。

辅助训练：鼓励患者自己穿衣，治疗人员提供声音和视觉暗示。

代偿方法：利用商标区分衣服的前后；用不同颜色标记衣服的上下、左右。

（4）结构性失用。

复制拼图：用火柴棍或几何拼图进行复制练习，逐渐增加难度。

日常生活训练：让患者摆餐桌或组装家具。

5.推理能力障碍康复训练

推理能力是更复杂的认知能力，由于推理能力以各种认知能力和认知过程为基础，同时又需要认知能力和认知过程的协调和综合。因而在对患者进行推理能力训练前，需要评定患者的推理能力障碍是否由注意、记忆等方面障碍引起。改善推理能力障碍康复训练方法大致采用图形和数字等非言语性推理和言语性推理。

1）非言语性推理能力训练。

（1）数字排列。

目的：改善患者序列推理能力及注意力。

方法：给患者几组由易到难排列规律的自然数，空出其中的前面、中间或后面的几个数字，让患者填出空缺的数字（图13-10）。

1	2	？	？	5	6	？	8	9
？	4	6	？	10	12	14	？	18
18	16	14	？	10	8	？	4	2

图13-10　数字排列

（2）图形排列。

目的：改善患者图形序列推理能力及观察力。

方法：给患者几组按规律排列的图形，让患者观察完后填写（图13-11）。

▲	●	▲	⬢	？	●	▲	●	？
▲	▶	▼	▲	？	▼	？	▶	▼
■	◆	◆	■	◆	？	◆	◆
★	★	★	■	？	■	★	★	★
←	↑	→	↓	←	？	→	↓	？

图 13-11　图形排列

（3）数字类比。

目的：改善患者类比推理能力和思维能力。

方法：给患者几组数字的类比推理题目，让患者思考后填出并说出依据（图 13-12）。

第一组（1：2：？ =10：20：30）

第二组（60：50：40=6：？：4）

第三组（2：4：8=4：？：16）

图 13-12　数字类比

2）言语性推理能力训练。

如因果排序。

目的：改善患者推理能力及言语表达能力。

方法：让患者看一组有逻辑关系的情景图片，将图片顺序打乱，然后让患者排列顺序并叙述内容。

举例：男孩拿着梯子、把梯子靠在树旁、男孩爬上梯子摘水果、女孩看见男孩在摘水果并走过来、男孩把摘到的水果递给女孩（图 13-13）。

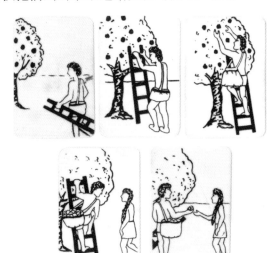

图 13-13　因果排序

第二节　失语症的康复训练

一、失语症的康复目标

通过利用患者残存的语言能力和各种方法来改善患者的语言能力和交流能力，尽可能使之回归家庭或社会。轻度失语症的治疗目标是改善其语言能力，恢复职业或适应职业需要；中度失语症的治疗目标是发挥残存能力及改善功能，适应日常交流需要；重度失语症的治疗目标是尽可能发挥残存语言功能或建立代偿方式，回归家庭。

二、失语症的治疗时机

治疗时机应是患者病情稳定，意识清楚，能够集中耐受 30min 左右的训练。原则上一对一训练为主，有时要进行集体训练。尽量选择单独有隔音的房间，保证患者注意力集中。通常会有些患者不适合进行言语训练，如全身状态不佳、重度痴呆、无法完成指令、有意识障碍、拒绝训练或情绪控制不佳的患者，已经接受一段时间的系统训练，已达持续静止阶段。

三、失语症的康复训练原则

（1）要有针对性。治疗前要通过标准的语言功能评定，掌握患者是否存在失语症、类型及程度，以便明确治疗方向。

（2）因人施治，循序渐进。可从患者残存功能入手，逐步扩大其语言能力。治疗内容要适合患者的文化水平及兴趣，在具体训练上，要遵循先易后难，由少到多，小步前进，逐渐增加刺激量。

（3）综合训练，注重口语。如果患者在口语和书写有多方面受损，要进行综合训练。首先从提高患者听理解力开始，再将重点转移到口语训练。

（4）配合心理治疗。言语与心理有密切关系，要注意患者的心理变化特点，注意调整患者的心理状况。

（5）家庭指导和语言环境调整。为使患者更好地康复，应对患者家属提供指导，使之配合治疗。同时也需要让患者的家庭创造一个良好的语言环境，利于患者语言的巩固和应用。

四、失语症治疗的适应证与禁忌证

原则上所有失语症都是适应证，但由于言语训练是双向交流，因此伴有严重意识障碍，情感、行为异常或障碍和精神疾病的患者不适合。

▶五、影响失语症的康复预后

根据国外的文献和国内的统计资料，失语症的预后与以下因素相关：①患者年龄，越年轻预后越好；②病程短，预后相对较好；③损伤面积小，初次发病，预后好；④脑外伤引起的失语比脑出血引起者预后好，脑出血引起的失语比脑梗死引起者预后好；⑤左利手或双利手患者比右利手患者预后好；⑥表达障碍为主比理解障碍为主预后好；⑦高智商患者比低者好；⑧外向性格者预后相对好；⑨患者与家属对康复积极性高者好。

▶六、失语症的具体康复训练方法

1. Schuell 刺激法

是对损害的语言符号系统应用强的、控制下的听觉刺激为基础，最大限度地促进失语症患者的语言再建和恢复。是多种失语症治疗方法的基础，是目前应用最广泛的方法之一。

Schuell 刺激法的主要治疗原则：①利用强的听觉刺激，是刺激疗法的基础，因为大多数失语患者都有不同程度的听理解障碍，听理解是失语症的关键一环。②适当的语言刺激，给予的刺激可以被患者接收，选择的材料或作业要符合患者的障碍水平。③多途径的语言刺激，多途径输入，在给予听觉刺激的同时给予触、视、嗅等多重感觉刺激。④应用反复的感觉刺激，当一次刺激得不到相对反应时，多次重复刺激可以提高反应能力。⑤刺激应引出反应，如果刺激合适，患者应对刺激给反应使治疗人员得到反馈，使治疗人员能调整下一步的刺激。⑥对正确反应需强化和调整刺激，患者对刺激有正确反应时，要鼓励和正强化，得不到正确反应时要及时调整或修正刺激。

治疗方法：①语言模式和失语程度选择训练方法，详见表 13-1。②按失语症类型选择训练方法，详见表 13-2。

表 13-1　按语言模式和程度选择训练方法

语言模式	程度	训练方法
听理解	重度	听单词指物或图、文字 按指令将图、文匹配
	中度	听短文或短故事回答问题；听口令执行简单指令
	轻度	听新闻等较复杂的内容回答问题 执行复杂指令
口语表达	重度	复述（音节、单词、系列语、问候语）称呼（常用词、动词命名） 命名物品

语言模式	程度	训练方法
口语表达	中度	复述或读短文；情景画或漫画描述
	轻度	对事物描述；日常生活性话题交流
阅读理解	重度	阅读文字查看图片后将图和文字匹配
	中度	执行简单的书写命令；阅读短文后回答问题
	轻度	阅读一段长篇故事或新闻后回答问题；执行较长的文字命令
书写	重度	抄写姓名、单词 听写日常用词
	中度	听写短文 写简短说明
	轻度	描述性书写 写信或日记
其他		计算练习、查字典、绘画、写作

表 13-2　按失语症类型选择训练重点

失语症类型	训练重点
Broca 型	口语表达及书写表达
Wernicke 型	听理解、会话、复述
传导性失语	听写、复述
经皮质感觉性失语	参考 Wernicke 失语为基础
经皮质运动性失语	参考 Broca 失语为基础
命名性失语	找词

语言模式训练方法包括对听理解、口语表述、阅读理解、书写等模式进行训练。

1）听理解训练。

（1）单词训练（图 13-14）。

给患者一系列图片，通常为生活中常用的高频词汇，如水果、家具、蔬菜等。首先展现两张图片，治疗人员说"苹果"，要求患者指出苹果的图片，然后更换图片继续上述训练。当患者的正确率达到 90% 时，可以通过增加展现的图片或使用低频词汇来增加难度。也可以通过分类理解来训练，如治疗人员说"植物"，要求患者指出所有的植物。

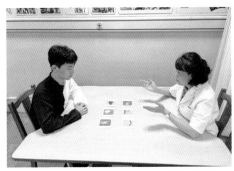

图 13-14　单词训练

（2）完成指令。

完成身体动作的指令，治疗人员给口令（如坐下来、闭上眼睛、站起来等），患者做出相应的动作。也可以变换指令内容，如"请打开门""把水杯拿过来"等，当患者不能行走时，可以说"拿出桌子里的书"，根据患者的理解能力来增加指令的长度提高难度。

（3）回答问题。

看图答题：给患者一副情景图（图 13-15），让患者观察后回答治疗人员的问题，如"这位先生在做什么"。

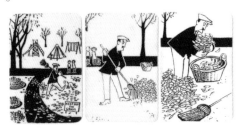

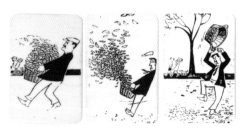

图 13-15　回答问题

常用信息问题：如"郎朗是钢琴家吗""白菜、苹果、萝卜、茄子全是蔬菜吗"。

（4）语段理解。

治疗人员读一段话或一篇短文，同时提出问题，患者听完后回答治疗人员提出的问题，或让患者听完后叙述内容。可以通过增加文章字数或提出更加抽象的问题来提高训练难度。

2）口语表达训练。

（1）复述训练。

患者随着治疗人员复述，开始由治疗人员大声读，然后降低声音读，最后由患者自己读。治疗人员先说，然后让患者说。复述内容可以单音节开始，过渡到单词、短语、短句、长句、文章等，逐渐增加复述内容的复杂性。

单词复述：准备10组图片与文字对应的卡片，每次向患者展示一组卡片，让患者一边看图片一边注意听治疗人员说的物品名称，每组重复10次。如果患者可以正确复述，可以调整难度，减少间隔时间，增加患者复述次数（让患者复述2～3次）。下一步可以只给患者看卡片，减少听觉刺激，提问患者"这张图片是什么物品"，互相关联的单词集中练习，可以增加训练效果。在患者能正确复述单词后，用练习中的单词和词语组成简单的句子反复练习。

（2）相关词练习。

治疗人员给出词后，让患者说出相关词，包括反义词、关联词、同义词等。开始由治疗人员带着患者一起反复练习，然后由治疗人员说出一个相关词（反义词、同义词等），让患者说出另一个词，当与患者兴趣有关时尤其适用。

反义词：上—下；冷—热。

近义词：凉—冷；好—棒。

（3）完成句子练习。

治疗人员要求患者用动词、名词或者形容词完成句子。

举例：

"你现在饿了，应该_____？"

"你现在坐在_____？"

"这里的景色是非常_____？"

（4）语段训练（图13-16）。

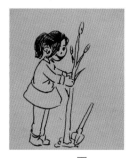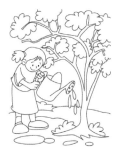

图13-16　语段训练

看图说话，治疗人员给患者一幅或一组连环图画，要求患者描述出图画中的故事，描述的合情合理即可，没有固定的答案。说明步骤，治疗人员给患者一项任务或作业，要求患者说出计划及实施步骤，如制订一份厨房购物清单或从家出发到医院的过程。给患者一篇短文，在患者看完后，让患者说出短文要点。

3）阅读理解训练。

（1）图字匹配训练。

治疗人员给患者出示 2～6 个常用物品的图片或实物，用文字出示其中一个物品名称，让患者指出相应的图片或实物。在选出的正确率达到 100% 后可进行单词、词组及句子匹配等练习。

（2）单词匹配练习。

准备一系列字卡，给患者与文字对应的图卡，让患者找出与图卡相对应的字卡。可以按相关词与图匹配，如沙发—椅子。通过增加字卡的数量提高训练难度。

（3）句子训练。

治疗人员可以给患者一系列句子，句子可以是未完成的句子，让患者补充完整；也可是未完成的句子，给出患者选项，让患者选出正确答案；还可以是患者阅读句子，回答"是或否"。可以增加句子的长度或对回答做出解释来提高难度。

举例：

"我正在_____饭。"

"湖北是_____（中国 / 日本 / 美国）的一个省。"

"看见一处地方失火了应该拨打 119 吗？"

（4）语句重组训练。

给患者一句完整的话或句子，将其打乱顺序，让患者重组句子。可以通过增加句子提高难度。

举例："医院位于广州市越秀区"这句话，以词为单位打乱，"越秀区""广州市""医院""位于"，让患者重组。

（5）篇章的阅读和朗读。

患者读短篇故事或长篇文章中的一段，然后叙述故事内容。让患者读完文章后总结中心思想或对文章内容进行相关问题的提问来增加难度。

4）书写训练。

（1）临摹。

患者首先进行临摹训练，可先临摹笔画较少的汉字、数字或图形线条等；在熟悉后可以进行患者的姓名、电话号、家庭成员及住址等进行临摹。

（2）抄写。

看图抄写：给患者展示几张带有文字的图片，要求患者抄写下来；在熟练后可以给患者有图无字的图片来增加难度。

分类抄写：给患者一系列图字，要求患者按分类词汇（如动物、植物，近义词、反义词等）进行抄写。

短文抄写：给患者一段文字或一篇短文及相关问题，患者在阅读后找出答案进行抄写。

（3）书写。

记忆书写：给患者展示一组字卡，每张字卡给患者展示 5s，然后拿开，要求患者凭记忆写出字，开始可以选择笔画较少的高频词汇，随着熟悉程度逐渐增加笔画数量及阅字卡时间。

联想书写：患者可以按照偏旁或拼音及笔画进行想象书写，如"土"字旁，"垃""圾""墙""埋""地"等字；如"wo"的同音字，"我""卧""沃""蜗"等；如"三笔画"的字，"三""门""大""土"等字。

任务书写：治疗人员给出一个情景，患者根据设定的情景，写出所需要的词汇。如治疗人员给出"晚餐菜单"，患者写出"米饭""青椒炒肉""蚝油生菜"等。当患者遇到不会书写的字时，治疗人员应给予帮助，如采用拼音的方法查字典。

（4）自发书写。

造句书写：治疗人员提供患者词汇，患者用提供的词汇书写出一个完整的句子。如提供"广州市""广东省"，患者写出"广州市是广东省的省会"。

看图写作：治疗人员提供患者连环漫画或情景图片，患者根据漫画或图片写出一个小故事，故事内容需要有逻辑性，合情合理。

日记书写：患者可以把每天做的事或者心情写在治疗人员准备好的日记本上。

2. 强制诱导疗法

强制性诱导失语症治疗通过强迫患者使用言语表达作为个体能力上限的基本交流方式，重新激活和重建语言回路，恢复患者仍然保留但不会应用的言语技巧，进而促进口语交流、避免其已变得困难的口语进一步失用。其应用遵循以下 3 个原则。①集中训练原则：短期高强度集中训练优于长期低强度率训练。②强制 – 诱导原则：强制诱导患者使用语言交流，避免使用手势及其他身体语言。③行为相关原则：采用与日常生活相关的主要内容。

3. 旋律语调疗法

旋律语调法（MIT 法）主要利用音乐旋律和节奏做吟诵训练，来促进患者语言功能的恢复。其理论基础是由于语言表达中的重音、音调和语调模式主要是由右侧大脑进行控制，因此该方法是通过激活右脑半球的语言区，以此来补偿受损的左半球语言区域，改善其语言功能。临床观察到该疗法对中重度失语患者也能取得良好疗效，特别是非流畅性失语患者（理解优于表达），往往可以令自发语很差的患者获得较好的自发语体验，不仅提高了言语能力，而且促进了患者进一步积极训练的依从性。具体操作如下。

①基础阶段：开始时治疗人员通过展示视觉提示引入目标语音或词汇，并按照节拍来哼唱语音或词汇，患者在治疗人员引导下哼唱；然后治疗人员和患者一起对目标

语音或词汇进行哼唱，接着治疗人员逐渐淡出吟唱，让患者伴随着手敲打的节拍继续哼唱剩余部分的简单语音或词汇，且不再有更多的词汇或者口头和面部提示。②中级阶段：治疗人员吟唱目标词汇和打拍子，让患者仔细聆听；然后开始吟唱所提问的问题（如让患者接唱某一个字、词或句），然后让患者通过吟唱的方式回答目标词汇。该阶段开始时给予音乐旋律的提示，逐步过渡到仅在打拍子的帮助下复述吟唱的词汇；最后做到在没有任何辅助下，患者能够成功复述目标词汇。③高级阶段：治疗人员和患者开始通过接唱或道白形式完成目标词汇，在中途治疗人员逐渐淡出让患者自己独自完成词汇；然后治疗人员通过正常的言语语调说出目标词汇，让患者以正常语言复述词汇；最后，治疗人员使用正常说话方式提问，让患者在没有任何辅助情况下采用正常言语方式回答目标词汇。

注意事项：提前了解患者的兴趣、爱好及对旋律语调的感知能力，设计适当的韵律、高低音调等，注意调动患者情绪和积极性，使用夸张的韵律、音调来表达正常的语言，引出对于刺激的最佳反应。选择歌曲时应选择患者熟悉的歌曲（特别是青年、少年时期熟悉的老歌），节律鲜明、积极向上的歌曲。

4. 促进实用交流能力治疗

目的：使失语症患者最大限度地利用其残存的交流能力，让其有效地与他人发生或建立联系，尤其是日常生活中必要的交流能力。训练原则如下。

①重视日常性的原则：采用日常交流活动内容为训练课题，选用接近现实生活的训练材料（如实物、照片、新闻报道等）。②重视传递性的原则：除了用口头语以外，还会利用书面语、手势语、画图等代偿手段来传递信息。③调整交流策略的原则：计划应用包括促进交流策略的训练，使患者学会选择适合不同场合及自身水平的交流方法。④重视交流的原则：设定更接近于实际生活的语境变化，引出患者的自发交流反应。

交流效果促进法是国际上目前公认的实用交流法之一，主要训练信息的交流而不是精湛的言语技巧，目的是让患者灵活运用多种交流技能，传递信息。训练方法：将一叠图片正面向下放在桌子上，治疗人员与患者交替摸取，不让对方看见自己手中图片的内容；利用各种表达方式（如手势、描述语、书写等方式）将信息传递给对方。接收者通过反复确认、猜测、质问等方式进行适当反馈。图片的内容可以是与患者的日常生活相关的，训练难度由易到难、由少到多（图13-17）。

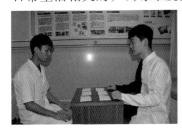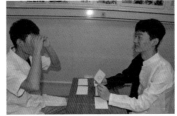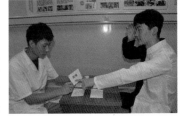

图13-17　交流促进

第三节　神经源性吞咽障碍的康复训练

一、基础训练

1. 感官刺激训练

（1）冰刺激（视频 13-4）：冰刺激咽腭弓前部是目前临床上治疗吞咽障碍时应用最为普遍的方法之一。通过冰刺激可以提高软腭和咽部的敏感性，改善吞咽过程中必要的神经肌肉活动，增强吞咽反射，减少流涎现象。此法适用于口腔感觉较差患者。用棉签制作的冰棉棒或不锈钢棒蘸冰水后接触以咽腭弓为中心的刺激部位，左右交替相应地刺激，然后让患者做空吞咽动作。

视频 13-4

（2）触觉刺激：如用手指、棉签、压舌板等刺激面颊部内外、唇周、整个舌部等，以增加这些器官的敏感度。

（3）嗅觉刺激：常用芳香味刺激物，通过芳香物质中的小分子物质刺激嗅觉，从而调节嗅觉和促进嗅觉信息传递，包括黑胡椒、薄荷脑等的刺激。

（4）味觉刺激：舌的味觉是一种特殊的化学性感觉刺激，通常舌尖对甜味敏感，舌根部感受苦味，舌体对咸味与痛觉敏感，舌两侧易感受酸味刺激。用棉棒蘸不同味道（酸、甜、苦、辣等）的果汁或菜汁，刺激舌部味觉，可以增强外周感觉的输入，从而兴奋吞咽皮质，改善吞咽功能。

（5）振动感觉刺激：是利用改良振动棒为口腔提供口腔振动感觉刺激，通过振动刺激深感觉的传入反射性强化运动传出，改善口腔颜面运动功能的方法。此方法刺激范围广，振动频率和强度随时调节，适用于不同年龄段的吞咽障碍患者，使用时避开牙齿和牙龈，以免造成不必要损伤。

2. 口、颜面功能训练

（1）口轮匝肌训练：用指尖叩击或用冰块击打唇周；缩唇呼吸或用吸管进行呼吸运动；抗阻力下紧闭唇；用压舌板反复刺激唇中央。

（2）颊肌运动：用辅助器具帮助患者做颊肌内收训练，可以有效改善流涎现象和食物后送功能。

鼓气训练：嘱患者口内充气保持嘴唇封闭，使双颊部充满气体，鼓起腮，然后用手指按压面颊，使空气从嘴唇间排出，还可以通过颊部肌肉将气体从一侧压向另一侧。

吹气训练：让患者吹气球、吹纸条或吹泡泡，每次连续吹气 10s，一般 5～10 次为 1 组，休息 1min，再吹。避免过度通气。

（3）咬肌训练：咬肌是人体最强有力的主要咀嚼肌，呈长方形，位于下颌体两侧，适当的咬肌训练有助于改善言语和吞咽功能。

咬肌操：患者坐直，双唇闭合，舌位于上颚前部，牙齿轻合，双手抚摸咬肌区，数拍子，数到第8拍时，后牙做用力咬合动作，双手感受咬肌区肌肉收缩，每组8个，每天2组。

敲打咬肌：治疗人员与患者面对面坐，嘱患者一直咬紧牙关，治疗人员用双手触摸患者的咬肌，接着治疗人员用食指、中指及无名指的指腹敲打咀嚼肌。反复敲打可使松弛的肌肉紧张，提高肌力。患者在咀嚼或咬东西的时候，敲打咬肌效果会更好。

拉伸咬肌：治疗人员与患者面对面坐，嘱患者一直咬紧牙关，治疗人员用双手触摸患者的咬肌，接着治疗人员用食指、中指及无名指的指腹快速上下按摩咬肌，并反复上下按摩可以起到拉伸咬肌的作用，然后告诉患者以后用这个部位咬东西，患者在咀嚼或咬东西时，拉伸咬肌效果会更好。

（4）下颌运动：张口、闭口、下颌前伸、左右侧移。加快运动速度有助于改善运动的协调性。为了加强患者的肌肉力量，患者张嘴时，治疗人员手放在患者下颌下，向上推，抵抗下颌向下的力量。患者下颌闭合时，用力咬合，治疗人员向下拉患者下颌，施加反方向运动力。

（5）唇的运动：噘唇、示齿、咂唇、吹口哨等。此外还可以用指尖或冰块叩击唇周，短暂的肌肉牵拉和按摩等，通过张口闭口动作促进唇周围肌肉收缩运动。患者紧闭唇，治疗人员将食指与中指分别压于患者上、下唇，用力掰开双唇，促进患者闭唇。患者用力噘嘴，治疗人员用食指放于嘴角向外拉，给予阻力。患者微笑，治疗人员将中指放于口角，抵抗唇角上抬。用冰块沿着口角向面颊快速轻擦，可促进唇角上抬。也可以让患者面对镜子独立进行紧闭唇的练习。

（6）舌运动：可以促进对食团的控制，加强食团在口腔内的推进，提高舌根部的回缩力量，有助于吞咽能力的改善。做舌的主动水平后缩、侧方运动、抬高舌背、卷舌运动，用小口长柄勺或压舌板给予阻力，使舌做抗阻运动。加快运动速度有助于改善运动协调性。舌肌训练：利用小口长柄勺（图13-18）或吸舌器进行康复训练，不仅可以牵拉舌，也可以在唇、舌和面颊部等肌肉运动感觉训练中使用。

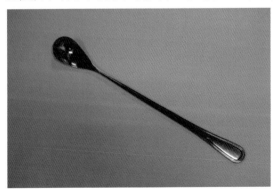

图13-18　长柄勺

3.喉部运动训练

喉上提训练是改善喉入口的开合能力，扩大咽部空间，增强食管上括约肌开放的被动牵张力。训练方法为患者头前伸，使下颌肌伸展 2～3s；然后在颌下施加压力，嘱患者低头，抬高舌背，即舌向上抵硬腭或进行辅音的发音训练。此外还可以让患者把自己的手指放于治疗人员的甲状软骨的上缘，在治疗人员吞咽时，感觉它的向上运动。然后患者将自己的手置于甲状软骨上，模仿动作，也可以让患者照镜子学习。

门德尔松吞咽技术：是为了增加喉部上抬的幅度与时长而设计的，并借此可以提升舌肌和喉肌，增加环咽肌开放的时长与宽度，使食管上端开放。

（1）对于喉部可以上抬的患者，当进行吞咽时，让患者感觉有喉向上提时，同时保持喉上抬位置数秒；或吞咽时让患者以舌尖顶住硬腭、屏住呼吸、以此位置保持数秒，同时让患者食指置于甲状软骨上方，中指置于环状软骨上，感受喉上抬。

（2）对于上抬无力的患者，治疗人员用手上推其喉部来促进吞咽。即只要喉部开始抬高，治疗人员即可用置于环状软骨下方的食指与拇指上推喉部并固定。注意要先让患者感到喉部上抬，上抬逐渐诱发出来后，再让患者借助外力帮助，有意识地保持上抬位置，此法可增加吞咽时喉提升的幅度并延长提升后保持不降的时间，因而也能增加环咽段开放的宽度和时间，起到治疗的作用。

4.呼吸训练

（1）徒手呼吸训练：①治疗人员双手放置患者两侧锁骨下方，五指顺应肋骨方向，根据患者呼吸节奏，自上而下采取呼气末按压、吸气末撤离。②治疗人员双手沿肋骨方向平行于某侧胸廓，自下而上交互用力逐一进行肋间松动。③治疗人员两手置于患者剑突下方，依据患者呼吸，吸气掌根施加阻力，呼气撤离，观察患者能否在吸气时不使用辅助肌状况下，保持横膈肌呼吸模式。

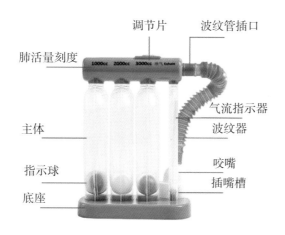

图 13-19　呼吸训练器

（2）屏气 - 发声运动：患者坐在椅子上，双手支撑椅面做推压运动和屏气，此时胸廓固定、声门紧闭；然后突然松手，声门大开、呼气发声。此运动不仅可以训练声门的闭锁功能，强化软腭的肌力，而且有助于清除残留于咽部的食物。

（3）呼吸训练器练习：含住呼吸训练器（图13-19）咬嘴，缓慢吐气后慢慢地吸气使训练球体升起；试着吸口较长的气，使球体升起，尝试让球体的刻度升到顶部，保持2～3s；松开咬嘴缓缓将气排出，在每次深呼吸后调整呼吸。

2. 食物入口位置

在进行进食训练时，将食物放在口腔中对食物最敏感且最适宜保持及输送的位置。最佳位置是健侧舌后部或健侧颊部，利于食物的咀嚼与吞咽。

3. 食物的性质

食物的性状应根据吞咽障碍的程度及阶段和先易后难的原则来选择。容易吞咽的食物特征是密度均匀、黏性适当、不易松散、通过咽及食管时容易变形、不在黏膜上残留。食物的性状较稠可以更好地刺激触、压觉和唾液分泌，使吞咽变得容易，因此与性状稀的食物相比更安全。同时也需要兼顾食物的色、香、味及温度等。根据食物性状，一般分为五类，即稀流质、浓流质、糊状、半固体、固体。在临床实践中，一般首选糊状食物。

4. 一口量

即最适于吞咽的每次摄食入口量，正常人约为20ml。当对患者进行摄食训练时，若一口量过多，会从口中漏出或引起咽部残留而导致误咽；若一口量过少，则会因刺激强度不够，难以诱发吞咽反射。一般先以少量（3～4ml）开始训练，然后酌情增加。推荐的进食一口量以5～20ml为宜。

5. 代偿性措施

代偿性吞咽是指进行吞咽时采用的姿势与方法。一般通过改变食物通过的路径和采用特定的吞咽方法使患者在吞咽过程中变得更安全。常用代偿性措施如下。

（1）空吞咽与交互吞咽：当咽部已有食物残留，如继续进食，则残留积累增多，容易引起误咽。因此，每次进食吞咽后，应反复做几次空吞咽，使食块全部咽下，然后再进食。也可以交替饮水吞咽，即每次吞咽后饮1～2ml的水，清除咽部残留食物，亦有利于诱发吞咽反射。

（2）侧方转头吞咽：咽部两侧的梨状隐窝是最容易残留食物的部位，让患者分别向左、右转头做侧方吞咽，可清除隐窝部的残留食物。

（3）点头样吞咽：会厌谷也是一处容易残留食物的部位，当头后仰即颈部后伸，会厌谷会变得狭小，残留食物可被挤出，然后向前低头即头前屈，同时做空吞咽动作，可清除残留食物。

（4）用力吞咽：让患者进食时用力吞咽，舌用力向后移动，帮助推进食物通过咽腔，以增大口腔吞咽压，减少食物残留。

6. 呛咳的处理

呛咳是吞咽障碍的最基本特征。在训练过程或日常生活中患者出现呛咳时，应腰、颈弯曲，身体前倾，下颌低向胸前。当咳嗽清洁气道时，这种体位可防止残渣再次侵入气道。如果食物残渣卡在喉部时，危及患者呼吸，应再次弯腰低头，治疗人员或家属在肩胛骨之间连续快速地拍击，使残渣移出。亦可使用海姆立克法，站在患者背后，用手臂环绕患者的腰部，一手握空心拳，将拇指侧顶住患者腹部正中线肚脐上方两横指、剑突下方，用另一手抓住拳头，快速向内、向上冲击患者的腹部，约每秒 1 次，直至异物排出。

▶三、电刺激疗法

1. 低频电刺激

利用低频电刺激咽部肌肉，改善脑损伤引起的吞咽障碍，是近年来国外发展起来的一项新技术，如美国的 Vitalsitm 治疗仪和德国的 Vocalstim 治疗仪均是针对脑损伤后吞咽障碍的有效治疗方法。治疗时，将治疗用的表面电极放在咽喉部的表面，当电流刺激咽喉部肌肉时，由于肌肉收缩，迫使患者出现吞咽的动作，达到改善吞咽功能的目的。

神经肌肉电刺激（NMES）是一种通过刺激完整的外周运动神经来活化所支配肌肉的电刺激及直接激活去神经支配的肌肉纤维的电刺激。主要的治疗目的在于强化无力肌肉的运动和进行感觉刺激，帮助恢复喉上抬运动控制、延缓肌肉萎缩、改善局部血流。

注意：电极的贴敷位置相当重要，NMES 如果采用表面电极，只有单独放置在舌骨上面，才能够起到舌骨喉复合体上抬的作用。而如果放在舌骨下面，则可导致舌骨喉复合体下降。下列两种情况下电极可放置在舌骨下喉部区域：在电刺激的同时进行用力吞咽，创造一种抗阻训练模式；只进行感觉神经电刺激，不进行运动神经电刺激。

2. 表面肌电生物反馈

吞咽动作是口腔、咽部和喉部许多小肌肉复杂的协调运动过程，直接观察这些复杂的肌肉运动比较困难。通过表面电极监测肌肉活动，可为患者提供肌肉收缩力量大小和时序的视觉提示，并通过肌电声音、波形反馈和语言提示，训练患者加强吞咽肌群的力量和协调性。

▶四、球囊扩张术

球囊导管扩张术是 20 世纪 80 年代中期发展起来的介入技术，其优点在于操作简单、损伤小。球囊扩张术包括一次性球囊导管扩张术和分级多次球囊导管扩张术，临床上多采用后者。吞咽功能障碍康复治疗中，一般采用普通导管球囊（尿管），通过注水方式获得不同大小的扩张球囊，用机械扩张的方式缓解环咽肌失迟缓引起的吞咽障碍。球囊扩张术可以改善患者的吞咽协调性，重新建立吞咽反射神经通路，在治疗吞咽动作不协调、吞咽反射延迟和吞咽启动困难方面也有良好的疗效。

第四节　神经源性膀胱、直肠功能障碍的康复训练

▶一、神经源性膀胱功能障碍的康复训练

1. 神经源性膀胱治疗原则

①控制和消除尿路感染，减少和避免泌尿系统感染和结石，改善生活质量。②增强膀胱的顺应性，减少反流，保护上尿路功能，使膀胱具有适当排空能力。③使膀胱具有适当的控尿能力，尽量减少或不使用留置导尿管。

2. 间歇导尿

间歇导尿（intermittent catheterization，IC）是协助膀胱排空的金标准，1844年，Stromeyer提出间歇性导尿术用于治疗尿路感染。间歇导尿包括无菌间歇导尿和清洁间歇导尿（clean intermittent catheterization，CIC）。无菌间歇导尿技术于20世纪50年代由Guttmann和Frankel在管理急性脊髓损伤患者时使用。Lapides等在1972年推荐非无菌但清洁的间歇导尿技术来管理慢性尿潴留和感染的患者。这项技术目前已被广泛应用于神经源性膀胱患者。CIC是指患者膀胱残余尿量增多（＞100ml）或尿潴留时，可通过他人或自行导尿，使膀胱周期性扩张与排空，刺激膀胱功能恢复，并大大降低了泌尿系统感染和菌尿等并发症的发生率。CIC对于神经源性膀胱患者近期和远期都是安全的，是最安全的膀胱引流方法。逼尿肌反射不能、反射亢进型运动神经元损伤，以及逼尿肌外括约肌协同失调、膀胱输尿管反流和肾积水等，都可通过适当的间歇导尿得到妥善处理。

开始间歇性导尿的时机多为SCI后1～2周。间歇性导尿的操作要求：在开始导尿前，要与患者进行沟通，并向患者详细说明导尿的目的，以取得患者的配合。住院患者先由医护人员进行示范操作。患者自行导尿时取仰卧位或侧卧位，手法要轻柔，注意尿道括约肌部位的阻力，当导尿管前端到达尿道括约肌处时要稍作停顿，再继续插入。导尿完毕后，缓慢拔管，到达膀胱颈部时，稍作停顿，同时屏气增加腹压或用手轻压膀胱区，使全部尿液被引出，真正地排空膀胱。每次导尿后，均要求将导尿时间、尿量准确记录在专用记录纸上。在操作时，用10～14号导尿管，两次导尿期间前后间隔4～6h，导尿频率每天4～6次，每次导尿量控制在300～500ml。在每次导尿前，还可配合各种辅助方法进行膀胱训练,诱导出现反射性排尿。当出现反射性排尿后，可根据排尿恢复情况及排除尿量多少做出相应的导尿次数的调整，如每天导尿减少为1～3次,酌情进行膀胱冲洗。具体方案：早、中、晚入液量各400ml。可在上午10点、

下午 4 点和晚上 8 点各饮水 200ml，晚上 8 点到次日上午 6 点不再饮水。

目前，常使用膀胱容量测定仪来测量膀胱容量，指导间歇导尿。一般来说，残余尿量少于 100ml 或只有膀胱容量的 10%～20% 时即可认为膀胱功能达到平衡，可停止导尿。

间歇导尿的同时还必须根据患者的实际情况制订适当的饮水计划。饮水计划是指脊髓损伤患者因膀胱感觉功能损伤，不能自我估计膀胱内尿量，按照计划的时间和量摄入液体，寻找尿液生成的规律，可当膀胱内尿量达到安全容量时即排空膀胱，同时导尿次数还要尽可能减少。每天推荐的水分摄入量为 2 000ml 以内，分数次摄入。

在间歇导尿的开始阶段，每周应检查尿常规、尿培养 1 次，以后延长到 2～4 周 1 次。尿中发现有细胞或白细胞 > 10/HP 或尿培养细菌计数连续几天均为 10^5/ml 时，应酌情使用抗生素。

对膀胱逼尿肌无力，残余尿量持续保持在 100ml 以上或更多的患者，需要长期使用间歇性导尿术，治疗人员要耐心教会家属或患者本人行间歇性自家导尿术，并结合不同的具体情况，协助患者及家属制定切实可行的长期使用方法，以便患者出院后能继续长期施行间歇性导尿，并定期复查。

C6 以下的脊髓损伤患者通常可以自我间歇导尿。虽然，家庭成员和助手可以帮助不能进行自我间歇导尿的患者进行导尿，但当患者在学校或工作时，这一操作可能无法正常进行。患者应限制液体摄入量以确保间歇导尿的合理次数。一些患者有足够的感觉传导保留，可以通过尿急感来进行导尿，但大部分患者需要按规定时间间隔进行导尿。推荐每 24h 至少进行 3 次导尿，因为较长的导尿间隔时间在理论上会增加症状性菌尿的风险。许多患者使用肥皂和自来水清洗导尿管后再次使用。复发性尿路感染患者，使用其他类型的导尿管（非接触、封闭的、亲水导尿管）或消毒导尿管可以帮助减少感染发生。

自我导尿时最常见的问题是症状性菌尿、尿道外伤、尿失禁，偶尔会发现由毛发或线头而形成的膀胱结石。应提醒患者避免将异物通过导尿管带入膀胱内。括约肌痉挛可能导致尿道外伤或导尿管插入困难，可以通过使用润滑剂或局部麻醉用的尿道凝胶（2% 利多卡因）解决，有时弯曲的带有弧度的导尿管可能会有帮助。亲水涂层导尿管对于尿道狭窄、出血、导管插入不适等有所帮助。

反复的尿道出血表明可能存在尿道黏膜破裂或假道，这时留置一段时间导尿管可能帮助解决问题。必要时进行尿道镜检查和假道去顶术。

3. 排尿意识训练

每次导尿时应进行排尿意识训练，嘱患者做正常排尿动作，使协同肌配合以利于排尿反射的形成。损伤在脊髓圆锥以上者，脊髓低级排尿中枢存在，反射弧完整，较易形成反射性排尿。而圆锥及马尾神经损伤的患者，低级排尿中枢的反射弧中断，易形成尿失禁或尿潴留，排尿训练较困难。期间，B 超定期监测双肾积水情况。留置导尿管期间，结合排尿想象疗法。

4. 膀胱排尿辅助手法

对于神经源性膀胱患者，膀胱排尿训练是恢复膀胱功能和达到自行排尿的常用方法。在进行训练时应循序渐进、有规律地增加训练时间和方法。脊髓损伤骶上神经病变的有扳机点排尿反射训练、轻叩耻骨上、摩擦大腿内侧等手法。骶下神经病变的有代偿性排尿训练、Crede 下腹挤压法、Valsalva 屏气法等。

（1）耻骨上区轻叩法。

常用于骶髓以上损伤或病变的上运动神经源性膀胱尿道功能障碍的逼尿肌反射亢进患者。是通过逼尿肌对牵拉反射的反应，经骶髓排尿中枢引起逼尿肌收缩。操作方法是患者用手指轻叩耻骨上区，引起逼尿肌收缩而不伴尿道括约肌的同时收缩，从而产生排尿。

（2）屏气法（Valsalva 法）。

用增加腹部内压的方法即增加腹部力量来提高膀胱的压力，使膀胱颈开放而引起排尿的方法。患者身体前倾，快速呼吸 3～4 次以延长屏气来增加腹压的时间，做一次深吸气，然后屏住呼吸，腹部向下用力做排便动作，这样反复数次，一直到没有尿液排出为止。膀胱输尿管反流的患者禁用此法，痔疮、疝气的患者慎用此法。此法适用于逼尿肌收缩无力或减退的患者，需在尿动力学检查指导下进行。

（3）挤压法（Crede 法）。

此法亦适用于逼尿肌收缩无力的患者。双手拇指置于髂嵴处，其余手指放在膀胱顶部（脐下方），逐渐施加力向内下方压，也可以用拳头由脐部深按压并向耻骨方向滚动。加压时需缓慢轻柔，避免使用暴力和耻骨上直接加压，手法由轻到重，忌用暴力。避免过高的膀胱压力导致膀胱损伤和尿液反流到肾脏。

（4）扳机点排尿法。

骶上脊髓损伤患者，通过叩击耻骨上膀胱区、挤压阴茎、牵拉阴毛、摩擦大腿内侧、刺激肛门等刺激，诱发逼尿肌收缩和尿道括约肌松弛排尿。其本质是刺激诱发骶反射形成反射性排尿，前提是具备完整的骶神经反射弧。此法可用于尿动力学检查提示膀胱内压在安全范围的患者。

注意：由于以上手法辅助排尿可能存在使膀胱内压力超过安全的范围，导致诱发或加重上尿路损害的潜在风险，所以在实施训练前通过尿动力学检查明确下尿路功能状态，以确定其安全性。

禁忌证：存在膀胱出口梗阻、膀胱输尿管反流、逼尿肌 – 括约肌协同失调、肾积水、盆腔器官脱垂、症状性泌尿系统感染、疝气、颅内高压、心律失常或心功能不全等。

5. 盆底肌功能训练

对于不完全去神经化的神经源性尿失禁及神经源性逼尿肌过度活动患者，推荐使用该类方法以增强盆底与括约肌力量，从而改善尿失禁、抑制逼尿肌过度活动。

（1）凯格尔氏训练：嘱患者有意识地在不收缩下肢、腹部及臀部肌肉的情况下进行自主性紧缩肛门的动作，每次收缩不少于 3s，然后放松，重复 10 次为 1 组，每天 3 组以上，可减少漏尿的发生。

（2）阴道重力锥训练：阴道锥置入患者阴道、肛提肌以上，当重物置于阴道内时，会提供感觉性反馈，通过收缩肛提肌维持其位置保证阴道锥不落下，依次增加阴道锥重量，从而提高盆底肌收缩力。

6. 物理因子治疗

（1）膀胱内电刺激：膀胱内电刺激疗法是在膀胱内插入带有刺激的电极，通过弱电流刺激，经生理盐水作为介质传导，改善膀胱感觉，训练逼尿肌收缩，促进排尿或提高控尿能力。此法适用于逼尿肌无反射或低反射性神经源性膀胱的治疗。

（2）盆底电刺激：对于盆底肌和尿道括约肌不完全去神经化的患者，推荐使用经阴道或肛门电极进行盆底电刺激，以改善尿失禁，同时抑制逼尿肌不稳定收缩。电刺激可以提高盆底肌肉训练的效果，或教育患者如何收缩盆底肌肉，提高患者盆底训练的依从性。

（3）生物反馈疗法：应用肌电图生物反馈指导训练盆底肌，能够加强肌肉收缩后放松的效率和盆底肌张力，巩固盆底肌训练的效果。生物反馈作为盆底肌肉康复训练的一部分，可以让患者了解盆底肌肉的生理状态，生物反馈的形式包括视觉、触觉、听觉和语言。

（4）磁刺激法：通过刺激骶神经达到排尿的目的，但它较电刺激具有无创伤、相对无痛等优点。

▶二、神经源性直肠功能障碍的康复训练

神经源性直肠是对肠道起到支配作用的神经组织无法继续支配或神经因子导致的或神经调控障碍等引起的一种直肠功能障碍。主要表现为大便失禁、大便排空困难等症状。神经源性直肠功能训练对直肠功能恢复有促进作用，同时也帮助患者建立规律排便模式，促使残存肠道功能发挥出来，对于提高患者生活质量、重返社会具有重要意义。

1. 训练原则

①良好的肠道管理，应尽早开始，并保持。②良好的饮食管理，含糖及高纤维素膳食。③摄入适量液体，每天至少 8 杯水。④考虑沿用受损前排便习惯及规律。⑤鼓励患者参与大便的管理。

2. 康复训练

1）行为管理，定时排便，排便体位及方法。

（1）养成每日定时排便的习惯。排便时间选择，在每天早餐后胃结肠反射最强，可在餐后 30min 左右进行排便，也可根据个人工作和生活方式的不同选择不同的排便

时间，但是必须保持每天同一时间进行此项活动，通过训练逐步建立排便反射。还可予以晨起进食大量温盐水，后利用胃肠排空反射促进排便。

（2）排便体位，以蹲、坐位为佳。蹲或坐位时肛门直肠角变大、伸直达到有效的排便角度，同时，借助重力作用使大便易于通过肛门排出，也易于增加腹压。可借助便桶等设施采用坐姿排便，若不能取蹲、坐位，则以左侧卧位较好。

（3）腹部手法按摩，排便前 30min 可进行，一般采用顺时针方向。手指刺激的信号等于大便对直肠壁的刺激，是最好的刺激排空方式，应鼓励患者尝试，定时刺激、收缩肛门括约肌、盆底肌可促进低级排便中枢反射的形成。若手指直肠刺激失败，可手法清除大便，圆锥部或圆锥以下神经损伤者常需要手掏大便，掏便操作应轻柔，避免伤及肛门和直肠黏膜，甚至伤及肛门括约肌。

2）盆底肌训练。

腹式深呼吸，吸气同时收紧盆底肌群，维持 5～10s，呼气时放松，反复多次；用力屏气、咳嗽等以增加压迫直肠的时间；直腿抬高，调整骨盆内外平衡系统；桥式运动，配合吸气时收缩盆底肌肉，收缩 10s 后放松，反复数次；提捏脊柱两旁肌肉，10～15 次，每天 2 次，骶尾部按摩。

3）肛门刺激。

患者取左侧卧位，橡胶手套涂上润滑油，先按压肛门周围，再轻轻插入肛门3～4cm，用指腹顺时针刺激直肠壁做环形运动，指力刺激 10 圈后，休息 1～2min，再行指力刺激 10 圈，刺激时间要根据括约肌的强度、直肠内粪块的硬度及量而不同，要引起肛门括约肌反射。直肠感觉存留的患者，能以各种不同感觉形式感知直肠内容物，这些感觉可被作为排便的时间规律。对患者进行有针对性的直肠感觉训练将有助于排便功能的改善。

4）电刺激及生物反馈疗法。

排便控制是一个复杂的生理反射和调控过程，许多机制均参与维持排便控制，包括括约肌力量、反射机制、直肠感觉、盆底肌肉协调性运动和直肠传输等。电刺激和生物反馈训练通过采用不同的训练方法，可以训练肛门括约肌协调性、改善直肠感觉、单纯进行括约肌力量训练。针对排便功能障碍患者，应通过评估，对排便功能障碍的原因和病理改变进行判定后，制定具体的治疗方案，包括增强括约肌力量的训练、改善直肠感觉阈值的训练、建立括约肌收缩反射的训练等。根据患者的具体情况，选择个性化的训练方法可以收到更好的治疗效果。生物反馈治疗具体方法：治疗开始前向患者说明肌电图生物反馈的机制和方法，让患者可以轻松配合。患者取侧卧位，在肛门和探头表面均匀涂抹耦合剂，将探头插入患者的肛门内，由治疗人员引导患者做肛缩训练，根据治疗人员的口令行最大收缩，使信号达到最大，采集到括约肌的表面肌电信号，嘱患者根据显示器上动画轨迹进行肛门括约肌的收缩和放松，其间治疗人员通过口令鼓励患者努力控制收缩或放松，使显示器上反馈的图案与提示轨迹吻合。直肠感觉缺损应该进行直肠感觉再训练，可以通过直肠内机械刺激、电刺激、温度刺激训练直肠的感觉功能。

5）针灸疗法。

通过不同穴位的针刺治疗达到刺激肠蠕动、增加排便动力，或者松弛肛门括约肌，有利于大便顺利排出的目的。

（陈黎阳　谢　琪　梁云燕　廖东初）

参 考 文 献

[1] Güng r A, Baydin S, Middlebrooks EH, et al. The white matter tracts of the cerebrum in ventricular surgery and hydrocephalus[J]. J Neurosurg, 2017, 126(3): 945–971.

[2] Sui J, Qi S, van Erp TGM, et al. Multimodal neuromarkers in schizophrenia via cognition–guided MRI fusion[J]. Nat Commun,2018, 9(1): 3028.

[3] Spetzler RF, Martin NA. A proposed grading system for arteriovenous malformations [J]. J Neurosurg, 2016, 65(4): 476–483.

[4] Jiao Y, Lin F, Wu J, et al. A supplementary grading scale combining lesion–to–eloquence distance for predicting surgical outcomes of patients with brain arteriovenous malformations[J]. J Neurosurg, 2018, 128(2): 530–540.

[5] Zanette G,Lauriola MF,Tamburin S.An electrodiagnostic technique for assessing palmar proper digital nerves of the hand:Normative data and clinical application[J].Muscle & nerve，2015,52(6):972–980.

[6] 王毅 , 赵耀瑞 . 卒中后神经源性膀胱诊治专家共识 [J]. 中国卒中杂志，2016, 11(12): 1057– 1066.

[7] 中国吞咽障碍康复评估与治疗专家共识组 . 中国吞咽障碍评估与治疗专家共识（2017 年版）—第一部分：评估篇 [J]. 中华物理医学与康复杂志，2017, 39(12): 881–892.

[8] Schrock JW, Lou L, Ball BAW, et al. The use of an emergencydepartment dysphagia screen is associated with decreased pneumonia in acute strokes[J]. Am J Emerg Med，2018，36:2152–2154.

[9] Warnecke T, Im S, Kaiser C, et al. Aspiration and dysphagiascreening in acute stroke – the gugging swallowing screen revisited[J]. Eur J Neurol，2017，24: 594– 601.

[10] Sabbouh T, Torbey MT. Malnutrition in stroke patients:risk factors, assessment, and management[J]. Neurocrit Care，2018, 29: 374 –384.

[11] Labeit B, Mueller H, Muhle P, et al. Predicting dysphagia with national institute of health stroke scale: distinction between infra– and supratentorial region is essential[J]. Cere–brovasc Dis，2018，46: 152–160.

[12] Wirth R，Dziewas R. Dysphagia and pharmacotherapy in older adults[J]. Curr Opin Clin Nutr Metab Care，2019，22:25–29.

[13] Masilamoney M，Dowse R. Knowledge and practice of healthcare professionals relating to oral medicine use in swallowing–impaired patients: a scoping review[J]. Int J PharmPract，2018，26: 199–209.

[14] Dziewas R, dem Brinke M, Birkmann U, et al. Safety and clinical impact of fees – results of the fees-registry[J]. Neurol Practice and Research，2019，1: 1–8.

[15] 王玉龙，高晓平，李雪萍 . 康复功能评定学 [M]. 北京：人民卫生出版社，2018.

[16] 恽晓平 . 康复疗法评定学 [M].2 版 . 北京：华夏出版社，2014.

[17] Hooper DM, Morrissey MC, Drechsler W, et al. Open and Closed Kinetic Chain Exercises in the Early Period after Anterior Cruciate Ligament Reconstruction: Improvements in Level Walking, Stair Ascent, and Stair Descent[J]. Am J Sports Med, 2017,29(2):167–174.

[18] Fitzgerald G K．Open versus Closed Kinetic Chain Exercise：Issues in Rehabilitation after Anterior Cruciate Ligament Reconstructive Surgery[J]．Phys Ther, 2017，77(12)：1747–1754.

[19] Erwood MS，Walters BC，Connolly TM，et al．Voice and swallowing outcomes following reoperative anterior cervical discectomy and fusion with a 2-team surgical approach［J］.J Neurosurg Spine，2018，28（2）：140 –148.

[20] 黄杰，公维军 . 康复治疗师临床工作指南 : 运动治疗技术 [M]. 北京：人民卫生出版社，2019.

[21] Sabine Lamprecht，Hans Lamprecht. 神经康复训练：医学训练疗法、运动与锻炼 [M]. 刘钦刚，韩辉译 . 西安：世界图书出版西安有限公司，2020.

[22] Selzer M，Clarke S ,Kwakkel G , et al . Textbook of Neural Repair and Rehabilitation v.2:Medical Neuro rehabilitation［M］. Cambridge UnivPr,2014.

[23] Wu CY,Lin KC,Chen HC,et al.Effects of modified constraint-induced movement therapy on movement kinematics and daily function in patients with stroke:a kinematic study of motor control mechanisms[J]. Neurorehabil Neural Repair，2007,21(5):460–466.

[24] Gauthier LV,Taub E,Perkins C,et al.Remodelingthe brain:plastic structural brain changes produced by different motor therapies after stroke[J]. Stroke, 2008 ,39 (5):1520– 1525.

[25] Blanton S ,Wilsey H ,Wolf SL .et al . Constraint-in-duced movement therapy in stroke rehabili-tation:perspectives on future clinical applications[J] . Neuro– Rehabilitation,2008,23(1):15–28.

[26] 周天健，李建军 . 脊柱脊髓损伤现代康复与治疗［M］. 北京：人民卫生出版社，2006.

[27] 励建安，许光旭 . 实用脊髓损伤康复学［M］. 北京：人民军医出版社，2013.

[28] Steven Kirshblum，Denisel.Campagnolo . 脊髓医学［M］.2 版 . 周谋望、陈仲强、刘楠、等译 . 济南：山东科学技术出版社，2015.

[29] 许光旭，蔡可书 . 脊髓损伤物理治疗学［M］. 北京：电子工业出版社，2019.

[30] 缪鸿石 . 康复医学理论与实践［M］. 上海：上海科学技术出版社，2000.

[31] Lee SY, Amatya B, Judson R, et al. Clinical practice guidelines for rehabilitation in traumatic brain injury: a critical appraisal [J]. Brain Inj, 2019，33(10):1263–1271.

[32] Sharma B, Allison D, Tucker P, et al..Cognitive and neural effects of exercise following traumatic brain injury: A systematic review of randomized and controlled clinical trials [J]. Brain Inj, 2020, 34(2):149–159.

[33] 黄晓琳 , 贾子善 , 燕铁斌 . 颅脑损伤康复 [M]. 北京：人民卫生出版社 ,2018.

[34] 黄晓琳 , 南登昆 . 康复医学 [M]. 第 6 版 . 北京 : 人民卫生出版社 ,2018.

[35] 帕特里夏 . 循序渐进 : 偏瘫患者的全面康复治疗 [M]. 刘钦刚，译 .2 版 . 北京：华夏出版社，2014.

[36] Kim Y, Lai B, Mehta T, et al. Exercise Training Guidelines for Multiple Sclerosis, Stroke, and Parkinson Disease: Rapid Review and Synthesis[J]. Am J Phys Med Rehabil，2019，98(7):613–621.

[37] Lund C, Dalgas U, Grønborg TK, et al. Balance and walking performance are improved after resistance and aerobic training in persons with chronic stroke[J]. Disabil Rehabil，2018，40(20):2408–2415.

[38] Lee JH, Baker LL, Johnson RE, et al. Effectiveness of neuromuscular electrical stimulation for management of shoulder subluxation post–stroke: a systematic review with meta–analysis[J]. Clin Rehabil，2017，31(11):1431–1444.

[39] Lee NG, You JSH, Yi CH,et al. Best Core Stabilization for Anticipatory Postural Adjustment and Falls in Hemiparetic Stroke[J]. Arch Phys Med Rehabil，2018，99(11):2168–2174.

[40] Ali A, Tabassum D, Baig SS, et al. Effect of Exercise Interventions on Health–Related Quality of Life After Stroke and Transient Ischemic Attack: A Systematic Review and Meta–Analysis[J]. Stroke，2021，52(7):2445–2455.

[41] Headache Classification Committee of the International Headache Society(IHS) . The International Classification of Headache Disorders,3rd edition[J].Cephalalgia, 2018,38：1–211.

[42] Cruccu G,Finnerup NB,Jensen TS,et al. Trigeminal neuralgia：new classification and diagnostic grading for practice and research[J]. Neurology,2016,12(87)：220–228.

[43] Di Stefano G,Maarbjerg S,Nurmikko T,et al. Triggering trigeminal neuralgia[J]. Cephalalgia, 2018,38：1049– 1056.

[44] Solaro C,Cella M,Signori A,et al. Neuropathic Pain Special Interest Group of the Italian Neurological Society Identifying neuropathic pain in patients with multiple sclerosis：a cross–sectional multicenter study using highly specific criteria[J]. Neurol,2018,265：828–835.

[45] Shulev YA ,Gordienko KS ,Trashin AV ,et al . Microvascular decompression in trigeminal neuralgia following vertebrobasilar dolichoectasia[J]. Zh VoprNeirokhir Im N N Burdenko,2020,84(5)：50–63.

[46] Maltez N ,Choi MY ,Troyanov Y ,et al . Trigeminal neuralgia in systemic sclerosis[J]. Semin Arthritis Rheum, 2021,51(1)：318–323.

[47] Bhagwat AA, Deogaonkar M, Deopujari CE.Microsurgery and neuro– modulation for facial spasms[J]. Neurol India, 2020, 68 :S196–S201.

[48] 刘明生 . 中国特发性面神经麻痹诊治指南 [J]. 中华神经科杂志 ,2016,49(2):84–86.

[49] 中国中医科学院 , 中国针灸学会 . 中医循证临床实践指南 [M]. 北京 : 中国中医药出版社 ,2011.

[50] 中国医师协会神经外科医师分会功能神经外科专家委员会 . 中国显微血管减压术治疗面肌痉挛专家共识 (2014) [J]. 中华神经外科杂志 , 2014, 30(9):949–952.

[51] Modrak M, Talukder MAH, Gurgenashvili K,et al. Peripheral nerve injury and myelination:

Potential therapeutic strategies[J]. J Neurosci Res，2020，98(5):780–795.

[52] Gordon T. Peripheral Nerve Regeneration and Muscle Reinnervation[J]. Int J Mol Sci，2020，21(22):8652.

[53] Hewson D W，Bedforth N M，Hardman J G . Peripheral nerve injury arising in anaesthesia practice[J]. Anaesthesia，2018，73 Suppl 1:51–60.

[54] Kamble N，Shukla D，Bhat D. Peripheral Nerve Injuries: Electrophysiology for the Neurosurgeon[J]. Neurol India，2019 ,67(6):1419–1422.

[55] Yu T，Xu Y，Ahmad MA. Exosomes as a Promising Therapeutic Strategy for Peripheral Nerve Injury[J]. Curr Neuropharmacol，2021，19(12):2141–2151.

[56] 徐高磊 . 周围神经卡压与解剖学分析 [M]. 郑州：郑州大学出版社，2019.

[57] 岳寿伟，周谋望，马超 . 肌肉骨骼康复学 [M]. 北京：人民卫生出版社，2018.

[58] 关骅，张光铂 . 中国骨科康复学 [M]. 北京：人民军医出版社，2011.

[59] 张升波，刘海飞，陈峰，等 . 周围神经损伤修复和治疗进展 [J]. 中华显微外科 ,2016,39(6):204–206.

[60] 王强，郭铁成 . 周围神经疾病康复 [M]. 北京：人民卫生出版社，2019.

[61] Veltre DR，Tornetta P，Krause P，et al.Gunshot Fractures of the Forearm: A Multicenter Evaluation[J]. Journal of orthopaedic trauma，2021，35(10): e364–e370.

[62] L'Hotta AJ，Thomas KM，Milgrom SA，et al.Medical and rehabilitation interventions in pediatric central nervous system radiation necrosis: A case report[J]. Pediatric blood & cancer，2021，68(1): e28705.

[63] Fan XW，Liu HH，Wang HB，et al.Electroacupuncture Improves Cognitive Function and Hippocampal Neurogenesis after Brain Irradiation[J]. Radiation research，2017，187(6): 672–681.

[64] Fernández E，Morillo V，Salvador M，et al.Hyperbaric oxygen and radiation therapy: a review. Clinical & translational oncology : official publication of the Federation of Spanish Oncology Societies and of the National Cancer Institute of Mexico，2021，23(6): 1047–1053.

[65] Basha MA，Aboelnour NH，Aly SM，et al.Impact of Kinect–based virtual reality training on physical fitness and quality of life in severely burned children: A monocentric randomized controlled trial[J]. Annals of physical and rehabilitation medicine，2022，65(1): 101471.

[66] Gittings PM，Wand BM，Hince DA，et al.The efficacy of resistance training in addition to usual care for adults with acute burn injury: A randomised controlled trial[J]. Burns : journal of the International Society for Burn Injuries，2021，47(1): 84–100.

[67] Palackic A，Suman OE，Porter C，et al. Rehabilitative Exercise Training for Burn Injury[J]. Sports medicine (Auckland, N.Z.)，2021，51(12): 2469–2482.

[68] Ran Y，Wang S，Zhao Y，et al.A review of biological effects and treatments of inhaled depleted uranium aerosol[J]. Journal of environmental radioactivity，2020，222: 106357.

[69] 舒彬 . 创伤康复学 [M]. 北京：人民卫生出版社，2010.

[70] 程天民，盛志勇．战伤与特殊创伤 [M].武汉：湖北科学技术出版社，2016.

[71] 黄跃生，粟勇萍，周继红．中华战创伤学 [M].郑州：郑州大学出版社，2016.

[72] 吴宗耀．烧伤康复学 [M].北京：人民卫生出版社，2014.

[73] 中华医学会神经病学分会神经康复学组，中国微循环学会神经变性病专业委员会康复学组，中国康复医学会帕金森病与运动障碍康复专业委员会．帕金森病康复中国专家共识 [J].中国康复理论与实践，2018, 24(7): 745−752.

[74] 李亚慧，李晓红．帕金森病运动训练方法及其机制的研究进展 [J].中国康复理论与实践，2019，25（1）：51−54.

[75] Caligiore D, Mustile M, Spalletta G, et al. Action observation and motor imagery for rehabilitation in Parkinson's disease: A systematic review and an integrative hypothesis[J].Neurosci Biobehav Rev, 2017, (72):210−222.

[76] Suttrup I, Warnecke T. Dysphagia in Parkinson's disease [J].Dysphagia, 2016, 31(1): 24−32.

[77] Domingos JMM,Capato TTC , Almeidaet LRS, et al.The European Physiotherapy Guideline for Parkinson's Disease: translation for non−English speaking countries[J].J Neurol. 2021 ;268(1):214−218.

[78] Radder DLM, Lígia Silva de Lima A, Domingos J,et al. Physiotherapy in Parkinson's Disease: A Meta−Analysis of Present Treatment Modalities[J]. Neurorehabil Neural Repair，2020,34(10):871−880.

[79] Medijainen K, Pääsuke M, Lukmann A, et al. Structured guideline−based physiotherapy reduces difficulties in activities of daily living in Parkinson's disease[J]. NeuroRehabilitation，2022，50(1):47−56.

[80] 朱镛连，张 皓，何静杰．神经康复学 [M]．2 版．北京：人民军医出版社,2010.

[81] 燕铁斌，金冬梅．神经康复技术 [M].北京：电子工业出版社，2019.

[82] Macieira TGR, Yao Y，Smith MB，et al.Nursing Care for Hospitalized Older Adults With and Without Cognitive Impairment.[J]. Nursing research, 2020, 69(2)：116−126.

[83] O'Donoghue M，Leahy S，Boland P，et al. Rehabilitation of Cognitive Deficits Poststroke：Systematic Review and Meta−Analysis of Randomized Controlled Trials[J]. Stroke, 2022, 53(5)：1700−1710.

[84] Eshel I，Bowles AO，Ray MR. Rehabilitation of Cognitive Dysfunction Following Traumatic Brain Injury[J]. Physical Medicine & Rehabilitation Clinics of North America，2019，30(1)：189−206.

[85] Ackley K，Brown J. Speech−Language Pathologists' Practices for Addressing Cognitive Deficits in College Students With Traumatic Brain Injury.[J]. American journal of speech−language pathology，2020,29(4)：2226−2241.

[86] Qi X，Yan L，Chun−Yong L，et al. The modulation of venlafaxine on cortical activation of

language area in healthy subjects with fMRI study[J]. Psychopharmacology，2012，223: 417–425.

[87] Ura C，Okamura T，Yamazaki S，et al. Rice –farming care for the elderly people with cognitive mpairment in Japan: a case series.[J]. International journal of geriatric psychiatry, 2018, 33(2) : 435–437.

[88] Shu XU. Research progress of transcranial direct current stimulation for poststroke aphasia[J]. Chinese Journal of Contemporary Neurology and Neurosurgery, 2018, 18(6) : 461–466.

[89] Fonseca J，Miranda F，Leal G，et al. Aphasia assessment: impact of material on naming performance.[J]. Arquivos de neuro–psiquiatria, 2021, 79(9) : 774–780.

[90] 李伟、公维军、高磊，等.《欧洲帕金森病物理治疗指南》康复方案解读 [J]. 中国康复理论与实践，2020，26（5）: 614–651.

致谢

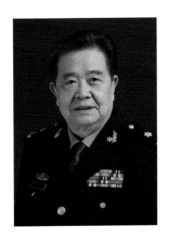

马廉亭教授

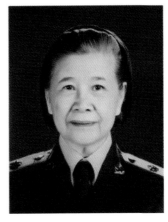

龙层花教授

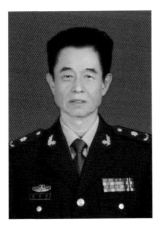

段俊峰教授

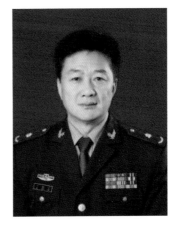

吕晓宇教授

感谢马廉亭教授，正是您的指导与推荐、支持与鼓励，才有了本书的面世。感谢龙层花教授，您服务患者与科研创新的精神一直感召并引领我们前行。感谢段俊峰教授和吕晓宇教授，你们薪火相传、无私奉献，为团队学术发展奠定了基础。本书撰写过程中，参考了众多专家、学者的著作，并得到中山大学附属第一医院、广东药科大学附属第一医院康复医学科等专家的指导，在此一并感谢。